Übungsbuch

PHYSIK FÜR MEDIZINER UND PHARMAZEUTEN

Anschrift des Verfassers:
Dr. Volker Harms, In't Holt 37, 24214 Lindhöft
Zeichnungen: Stephan Harms, Kiel
Liane Pielke-Harms, Lindhöft

1. Auflage: Juni 1981
2., völlig neu bearbeitete Auflage: April 1987
3., völlig neu bearbeitete Auflage: April 1990
4., neu bearbeitete Auflage: Dezember 1993
5., überarbeitete Auflage: Juni 1998
6., völlig neu bearbeitete Auflage: Dezember 2000
7., völlig neu bearbeitete Auflage: April 2004
8., überarbeitete Auflage: November 2006

Gesamtherstellung: AZ Druck und Datentechnik GmbH, Kempten
Printed in Germany

ISBN 3-86026-141-x
ISBN 978-3-86026-141-5

Übungsbuch

PHYSIK

für Mediziner und Pharmazeuten

von

Volker Harms

Nach den Gegenstandskatalogen für die Ärztliche Vorprüfung
und dem ersten Abschnitt der Pharmazeutischen Prüfung

Harms Verlag - Lindhöft

Vorwort zur 7. Auflage

Es ist bei Medizinstudenten heute allgemein üblich, sich anhand von Originalfragen auf die Prüfungen vorzubereiten. Leider führt diese Lernmethode häufig zu einem auswendig Lernen der Prüfungsfragen, weil man zeitlich nicht in der Lage ist, alle unklaren Fragen nachzuschlagen und sich ihren Hintergrund zu erarbeiten.

Das vorliegende Übungsbuch bietet zu jeder Aufgabe eine ausführliche Erläuterung. Bei schwierigen Fragen wird der Lösungsweg aufgezeigt. Wo immer es möglich ist, werden Querverbindungen gezogen, z.B. wird auf Analogien zu anderen Gesetzen hingewiesen. Das Übungsbuch ist also nicht zum „Pauken" gedacht, sondern dazu, den Stoff gedanklich nachzuvollziehen.

Ähnliche Fragen wurden zusammengefasst, wobei die Formulierung gelegentlich leicht abgeändert wurde. „M“ über der Aufgabe bedeutet, dass diese oder eine ähnliche im Physikum gestellt wurde, ein „P“ bezieht sich auf die Herkunft aus dem ersten Abschnitt der Pharmazeutischen Prüfung. Ein Vergleich von Mediziner- und Pharmazeutenfragen zeigt eine weitgehende Übereinstimmung, wobei die Pharmazeutenfragen gelegentlich stärker in die Einzelheiten gehen.

Die Seitenzahlen über der Aufgabe beziehen sich auf die 16. Auflage des Kompendiums „Physik für Mediziner und Pharmazeuten“ vom selben Verfasser. Die Angabe der Seitenzahlen soll das gezielte Nachschlagen erleichtern und das gleichzeitige Durcharbeiten beider Bücher ermöglichen.

Die Lösung der Aufgaben wird auf der rechten Buchseite in Verbindung mit einem erklärenden Kommentar angegeben.

So gut wie alle Fragen aus den Ärztlichen Vorprüfungen der letzten drei Jahre sind in der vorliegenden Auflage enthalten.

Ich bin für Verbesserungsvorschläge und kritische Stellungnahmen stets dankbar und freue mich über jede zurückgesandte Leserumfrage (s.S. 255).

Abschließend möchte ich mich bei Ulf Schiefer für das Korrektur lesen und bei meiner Frau und bei meinem Sohn für die Neuanfertigung vieler Abbildungen bedanken.

Lindhöft, April 2004

Volker Harms

Inhaltsverzeichnis

Grundbegriffe der Mechanik

1, 2 P, S. 9ff.

Ordnen Sie bitte den in Liste 1 genannten Messgeräten die Größe aus Liste 2 zu, die mit dem Gerät am besten zu bestimmen ist.

Liste 1

(1) Schieblehre
(2) Messmikroskop

Liste 2

(A) Wellenlänge der Natrium-D-Linie
(B) Durchmesser einer Tablette (Stichprobenmessung)
(C) Durchmesser eines Öltröpfchens in einer Emulsion
(D) Länge eines Eiweißmoleküls
(E) Abstand zweier Na-Ionen in einem Kochsalzkristall

3 M, P, S. 11

Welche der folgenden physikalischen Größen sind Vektoren?

(1) Temperatur
(2) Volumen
(3) Geschwindigkeit
(4) Kraft
(5) Dichte
(6) kinetische Energie
(7) Trägheitsmoment
(8) magnetische Flussdichte

(A) nur 1 und 2
(B) nur 1 und 3
(C) nur 1, 4, 6 und 8
(D) nur 2, 3, 5 und 7
(E) nur 3, 4 und 8

4 M, P, S. 11

Dividiert man eine physikalische Größe durch ihre Einheit, so erhält man

(A) eine neue physikalische Größe
(B) die physikalische Größe selbst
(C) eine reine Zahl
(D) die Einheit der physikalischen Größe
(E) eine Basisgröße

1 (B)

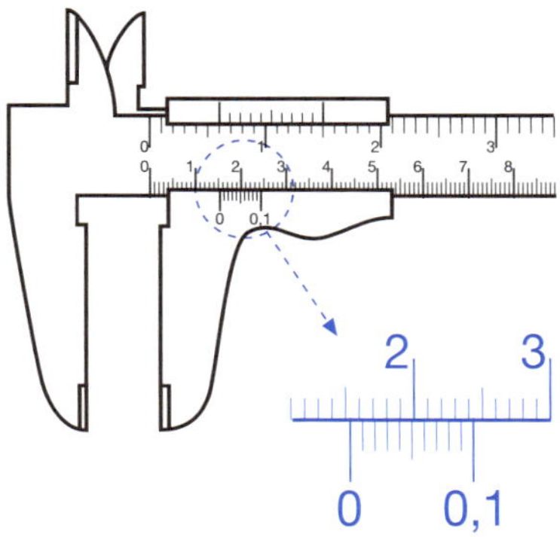

Eine Schieb- oder Schublehre, der neuerdings meist als Meßschieber bezeichnet wird, dient zur Messung von Objekten zwischen ca. 1 mm und ca. 10 bis 20 cm, sodass außer (B) alle Objekte zu klein sind. Die in der Abbildung obere Seite des Meßschiebers dient zur Messung von Innendurchmessern (z.B. eines Rohres) und die untere Seite ist für Außendurchmesser (z.B. einer Tablette) vorgesehen.
Der bewegliche Teil des Meßschiebers trägt eine sog. Noniusskala, die aus zehn Teilstrichen im Abstand von je 0,9 mm besteht und dazu dient, die über den letzten vollen Millimeterbetrag hinausgehende Strecke abzulesen. Man prüft, der wievielte Teilstrich der Noniusskala mit einem Teilstrich der Millimeterskala übereinstimmt. Wenn z.B. der dritte Teilstrich übereinstimmt, so beträgt die über den letzten vollen Millimeter hinausgehende Strecke 0,3 mm, denn für die unbekannte Strecke x gilt:

$$x + (3 \cdot 0{,}9\ \text{mm}) = 3\ \text{mm}, \qquad \text{sodass}$$

$$x = 3\ \text{mm} - (3 \cdot 0{,}9\ \text{mm}) = 3\ \text{mm} - 2{,}7\ \text{mm} = 0{,}3\ \text{mm}.$$

2 (C)

Ein Messmikroskop ist ein Mikroskop mit einer Skala, die in der Zwischenbildebene des Mikroskopes angeordnet ist. Der Maßstab dieser Skala hängt vom jeweils benutzten Objektiv ab. Hiermit lassen sich alle im Mikroskop sichtbaren Objekte vermessen, z.B. Blutzellen. Die unter (D) und (E) genannten Strukturen sind jedoch zu klein, die Länge einer elektromagnetischen Welle (A) lässt sich nur indirekt, z.B. durch Interferenz, ermitteln, aber nicht direkt beobachten wie eine Wasserwelle.

3 (E)

Eine vektorielle Größe ist eine gerichtete Größe, zu deren vollständiger Beschreibung die Richtung gehört, in welcher die Größe wirkt. Dies gilt für die Geschwindigkeit, die Kraft und die magnetische Flussdichte.

4 (C)

Eine physikalische Größe ergibt sich stets als Produkt aus Zahlenwert und Maßeinheit, deshalb ergibt sich bei Division durch die Maßeinheit ein Zahlenwert.

5 P, S. 12f.

Welche Antwort trifft nicht zu? Folgende Einheiten können eine Geschwindigkeit darstellen:

(A) m/s
(B) km/h
(C) $\mu m\ s^{-1}$
(D) nm Hz
(E) km/Hz

6 M, P, S. 13 und S. 293

Welche der unten genannten Größen sind Grundgrößen im SI und wie lauten ihre Maßeinheiten im SI?

Länge ....
Zeit ....
Geschwindigkeit ....
Energie ....
Masse ....
Ladung ....
Wärmemenge ....
Stromstärke ....

7 M, P, S. 14

Welche der folgenden Längenangaben ist nicht äquivalent zu 7 µm?

(A) 7 000 nm
(B) 0,007 mm
(C) $7 \cdot 10^{-6}$ m
(D) $7 \cdot 10^{-3}$ cm
(E) $7 \cdot 10^{3}$ nm

8 P, S. 14

Welche Beziehung trifft nicht zu?

(A) $1\ MV = 10^{-3}\ V$
(B) $1\ GW = 10^{9}\ W$
(C) $1\ pF = 10^{-12}\ F$
(D) $1\ kg = 10^{3}\ g$
(E) $1\ ns = 10^{-9}\ s$

9 M, S. 11 und S. 283

Eine mögliche Komponentenzerlegung des Vektors F_4 der Abbildung ist

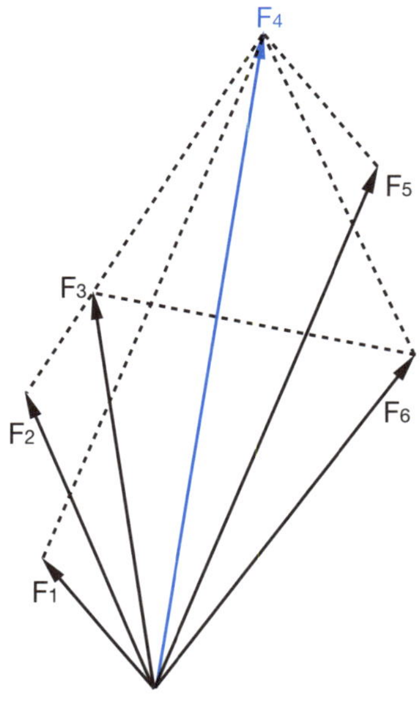

(A) F_3, F_5
(B) F_2, F_5
(C) F_1, F_6
(D) F_1, F_5
(E) F_2, F_3

5 (E)

Jeder Quotient aus einer Einheit für die Länge und einer Einheit für die Zeit kann als Einheit für die Geschwindigkeit dienen, so dass (A), (B) und (C) möglich sind. Hertz (Hz) = s^{-1} ist die Einheit der Frequenz und ist der Kehrwert einer Zeiteinheit, weshalb (D) ebenfalls möglich ist. (E) lässt sich auch als km · s schreiben und stellt demnach keinen Quotienten, sondern das Produkt aus Längen- und Zeiteinheit dar.

6

Grundgrößen und ihre Maßeinheiten im SI sind: Länge (Meter), Zeit (Sekunde), Masse (Kilogramm), Stromstärke (Ampere), Temperatur (Kelvin), Lichtstärke (Candela) und Stoffmenge (Mol)

7 (D)

Die Einheiten lassen sich folgendermaßen mittels Vorsilben erweitern:

p (Piko)	10^{-12}	k (Kilo)	10^{3}
n (Nano)	10^{-9}	M (Mega)	10^{6}
µ (Mikro)	10^{-6}	G (Giga)	10^{9}
m (Milli)	10^{-3}	T (Tera)	10^{12}
c (Centi)	10^{-2}		

Demnach gilt:

$7\ \mu m = 7 \cdot 10^{-6}\ m = 7 \cdot 10^{-4} \cdot 10^{-2}\ m = 7 \cdot 10^{-4}\ cm$

8 (A)

$1\ MV = 10^{6}\ V$

9 (D)

Vektoren lassen sich geometrisch als gerichtete Strecken auffassen. Bei der Zerlegung eines Vektors in seine Komponenten hat man großen Spielraum:

- man kann beliebige Komponenten wählen
- die Komponenten können länger sein als der ursprüngliche Vektor
- Bedingung ist lediglich, dass die Summe der Komponenten gleich dem ursprünglichen Vektor ist. Dies kann man geometrisch überprüfen, indem man die erste Komponente an den Ausgangspunkt des ursprünglichen Vektors legt, die zweite Komponente an den Endpunkt der ersten Komponente usw. Die Zerlegung ist richtig, wenn der Endpunkt der letzten Komponente mit dem Endpunkt des ursprünglichen Vektors übereinstimmt.

10 M, S. 11 und S. 283f.

Welche Aussage trifft zu? Der Vektor F_0 soll in zwei Komponenten mit den Richtungen I und II zerlegt werden (s. Abb.). Die richtige Zerlegung hat die beiden Komponenten

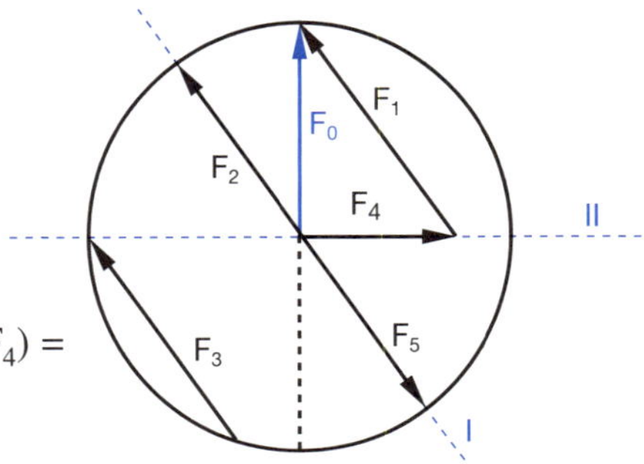

(A) F_1, F_3
(B) F_1, F_4
(C) F_2, F_3
(D) F_2, F_4
(E) F_5, F_1

11 S. 11 und S. 283f.

Bilden Sie die Differenz: $F_0 - (F_1 + F_4) =$

12 P, S. 17f.

Die Schallgeschwindigkeit in Wasser beträgt 1500 m/s. Zwischen einem Schiff und einem Fischschwarm sind 500 m Abstand. Wie lange braucht ein Impuls vom Schiff zum Fischschwarm und zurück?

(A) 0,33 s
(B) 0,66 s
(C) 1,5 s
(D) 0,5 s
(E) 1,0 s

13 M, S. 17f.

Bei einer gleichförmigen Bewegung

(A) nimmt die Geschwindigkeit gleichförmig zu
(B) nimmt die Beschleunigung gleichförmig zu
(C) ist die Geschwindigkeit konstant
(D) ist die Beschleunigung von Null verschieden und konstant
(E) keine der obigen Aussagen ist richtig

14 P, S. 17f.

Die größte Momentangeschwindigkeit der dargestellten Bewegung einer Packung, die in einem automatisierten Lager transportiert wird, beträgt:

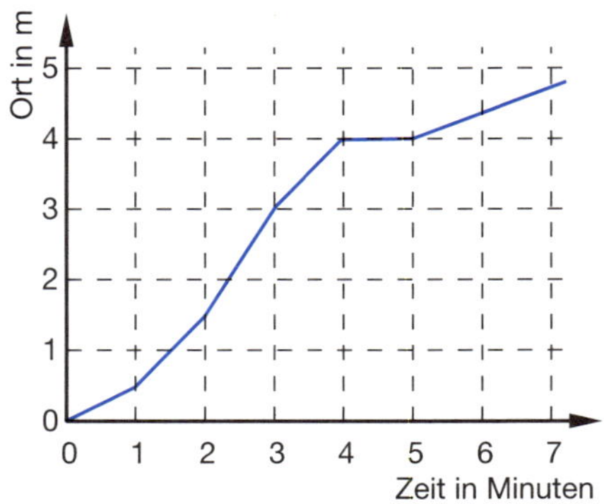

(A) 1 m/min
(B) 0,8 m/min
(C) 0,67 m/min
(D) 2,5 cm/s
(E) 1,5 cm/s

Vektoren können beliebig parallelverschoben werden. Demnach gibt es zwei Möglichkeiten, um vom Anfangspunkt zum Endpunkt des Ursprungsvektors zu gelangen: In unserem Beispiel erst F_1 und dann F_5 oder in umgekehrter Reihenfolge. Hierdurch ergibt sich ein Parallelogramm, dessen Diagonale der Ursprungsvektor ist.

10 (B)

Begründung wie oben

11

$F_0 - (F_1 + F_4) = 0$

12 (B)

Es gilt: $\text{Geschwindigkeit} = \dfrac{\text{zurückgelegter Weg}}{\text{Zeit}}$

Demnach gilt auch: $\text{Zeit} = \dfrac{\text{zurückgelegter Weg}}{\text{Geschwindigkeit}}$

$$\frac{1000\ \text{m}}{1500\ \text{m/s}} = \frac{2}{3}\ \text{s} = 0{,}66\ \text{s}$$

Im Kopf würde man die Aufgabe wahrscheinlich folgendermaßen lösen: Wenn der Schall 1500 m pro Sekunde zurücklegt, so erreicht er den Fischschwarm in einer drittel Sekunde und ist nach einer weiteren drittel Sekunde wieder beim Schiff.

13 (C)

Konstante Geschwindigkeit bedeutet, dass sowohl Betrag als auch Richtung der Geschwindigkeit konstant bleiben. Demnach fällt beispielsweise eine Kreisbewegung auch bei konstanter Winkelgeschwindigkeit nicht unter den Begriff der gleichförmigen Bewegung.

14 (D)

Im Weg-Zeit-Diagramm ist die Geschwindigkeit umso größer, je größer die Steigung ist. An der Stelle der größten Steigung lesen wir eine Ortsveränderung von 1,5 m pro Minute ab. Dies sind 150 cm pro 60 s, also 2,5 cm/s.

15 M, S. 17

Die Geschwindigkeit 50 km/h ist etwa gleich

(A)	1,4 m/s
(B)	14 m/s
(C)	18 m/s
(D)	140 m/s
(E)	200 m/s

16 M, S. 17f.

Eine konstante Geschwindigkeit ergibt in einem Weg-Zeit-Diagramm mit linearen Achseneinteilungen (Zeit auf der Abszisse) eine

(A)	Parallele zur Abszisse
(B)	Parallele zur Ordinate
(C)	geneigte Gerade ($\infty >$ Steigung > 0)
(D)	immer steiler werdende Kurve
(E)	immer flacher werdende Kurve

17 M, S. 18ff.

Durch welche der Darstellungen (A) bis (E) wird die Funktion
$s = v\ t + s_0$ dargestellt?
($v > 0$; $s_0 > 0$; Abszissen und Ordinaten linear geteilt)

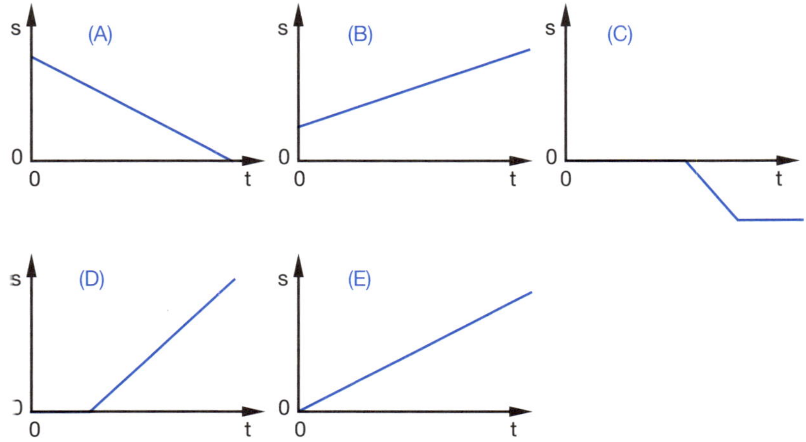

15 (B)

50 km/h entsprechen 50 000 m/3600 s = 13,88 m/s.

16 (C)

Bei einer konstanten Geschwindigkeit wird zu jedem Zeitpunkt pro Zeiteinheit Δt die gleiche Wegstrecke Δs zurückgelegt. Deshalb ist die Steigung im Weg-Zeit-Diagramm überall gleich.
Eine Steigung mit dem Wert Unendlich würde einer unendlich hohen Geschwindigkeit entsprechen („unendlich" bezogen auf die Dimensionen des Diagramms), eine Steigung mit dem Wert Null würde einem Stillstand entsprechen.

17 (B)

Weil $v > 0$ muss die Steigung der Geraden positiv sein. Damit kommen nur noch (B), (D) und (E) in Frage.
Weil $s_0 > 0$, muss die Gerade die s-Achse bei einem positiven s-Wert schneiden. Deshalb kommt nur (B) in Frage.

18 M, S. 18ff.

Die Bewegung eines Körpers werde durch das nachstehende Weg-Zeit-Diagramm dargestellt. Zu welchem der Zeitpunkte A, B, C, D oder E hat der Körper die größte Geschwindigkeit?

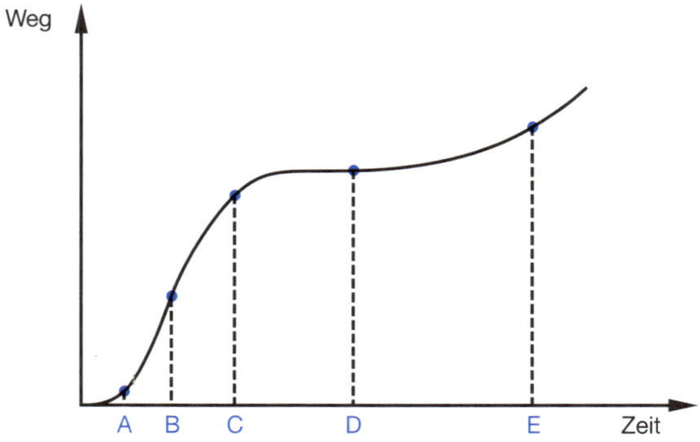

19 M, S. 18ff.

Welche Aussage trifft zu? Ein Körper bewegt sich vom Ort I zum Ort II. Das Weg-Zeit-Diagramm ist in der Abbildung dargestellt.

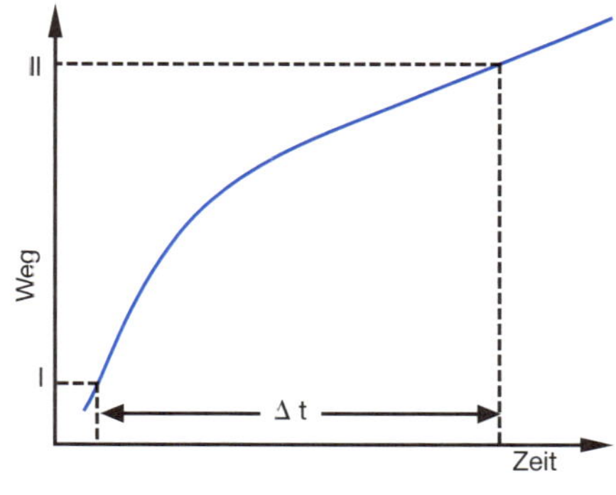

(A) Die Beschleunigung hat einen konstanten Wert zwischen I und II.
(B) In II ist die Geschwindigkeit des Körpers größer als die mittlere Geschwindigkeit im Zeitintervall Δt.
(C) Die Beschleunigung des Körpers ist in I größer als in II.
(D) Die mittlere Geschwindigkeit im Zeitintervall Δt wird auf der Strecke von I nach II nur einmal angenommen.
(E) In 1 ist die Geschwindigkeit des Körpers kleiner als die mittlere Geschwindigkeit im Zeitintervall Δt.

18 (B)

Die Momentangeschwindigkeit ist umso höher, je größer die Steigung im Weg-Zeit-Diagramm ist.

19 (D)

Im Weg-Zeit-Diagramm ist eine Beschleunigung als Änderung der Steigung erkennbar.

In Position I liegt eine konstante Geschwindigkeit vor, danach tritt eine leichte Abbremsung auf und im letzten Abschnitt liegt wiederum eine konstante Geschwindigkeit vor.

Die mittlere Geschwindigkeit im Zeitintervall Δt wird nur einmal angenommen, und zwar an dem Punkt im Weg-Zeit-Diagramm, an dem die Steigung gleich der Steigung der Verbindungslinie zwischen den Punkten I und II ist.

20 M, S. 18ff.

Welches der aufgeführten Geschwindigkeits-Zeit-Diagramme (A)-(E) gehört zu dem nebenstehenden Weg-Zeit-Diagramm?

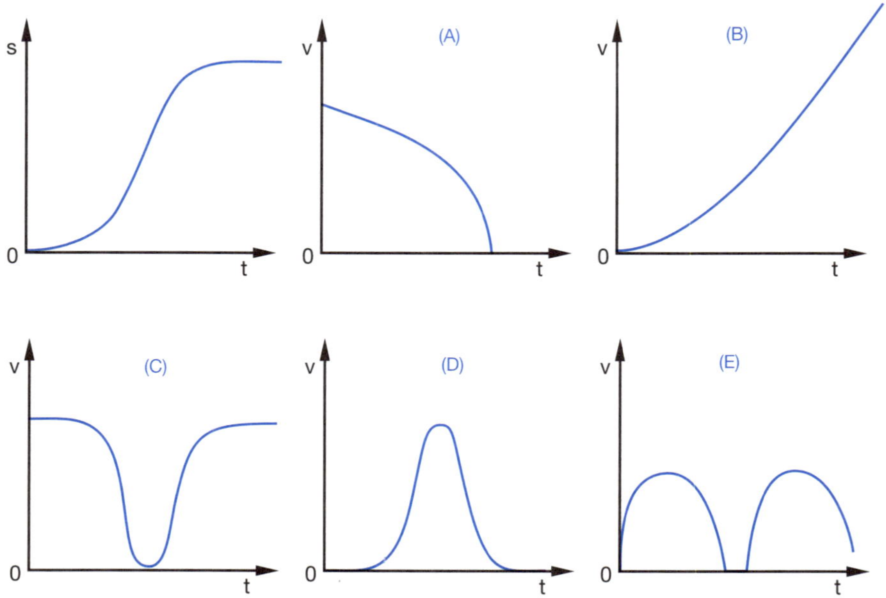

21 P, S. 19ff.

Welche dieser Kurven stellt einen Bremsvorgang dar?

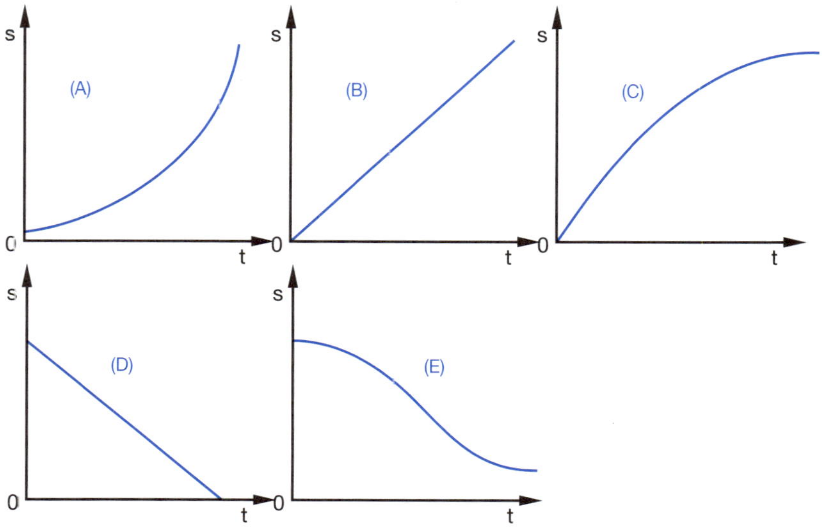

20 (D)
Es wird stillschweigend vorausgesetzt, dass alle Diagramme denselben Maßstab der Zeitachse aufweisen.
Im Weg-Zeit-Diagramm herrscht zu Anfang und am Ende Stillstand und zwischenzeitlich ein Geschwindigkeitsmaximum. Deshalb kommt nur Lösung (D) in Frage.

21 (C)
Bremsvorgang bedeutet, dass die Steigung der Kurve flacher wird, demnach kommen (C) und (E) in Betracht.
Bei (E) ist die Geschwindigkeit zu Beginn fast Null, sodass (E) sowohl einen Beschleunigungsvorgang als auch einen Bremsvorgang darstellt.

22 M, S. 19ff.

Ein Körper bewegt sich mit der konstanten negativen Beschleunigung $a = 1\ m/s^2$ auf einer Geraden. Seine Anfangsgeschwindigkeit beträgt $v_0 = 1\ m/s$.

Welche der Kurven (A) bis (E) zeigt den zugehörigen Geschwindigkeits-Zeit-Zusammenhang?

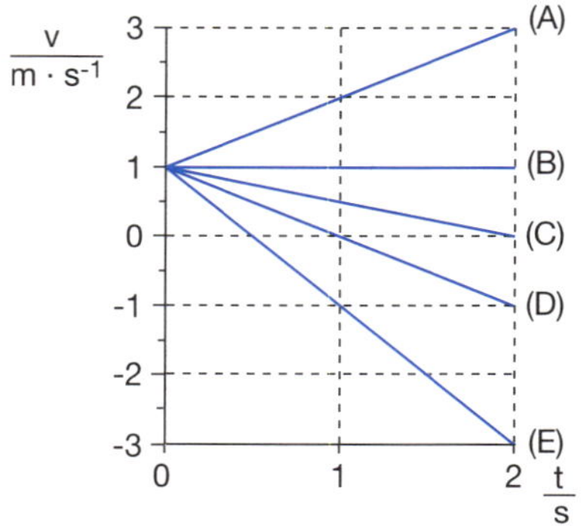

23, 24 M, S. 19ff.

Ordnen Sie bitte den in Liste 1 aufgeführten Anfangsbedingungen (v_0: Anfangsgeschwindigkeit, a: Beschleunigung) die jeweils zutreffende Kurve im Geschwindigkeits-Zeit-Diagramm zu.

Liste 1

23 $v_0 > 0;\ a > 0$

24 $v_0 > 0;\ a = 0$

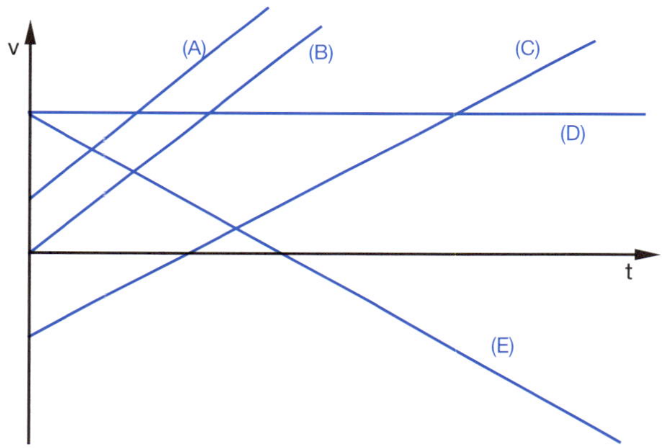

25 M, S. 19ff.

In der Abbildung ist das Geschwindigkeits-Zeit-Diagramm verschiedener Bewegungen eines Körpers dargestellt. Welche Kurve gehört zu der Bewegung mit der konstanten Beschleunigung $a = 2{,}5\ m/s^2$?

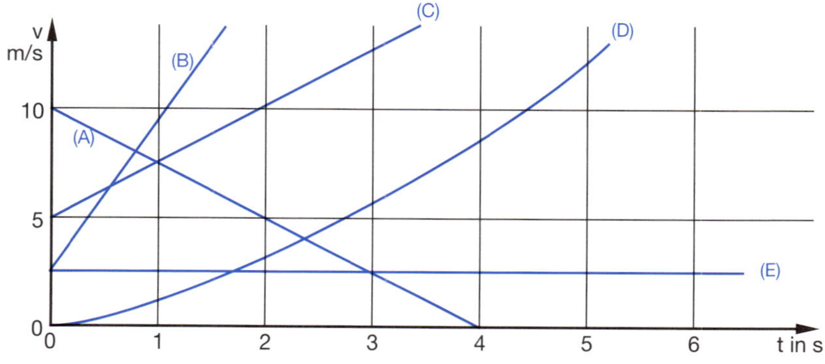

22 (D)

Für alle Kurven gilt die Anfangsgeschwindigkeit v_0 = 1 m/s. Weil die Beschleunigung negativ ist, kommt eine der Kurven (C) bis (E) in Frage. Bei (D) vermindert sich die Geschwindigkeit in jeder Sekunde um genau 1 m/s.

23 (A)

Weil $a > 0$, also weil die Beschleunigung positiv ist, muss die Gerade im Geschwindigkeits-Zeit-Diagramm eine positive Steigung haben. Demnach kommen (A), (B) und (C) in Frage.
Weil auch $v_0 > 0$ ist, also zum Zeitpunkt $t = 0$ eine positive (nach vorne gerichtete) Geschwindigkeit vorliegt, trifft nur (A) zu.

24 (D)

Hier ist die Bedingung $a = 0$ vorgegeben, d.h. die Beschleunigung ist gleich Null. Im Geschwindigkeits-Zeit-Diagramm ergibt sich damit eine parallel zur Zeit-Achse verlaufende Gerade. Deshalb kommt nur (D) in Frage. (D) erfüllt auch die zusätzliche Bedingung $v_0 > 0$.

25 (C)

Im Geschwindigkeits-Zeit-Diagramm zeichnet sich eine konstante Beschleunigung durch eine konstante Steigung, also die Darstellung als Gerade aus. Da die Beschleunigung positiv sein soll, muss auch die Steigung positiv sein. Deshalb kommen nur (B) und (C) in Frage. Wegen der Zahlenwerte fällt die Entscheidung auf (C).

26 M, S. 19ff.

Zeichnen Sie in das Diagramm von Aufgabe 25 eine Kurve für $a = 5\ m/s^2$ ein, wenn die Geschwindigkeit zum Zeitpunkt $t = 0$ Null ist.

27 M, S. 19ff.

Die Einheit der Beschleunigung ist definiert als

(1) $m\ s^{-1}$
(2) $m\ s^{-2}$
(3) $km\ h^{-1}$
(4) $km\ h^{-2}$
(5) km Lichtjahr^{-2}

(A) nur 1 ist richtig
(B) nur 3 ist richtig
(C) nur 1 und 3 sind richtig
(D) nur 2 und 4 sind richtig
(E) nur 2, 4 und 5 sind richtig

28 P, S. 21f.

Ein Eisenbahnwagen wird aus dem Stand mit $0{,}1\ m/s^2$ beschleunigt; welche Geschwindigkeit hat er nach 500 m erreicht?

(A) 50 m/s
(B) 10 m/s
(C) 1 m/s
(D) 5 m/s
(E) keine Antwort ist richtig

29 P, S. 21f.

Nach welcher Gesetzmäßigkeit steigt beim freien (reibungslosen) Fall aus der Ruhelage die Geschwindigkeit mit dem Fallweg s an?

(A) proportional e^s
(B) proportional s
(C) proportional $\sqrt{s}$
(D) proportional s^2
(E) Der Anstieg der Geschwindigkeit hängt nur von der Masse ab.

26

Die gewünschte Kurve ist eine Gerade und geht im 45°-Winkel durch den Nullpunkt.

27 (D)

Als Einheit für die Beschleunigung eignet sich jeder Quotient, bei dem im Zähler eine Längeneinheit und im Nenner das Quadrat einer Zeiteinheit steht (h ist hier die Abkürzung für hour = Stunde). Die kohärente SI-Einheit für die Beschleunigung lautet ms^{-2}.
(5) ist unzutreffend, weil die Einheit „Lichtjahr" eine in der Astronomie verwendete Einheit für die Entfernung ist.

28 (B)

Bei der gleichförmigen Beschleunigung a beträgt die Geschwindigkeit v nach Zeit t

$$v = a\,t.$$

Demnach müssen wir wissen, welche Zeit t der Zug zum Durchlaufen der Strecke von 500 m benötigt. Die Integration der eben genannten Gleichung nach der Zeit liefert analog dem Weg-Zeit-Gesetz:

$$s = \frac{1}{2}\,a\,t^2$$

$$t = \sqrt{\frac{2s}{a}} = \sqrt{\frac{1000\ \text{m}}{0{,}1\ \text{m/s}^2}} = 100\ \text{s}$$

Der Zug benötigt zum Durchlaufen von 500 m die Zeit von 100 s und hat dann die Geschwindigkeit $v = 100\ \text{s} \cdot 0{,}1\ \text{m/s}^2 = 10\ \text{m/s}$.

29 C

Beim freien Fall liegt ebenso wie beim oben behandelten Zug eine gleichförmige Beschleunigung vor. Die Geschwindigkeit ist proportional der Zeit t und die Zeit t ist proportional der Quadratwurzel des Weges s. Demnach ist die Geschwindigkeit proportional $\sqrt{s}$

$$v \sim t$$
$$t \sim \sqrt{s}$$
$$\Rightarrow v \sim \sqrt{s}$$

30 M, P, S. 18–20

Welches der aufgeführten Weg-Zeit-Diagramme (A) bis (E) gehört zu dem Geschwindigkeits-Zeit-Diagramm? (Abszissen und Ordinaten linear geteilt)

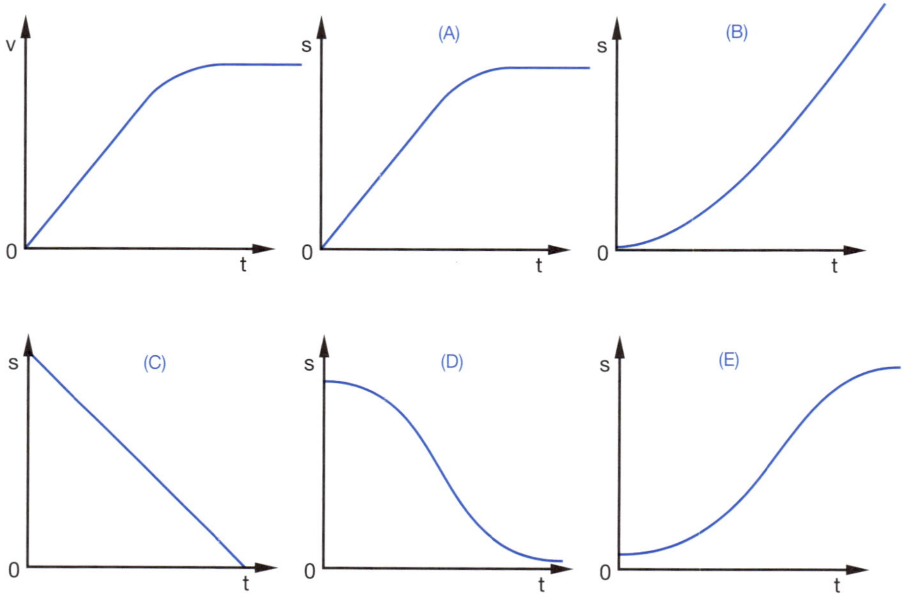

31 M, S. 18–20

Ein Körper fällt frei aus der Höhe $h = h_1$ zu Boden ($h = 0$). Die Fallbewegung beginnt zur Zeit $t = 0$.

Welches der in der letzten Aufgabe dargestellten Weg-Zeit-Diagramme gibt die Bewegung wieder? Falls kein Diagramm zutrifft, zeichnen Sie die richtige Kurve in eines der Diagramme ein.

32 M, S. 21f.

Eine gleichförmig beschleunigte Bewegung

(A) ist im Weg-Zeit-Diagramm ein linearer Graph
(B) führt ein Körper aus, wenn keine Kraft auf ihn einwirkt
(C) ist durch eine gleichmäßig zunehmende Beschleunigung zu erreichen
(D) ist im Geschwindigkeits-Zeit-Diagramm ein linearer Graph
(E) ist durch eine konstante Geschwindigkeit gekennzeichnet

30 (B)

Aus dem Geschwindigkeits-Zeit-Diagramm geht hervor, dass die Geschwindigkeit zunächst linear ansteigt und dann auf einem bestimmten Wert konstant bleibt. Deshalb muss die Steigung des Weg-Zeit-Diagramms zunächst ansteigen und auf dem dann erreichten Wert konstant bleiben. Beim genauen Hinsehen erkennt man, dass der letzte Teil der Kurve (B) eine Gerade ist.

31

Beim freien Fall liegt die konstante Fallbeschleunigung g = 9,81 m s^{-2} vor, demnach würde der erste Teil von Kurve (B) zutreffen. Wenn aber h = 0 im Schnittpunkt des Koordinatensystems liegen soll, muss man die Kurve auf den Kopf drehen.

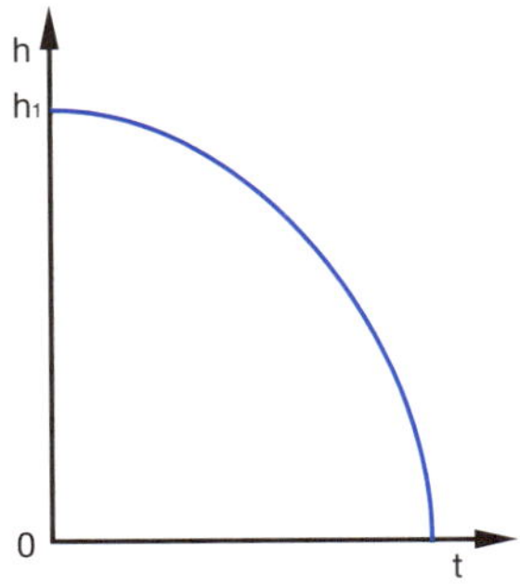

32 (D)

Der freie Fall ist ein typisches Beispiel für eine gleichförmig beschleunigte Bewegung. Aus der letzten und vorletzten Aufgabe ging bereits hervor, dass sich im Geschwindigkeits-Zeit-Diagramm ein linearer Graph ergibt. Die Beschleunigung ist konstant, bei (C) würde auch die Beschleunigung zunehmen.

33 P, S. 23f.

Welche der folgenden Aussagen treffen zu? Damit ein ruhender, frei beweglicher Körper in Ruhe bleibt, ist erforderlich, dass

(1) keine resultierende, äußere Kraft auf ihn einwirkt
(2) kein resultierendes, äußeres Drehmoment auf ihn einwirkt
(3) er eine große Masse hat

(A) nur 2
(B) nur 1 und 2
(C) nur 1 und 3
(D) nur 2 und 3
(E) 1 bis 3 (alle)

34, S. 23

Wie lautet das physikalische Gesetz, auf welches sich die letzte Aufgabe bezieht?

35 M, P, S. 23f. (bitte rechts und links je eine Antwort angeben)

Welche Beziehungen ergeben sich aus dem 2. newtonschen Axiom?

Die Kraft ist darstellbar als	Die Beschleunigung ist darstellbar als
(A) Masse · Beschleunigung	(A) Kraft/Zeit
(B) 1/2 Masse	(B) Impuls · Zeit
(C) Geschwindigkeit · Masse · Zeit^{-2}	(C) Kraft · Masse
(D) 1/2 Masse · Beschleunigung^2	(D) Kraft/Masse
(E) Geschwindigkeit · Masse	(E) Kraft · Zeit

36 P, S. 24 und 21

Welche Aussage trifft zu? Eine anfangs ruhende Masse von 1 kg wird 5 s lang mit einer Kraft von 6 N beschleunigt. Sie erreicht dabei eine Geschwindigkeit von

(A) 1/30 m s^{-1}
(B) 1,2 m s^{-1}
(C) 15 m s^{-1}
(D) 30 m s^{-1}
(E) 75 m s^{-1}

33 (B)

Auch ein Körper mit kleiner Masse, z.B. ein Staubkorn, bleibt ohne äußere Kräfte dort liegen, wo er liegt. Die sog. resultierende Kraft ergibt sich als Summe der einwirkenden Kraftvektoren. Wenn ein Gegenstand z.B. auf einer Unterlage ruht, ist die Summe aus Schwerkraft und der von der Unterlage ausgehenden Kraft Null.
Ein Drehmoment resultiert aus einer Kraft, die den Körper in Drehung zu setzen versucht.

34

1. newtonsches Axiom: Ein Körper verharrt im Zustand der Ruhe oder der gleichförmigen Bewegung, solange keine Kraft auf ihn einwirkt.

35 (A), (D)

Das 2. newtonsche Axiom lautet:

$$\text{Kraft} = \text{Masse} \cdot \text{Beschleunigung},$$

sodass

$$\text{Beschleunigung} = \text{Kraft/Masse}$$

36 (D)

Aus dem 2. newtonschen Axiom ergibt sich:

$$\text{Beschleunigung} = \text{Kraft/Masse}$$
$$a = 6\ \text{N}/1\ \text{kg} = 6\ \text{ms}^{-2}$$

Bei der gleichförmig beschleunigten Bewegung gilt:

$$\text{Geschwindigkeit} = \text{Beschleunigung} \cdot \text{Zeit}$$
$$v = 6\ \text{ms}^{-2} \cdot 5\ \text{s} = 30\ \text{ms}^{-1}$$

37 M, S. 24f. und 21

Ein Auto fahre mit 50 km/h ($\approx$ 14 m/s) im rechten Winkel auf eine Mauer auf. Auf einer Strecke von 50 cm (Knautschzone) komme es gleichmäßig verzögert zum Stehen.
Welcher Beschleunigung (in Vielfachen der Erdbeschleunigung g) sind die Insassen etwa ausgesetzt?

(A)	0,5 g
(B)	2 g
(C)	6 g
(D)	20 g
(E)	70 g

38 M, S. 24f. und 21

Ein Auto von 1000 kg Masse fahre mit 10 m/s im rechten Winkel auf eine Mauer auf. Auf einer Strecke von 50 cm (Knautschzone) komme es gleichmäßig verzögert zum Stehen. Welche Kraft wird auf die Mauer ausgeübt?

(A)	10^3 N
(B)	10^4 N
(C)	10^5 N
(D)	10^6 N
(E)	10^7 N

39 P, S. 24f.

Wie verhalten sich die Beträge der gegenseitigen Gravitationskräfte F_1 und F_2 zweier Himmelskörper, wenn sich ihre Massen $M_1 : M_2 = 2 : 3$ verhalten?

(A)	$F_1 = F_2$
(B)	$2 F_1 = 3 F_2$
(C)	$3 F_1 = 2 F_2$
(D)	$4 F_1 = 9 F_2$
(E)	$9 F_1 = 4 F_2$

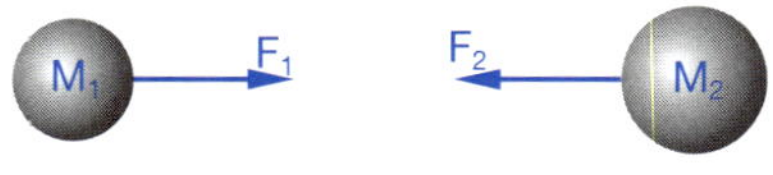

37 (D)

Der Wagen kommt gleichmäßig verzögert zum Stehen; er wird abgebremst, bis er in Ruhe ist. Das Weg-Zeit-Gesetz

$$s = 0{,}5\ a\ t^2 + v_0\ t + s_0$$

kann in seiner verkürzten Form

$$s = 0{,}5\ a\ t^2$$

für die gleichmäßige Beschleunigung eines Körpers aus der Ruhelage angewendet werden.
Weil t unbekannt ist, wird es nach der Beziehung v = a t (sodass t = v/a) eingesetzt:

$$s = 0{,}5\ \ a\ v^2/a^2 = 0{,}5\ \ v^2/a \qquad | \cdot a/s$$

$$a = 0{,}5\ \ v^2/s = 0{,}5 \cdot 14^2\ m^2s^{-2}/0{,}5\ m$$

$$a = 196\ ms^{-2} \approx 20\ \text{Erdbeschleunigung g}$$

38 (C)

Nach der Beziehung

Kraft = Masse · Beschleunigung

muss zunächst die einwirkende Beschleunigung a errechnet werden: Nach dem ersten Lösungsansatz der vorigen Aufgabe ergibt sich:

$$a = 0{,}5\ v^2/s$$

$$a = 0{,}5 \cdot 10^2\ m^2s^2/0{,}5\ m = 100\ ms^{-2}$$

Hieraus errechnet sich die Kraft F als:

$$F = 1000\ kg \cdot 100\ ms^{-2}$$

$$F = 100\ 000\ kg\ ms^{-2} = 100\ 000\ N$$

Die Gewichtskraft des Wagens beträgt bei einer Masse von 1000 kg als Gewicht = Masse · Erdbeschleunigung etwa 10 000 N. Das bedeutet, dass trotz der relativ langen Knautschzone und der relativ geringen Geschwindigkeit von ca. 36 km/h eine Bremskraft auftritt, die etwa zehnmal so groß ist wie die Gewichtskraft des Wagens.

39 (A)

Auch hier gilt das 3. newtonsche Axiom: Kraft = Gegenkraft. Nach dem Gravitationsgesetz ergibt sich die gegenseitige Anziehungskraft $F_1 = F_2$ als

$$F_1 = F_2 = \gamma\ \frac{M_1\ M_2}{r^2}$$

wobei r der Abstand der Schwerpunkte von M_1 und M_2 und γ die Gravitationskonstante ist.

40 P, S. 27f.

Wie hängt die Krafteinheit Newton mit den Grundeinheiten des internationalen Einheitensystems SI zusammen?

(A) $1\ N = 1\ kg\ m^2 s^{-2}$
(B) $1\ N = 1\ m\ s^{-2}$
(C) $1\ N = 1\ kg\ m\ s^{-2}$
(D) $1\ N = 1\ kg\ m\ s^{-1}$
(E) $1\ N = 1\ kg\ m^2 s^{-1}$

41 M, S. 27f.

Welche Aussage trifft zu? Auf eine Masse m = 50 kg wirkt eine Schwerkraft von etwa

(A) $F_g = 50\ N$
(B) $F_g = 50\ kg\ m\ s^{-2}$
(C) $F_g = 500\ N\ m$
(D) $F_g = 5 \cdot 10^2\ N$
(E) $F_g = 500\ J$

42 M, S. 24-28

Welche Aussage trifft zu? Zwei Kugeln (10 und 20 kg) werden in einem luftleeren Raum zur gleichen Zeit von der gleichen Höhe h fallen gelassen. In halber Höhe über dem Boden ist

(A) der Impuls beider Kugeln gleich
(B) die Beschleunigung beider Kugeln gleich
(C) die kinetische Energie beider Kugeln gleich
(D) die Summe aus potenzieller und kinetischer Energie für beide Kugeln gleich
(E) Keine der Aussagen trifft zu

43 M, S. 29f.

An einem zweiarmigen Hebel wirkt an dem einen Arm mit der Länge l_1 = 20 cm eine Kraft F_1 = 5 N.
Welche parallel zu F_1 gerichtete Kraft F_2 muss an dem anderen Hebelarm mit der Länge l_2 = 100 cm angreifen, damit das gesamte Drehmoment Null ist?

(A) $F_2 = 1\ N$
(B) $F_2 = 5\ N$
(C) $F_2 = 25\ N$
(D) $F_2 = 100\ N$
(E) $F_2 = 500\ N$

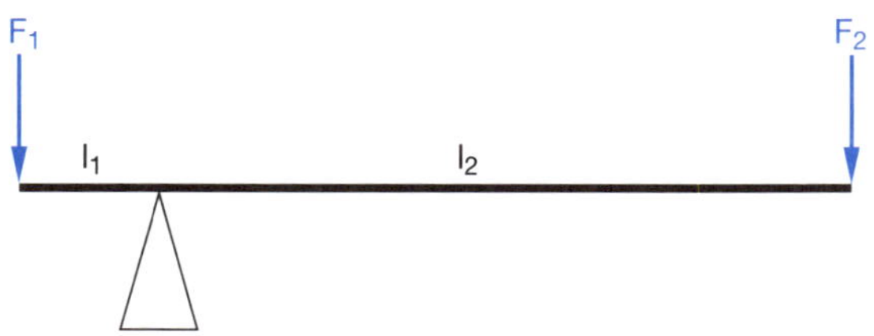

40 (C)

Newton ist die kohärente Einheit des SI für die Kraft. Da sich Kraft als Masse mal Beschleunigung ergibt, ergibt sich die SI-Einheit der Kraft als Produkt der SI-Einheiten von Masse (kg) und Beschleunigung ($m\ s^{-2}$).

41 (D)

Die Schwerkraft ist Ursache der Beschleunigung beim freien Fall. Wenn man die Masse von 50 kg fallen lässt, erhalten wir nach dem 2. newtonschen Axiom:

$$\begin{aligned} \text{Schwerkraft} &= \text{Masse} \cdot \text{Erdbeschleunigung} \\ &= 50\ \text{kg} \cdot 9{,}81\ \text{m s}^{-2} \\ &\approx 500\ \text{kg m s}^{-2} = 500\ \text{N} \end{aligned}$$

42 (B)

Beide Kugeln unterliegen der Erdbeschleunigung g.
Die daraus resultierende beschleunigende Kraft $F = m\ g$ ist proportional ihrer Masse m, und weil die Beschleunigung $a = F/m$ ergibt sich für beide Kugeln $a = m\ g/m = g$.
In der Aufgabenstellung wurde ausdrücklich darauf hingewiesen, dass andere Kräfte, wie z.B. der Luftwiderstand, nicht einwirken.

43 (A)

Es gilt das Hebelgesetz: Kraft · Kraftarm = Last · Lastarm
In unserer Aufgabe sei $F_1 = 5$ N die Kraft, $l_1 =$ 20 cm der Kraftarm und $l_2 = 100$ cm der Lastarm, sodass bei $F_2 = 1$ N das Hebelgesetz erfüllt ist:

$$5\ \text{N} \cdot 0,20\ \text{m} = 1\ \text{N} \cdot 1{,}00\ \text{m}$$

Die Last braucht also nur 1/5 der Kraft zu betragen, weil der Lastarm 5 mal so lang wie der Kraftarm ist.

44 M, P, S. 29f.

Wie groß muss im unten stehenden Beispiel die Masse M gewählt werden, damit Gleichgewicht herrscht?

(A)	0,5 kg
(B)	0,75 kg
(C)	1,0 kg
(D)	2,0 kg
(E)	3,0 kg

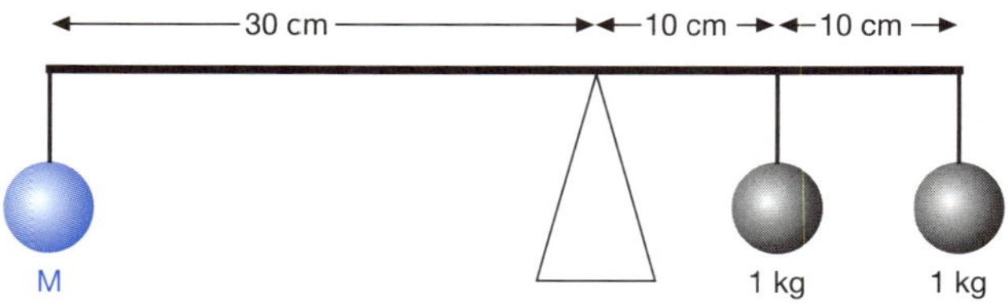

45 P, S. 29f.

Ein Gewicht von 5 N hängt an einem Faden, der über eine zentrisch gelagerte Rolle von 40 cm Durchmesser gewickelt ist. Welches Drehmoment wirkt auf die Rolle?

(A)	0,2 Nm
(B)	1 Nm
(C)	2 Nm
(D)	20 Nm
(E)	100 Nm

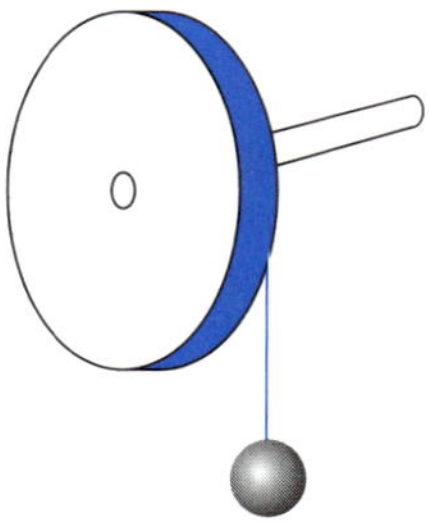

46 M, S. 29ff.

Welche Aussage trifft zu? Das Drehmoment ist definiert als

(A)	Kraft · Abstand der Kraftwirkungslinie vom Drehpunkt
(B)	Kraft · Masse
(C)	Kraft · Winkelgeschwindigkeit
(D)	Kraft · Winkelbeschleunigung
(E)	Keine der Aussagen trifft zu

47 M, S. 29f.

Die Größe eines Drehmomentes hängt nicht ab von

(A)	der Richtung der angreifenden Kraft
(B)	dem Betrag der angreifenden Kraft
(C)	dem Abstand des Drehpunktes vom Angriffspunkt der Kraft
(D)	dem Winkel zwischen Kraft und Kraftarm
(E)	der Dauer der Krafteinwirkung

44 (C)

Auch diese Aufgabe kann man nach dem Hebelgesetz lösen:

$$\text{Kraft} \cdot \text{Kraftarm} = \text{Last} \cdot \text{Lastarm}$$

Wenn man die in der Aufgabe genannten Zahlen einsetzt, und die Erdbeschleunigung mit g abkürzt, ergibt sich:

$$\text{Kraft} \cdot 0{,}3\ \text{m} = 1\ \text{kg} \cdot g \cdot 0{,}1\ \text{m} + 1\ \text{kg} \cdot g \cdot 0{,}2\ \text{m}$$
$$\text{Kraft} \cdot 0{,}3\ \text{m} = 1\ \text{kg} \cdot g \cdot (0{,}1\ \text{m} + 0{,}2\ \text{m})$$
$$\text{Kraft} = 1\ \text{kg} \cdot g$$

Zweiter Lösungsweg: Es sind 0,333 kg erforderlich, um dem in 10 cm Achsenabstand aufgehängten Gewicht (1 kg) die Waage zu halten. Zusätzlich benötigt man für das in 20 cm Achsenabstand aufgehängte Kilogramm ein Gegengewicht von 0,666 kg Masse.
Dritter Lösungsweg: Auf der rechten Seite ist eine Gesamtlast von 2 kg aufgehängt mit einer durchschnittlichen Lastarmlänge von 15 cm. Deshalb benötigt man bei einer Kraftarmlänge von 30 cm die Gewichtskraft von 1 kg Masse als Gegengewicht.

45 (B)

Das Drehmoment ergibt sich als Produkt aus senkrecht wirkender Kraft und Hebelarmlänge. Als Hebelarmlänge ist hier der Radius von 20 cm anzusehen; die Kraft steht senkrecht zum Radius, sodass sich ein Drehmoment von 5 N · 0,2 m = 1 Nm ergibt.

46 (A)

Das Drehmoment ist als Produkt aus Hebelarmlänge H und senkrecht zum Hebelarm wirkender Komponente F′ des Kraftvektors F definiert. Auf Seite 31 im Kompendium wird anhand eines anatomischen Beispiels nachgewiesen, dass diese Definition mit der unter (A) genannten Definition übereinstimmt.

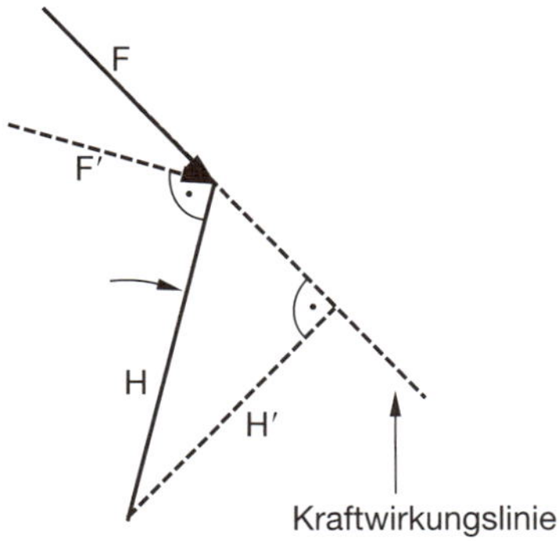

F′H = FH′

47 (E)

Grundsätzlich hat die Dauer einer Krafteinwirkung nichts mit der Größe der Kraft zu tun.

48, 49 M, S. 29f. und S. 35

Ordnen Sie den in Liste 1 genannten Größen die zutreffende Einheit der Liste 2 zu.

Liste 1		Liste 2	
48	Arbeit	(A)	$kg\ m^{-2}s^{-2}$
49	Drehmoment	(B)	$kg\ m^2s^{-2}$
		(C)	$kg\ m^{-1}s^{-2}$
		(D)	$kg\ m^2s^{-1}$
		(E)	$kg\ m\ s^{-2}$

50 M, S. 29f.

Bei einem einfachen Modell des menschlichen Arms greift der Bizeps wie aus der Zeichnung ersichtlich am Unterarm an. Welche Kraft muss er aufbringen, um eine Last von 200 N halten zu können?

(A) 1 773 N
(B) 1 828 N
(C) 1 970 N
(D) 2 000 N
(E) > 2 000 N

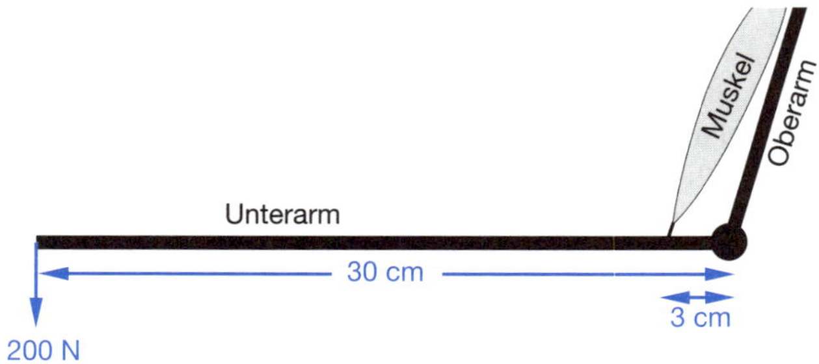

51 M, S. 31

Bei einem gleicharmigen Hebel in der Abbildung wird das Gewicht F_G durch eine Kraft im Gleichgewicht gehalten, die unter 60° zur Horizontalen (30° zur Vertikalen) angreift.
Wie groß muss die Kraft F sein?

(A) $F = F_G \cdot \sin 60°$
(B) $F = F_G \cdot \sin 30°$
(C) $F = F_G / \sin 60°$
(D) $F = F_G / \sin 30°$
(E) $F = F_G$

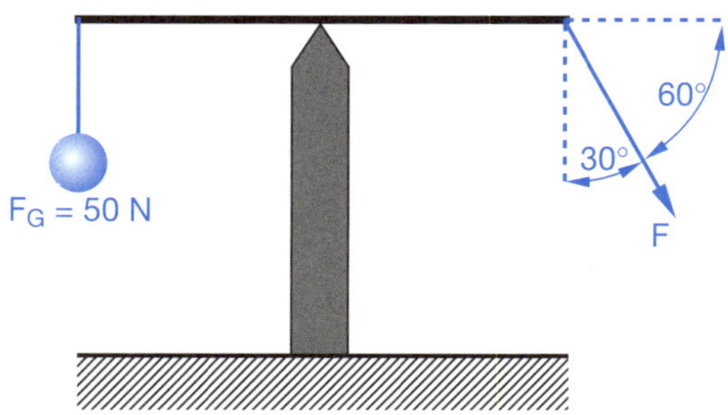

48 (B)

Mechanische Arbeit ergibt sich als Kraft · Weg (m). Die Kraft wiederum ergibt sich als Masse (kg) · Beschleunigung ($m\ s^{-2}$). In Klammern sind die Einheiten im SI angegeben.
Das Produkt aus Kraft und Weg hat demnach die SI-Einheit

$$kg\ m\ s^{-2}\ m = kg\ m^2 s^{-2}.$$

49 (B)

Das Drehmoment ergibt sich als Produkt aus Kraft ($kg\,m\,s^{-2}$) und Kraftarrn (m) und hat demnach ebenfalls die SI-Einheit $kg\,m^2 s^{-2}$.
Der Unterschied zwischen beiden Größen besteht darin, dass bei der mechanischen Arbeit nur die in Wegrichtung zeigende Komponente des Kraftvektors berücksichtigt wird, da es sich bei der mechanischen Arbeit um das *Skalarprodukt von Kraft und Weg* handelt, während beim Drehmoment nur die senkrecht zum Hebelarm wirkende Komponente des Kraftvektors in die Rechnung eingeht. Es handelt sich beim Drehmoment um das *Kreuzprodukt von Kraft und Weg*.
Das Kreuzprodukt ist eine vektorielle Größe, die senkrecht auf den beiden anderen Vektoren steht. Die Begriffe Skalarprodukt und Kreuzprodukt werden im Kompendium auf Seite 284f. erläutert.
Drehmoment und Energie sind trotz gleicher Einheit physikalisch völlig unterschiedliche Größen.

50 (E)

Der Lastarm ist genau zehnmal so lang wie der Kraftarm. Deshalb muss nach der Gleichung

Kraft · Kraftarm = Last · Lastarm

die Kraft genau zehnmal so groß sein wie die Last. Allerdings geht diese Gleichung davon aus, dass Kraft und Last senkrecht oder zumindest unter gleichem Winkel am Kraft- bzw. Lastarm angreifen. Dies ist bei der Last auch der Fall, wie an der Zeichnung deutlich wird, nicht jedoch bei der Kraft. Da nur die senkrecht wirkende Komponente der Kraft ein Drehmoment erzeugt, muss die Kraft größer als 10 · 200 N = 2 000 N sein.

51 (C)

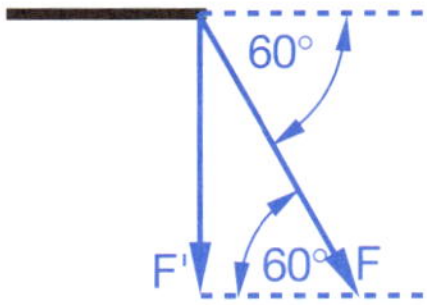

Die angreifende Kraft F bildet mit dem senkrecht zum Hebelarm orientierten Kraftvektor F′ ein rechtwinkliges Dreieck. Ausgehend vom 60°-Winkel gilt: sin 60° = Gegenkathete durch Hypothenuse = F′/F. Hieraus ergibt sich: F = F′/sin 60° = F_G/sin 60°. Im Gleichgewichtszustand gilt F′ = F_G.

52 M, S. 32

Der Schwerpunkt eines mit beiden Händen und Füßen auf dem Boden stehenden Menschen liegt etwa bei welcher mit den Buchstaben bezeichneten Stelle?

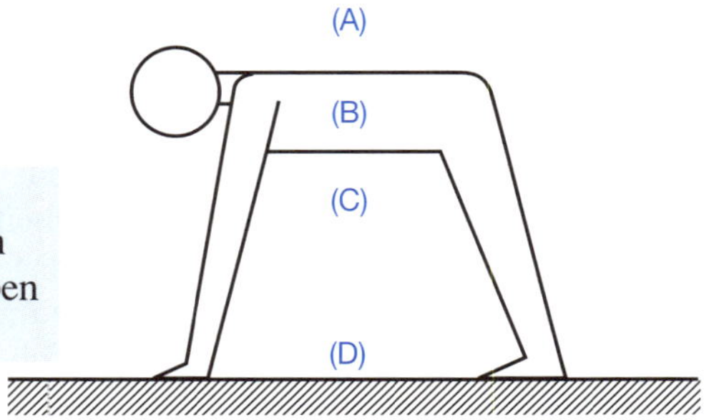

(E) Der Schwerpunkt kann aus der Abbildung auch nicht ungefähr angegeben werden

53 M, S. 32

Eine Versuchsperson steht frei auf einer Personenwaage (Federwaage). Als sie ruhig steht, wird die Masse m_0 angezeigt. Die Versuchsperson macht nun eine Kniebeuge, um anschließend wieder in die Ausgangsstellung zurückzukehren.

Die von der Federwaage angezeigte Masse m ist während der Beschleunigung des Oberkörpers am Anfang der

(A) Abwärtsbewegung gleich m_0
(B) Abwärtsbewegung größer als m_0
(C) Abwärtsbewegung kleiner als m_0
(D) Aufwärtsbewegung kleiner als m_0
(E) Aufwärtsbewegung gleich m_0

54 M, P, S. 35

Ein Mensch mit der Masse M = 50 kg besteigt einen Berg mit der Höhe h = 1000 m. Die von ihm verrichtete Hubarbeit W ist ungefähr

(A) $W = 50 \cdot 10^{-3}$ J
(B) W = 5 000 N
(C) W = 500 N/m
(D) W = 500 kJ
(E) W = 50 000 J

52 (C)

Der Schwerpunkt eines Gegenstandes ist – umgangssprachlich gesprochen – der „Mittelpunkt aller Massenpunkte“ des Gegenstandes. Wenn ein Körper an einem Faden hängt, liegt der Schwerpunkt in Verlängerung des Fadens. Wenn ein Körper steht, muss der Schwerpunkt über der Unterstützungsfläche liegen, damit der Körper nicht umfällt.
(B) würde ungefähr den Schwerpunkt von Rumpf und Kopf angeben. Wären die Arme erhoben und die Beine gestreckt, so würde (B) auch in etwa dem Schwerpunkt des gesamten Körpers entsprechen, doch da Rumpf und Beine nach vorne bzw. unten gebeugt sind, liegt der Schwerpunkt jetzt im leeren Raum unterhalb des Bauches.

53 (C)

Die Waage zeigt die Kraft an, die notwendig ist, damit der Körper nicht der Schwerkraft folgend nach unten fällt. Deshalb lautet die Formel für die Berechnung der Gewichtskraft $F_G = m\ g$.
Bei der Abwärtsbewegung fällt der Oberkörper nach unten, bei der Aufwärtsbewegung wird der Oberkörper gegen die Schwerkraft nach oben beschleunigt. Bei der Auf- bzw. Abwärtsbewegung addiert sich zu der Gewichtskraft F_G eine beschleunigende Kraft $F_B = m\ a$, die je nach Richtung von a positiv oder negativ ist.
Bei der Abwärtsbewegung wird die Gewichtskraft F_G um die beschleunigende Kraft F_B vermindert, bei der Aufwärtsbewegung erhöht.

54 (D)

Allgemein ergibt sich mechanische Arbeit als Produkt aus der aufgewendeten Kraft mit dem gegen diese Kraft zurückgelegten Weg. Die Hubarbeit ergibt sich als

$$\text{Hubarbeit} = \text{Schwerkraft} \cdot \text{Höhendifferenz}$$

$$\text{Hubarbeit} = 50\ \text{kg} \cdot 10\ \text{ms}^{-2} \cdot 1000\ \text{m}$$

$$\text{Hubarbeit} = 500\ 000\ \text{kg m}^2\text{s}^{-2} = 500\ \text{kNm} = 500\ \text{kJ}$$

Dieser Wert gibt die gewonnene potenzielle Energie an. Der Mensch muss jedoch erheblich mehr Energie aufwenden. Bei Muskelarbeit ist im Höchstfall ein Wirkungsgrad von ca. 30% erreichbar.

55 M, P, S. 36.
Längs einer schiefen Ebene mit dem Neigungswinkel 30° wird eine Masse m = 100 kg reibungslos gehoben. Dazu muss folgende Kraft F′ (parallel zur schiefen Ebene) aufgewendet werden: (Beschleunigung des freien Falls $g = 10\ ms^{-2}$), (sin 30° = 0,50; cos 30° = 0,87; tan 30° = 0,58)

(A) 50 N
(B) 100 N
(C) 500 N
(D) 1000 N
(E) Die aufzuwendende Kraft kann ohne Angabe der Höhe nicht berechnet werden

56 P, S. 36f.
Bei der Belastung eines Fadens mit maximal 40 N finden Sie unten stehenden Zusammenhang zwischen der Kraft F und Längenänderung Δl. Welche Arbeit wurde insgesamt bei der Dehnung von Δl = 0 auf Δl = 4 mm aufgewandt?

(A) 10 Nmm
(B) 20 Nmm
(C) 40 Nmm
(D) 80 Nmm
(E) 160 Nmm

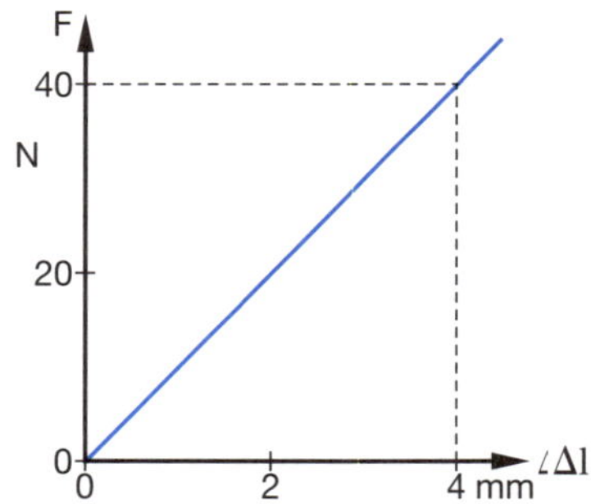

57, M, S. 38
Wie groß ist die bei Abnahme der Geschwindigkeit eines Körpers mit der Masse m = 2 kg durch Reibung von v_1 = 11 km/s auf v_2 = 10 km/s entstehende Wärmemenge ΔQ?

(A) $\Delta Q = 1/2\ m\ (v_1 - v_2)^2 = 10^6$ J
(B) $\Delta Q = 1/2\ m\ (v_1 - v_2)^2 = 10^3$ J
(C) $\Delta Q = 1/2\ m\ (v_1^2 - v_2^2) = 21 \cdot 10^6$ J
(D) $\Delta Q = 1/2\ m\ (v_1^2 - v_2^2) = 21 \cdot 10^3$ J
(E) $\Delta Q = 1/2\ m\ (v_1 - v_2)^2 = 2{,}1$ kJ

55 (C)

Der Vektor der Gewichtskraft F = m g zeigt senkrecht nach unten und hat den Betrag

$$100\ \text{kg} \cdot 10\ \text{m s}^{-2} = 1000\ \text{N}.$$

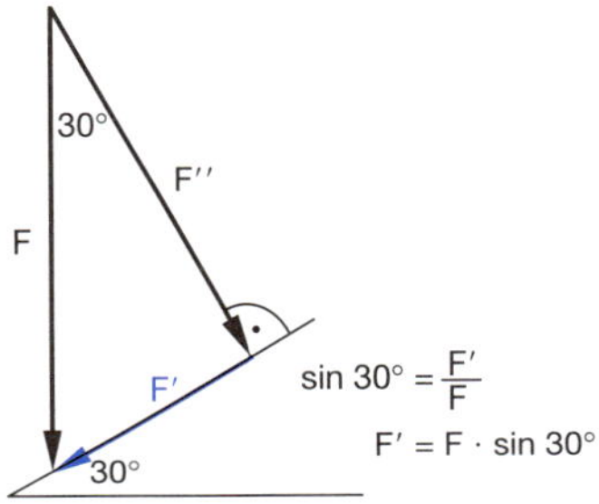

Die Vektorkomponente F'' zeigt senkrecht auf die schiefe Ebene und wird von dieser aufgefangen. Die parallel zur schiefen Ebene liegende Komponente F' muss durch eine Gegenkraft aufgefangen werden. Da der Sinus das Verhältnis von Gegenkathete F' zur Hypothenuse F angibt, ergibt sich die gesuchte Vektorkomponente F' als F' = F · sin 30° = 1000 N · 0,5 = 500 N.

2. Lösungsweg: 100 kg Masse haben ein Gewicht von 1000 N. Deshalb scheidet Lösung (D) bereits aus. Bei Lösung (A) und (B) würde nur ein Zwanzigstel bzw. ein Zehntel der Gewichtskraft benötigt werden, was nur dann richtig sein könnte, wenn die schiefe Ebene 10- bzw. 20-mal so lang wäre wie die überwundene Höhendifferenz. Dies ist aber bei einem Winkel von 30 Grad nicht der Fall. Deshalb kommt nur (C) in Frage.

56 (D)

Die Arbeit ergibt sich als Produkt von Längenänderung mit der jeweils aufgewendeten Kraft, d.h. als Fläche unter der dargestellten Kurve. Falls die Kraft von Anfang an 40 N betrüge, würde die gesuchte Arbeit

$$40\ \text{N} \cdot 4\ \text{mm} = 160\ \text{Nmm}$$

betragen (gestricheltes Viereck). Die durchschnittliche Kraft beträgt jedoch nur 20 N, die Fläche unter der Kurve macht genau die Hälfte der Fläche des gestrichelten Vierecks aus, das Ergebnis lautet 80 Nmm.

57 (C)

Die kinetische Energie errechnet sich nach der Formel

$$E_{kin} = {}^1/_2\ m\ v^2,$$

sodass sich für die Differenz zwischen v_1 und v_2 ergibt:

$$\Delta Q = {}^1/_2\ m\ v_2^2 - {}^1/_2\ m\ v_1^2 = {}^1/_2\ m\ (v_2^2 - v_1^2)$$

Eingesetzt ergibt sich:

$$\Delta Q = 1\ \text{kg}\ (11.000^2\ \text{m}^2/\text{s}^2 - 10.000^2\ \text{m}^2/\text{s}^2)$$

$$\Delta Q = (121 \cdot 10^6 - 100 \cdot 10^6)\ \text{kg m}^2/\text{s}^2 = 21 \cdot 10^6\ \text{Nm} = 21 \cdot 10^6\ \text{J}$$

58 M, S. 40

Bei der ungedämpften (reibungsfreien) Schwingung eines Fadenpendels

(A) ist die kinetische Energie in den Umkehrpunkten am größten
(B) ist die kinetische Energie beim Durchgang des Pendels durch den tiefsten Punkt am kleinsten
(C) ist die potenzielle Energie beim Durchgang des Pendels durch den tiefsten Punkt am größten
(D) ist die potenzielle Energie in den Umkehrpunkten am kleinsten
(E) ist zu jedem Zeitpunkt der Schwingung die Summe der Energien konstant

59, 60 M, S. 24 und S. 42

Ordnen Sie den in Liste 1 aufgeführten physikalischen Größen die zugehörigen Einheiten der Liste 2 zu.

Liste 1	Liste 2
59 Leistung	(A) W/s
60 Kraft	(B) Nm
	(C) Nm/s
	(D) kgm/s
	(E) kgm/s^2

61, 62, 63 P, S. 37ff.

Ein Kran hebt mit praktisch konstanter Geschwindigkeit eine Masse m = 100 kg in der Zeit t = 8 s um die Strecke x = 4 m vertikal in die Höhe. Ordnen Sie den in Liste 1 angegebenen physikalischen Größen die in Liste 2 in SI-Einheiten (J bzw. J/s) angegebenen Maßzahlen zu! (Fallbeschleunigung $g = 10\ m/s^2$)

Liste 1	Liste 2
61 Geleistete Hubarbeit W_p	(A) 12,5
62 Leistung P des Krans während des Hebevorganges	(B) 25
63 Kinetische Energie W_k der Masse m während des Hebevorganges	(C) 500
	(D) 1000
	(E) 4000

58 (E)
Die Aussagen (A) bis (D) wären richtig, wenn die Worte „am größten“ und „am kleinsten“ oder wenn die Worte „potenziell“ und „kinetisch“ vertauscht wären.
Für die Aussage (E) ist der Zusatz „ungedämpft (reibungsfrei)“ in der Fragestellung wichtig, weil die Energie sonst ständig abnehmen würde.

59 (C)
Nm oder Newtonmeter ist als Kraft · Weg die Einheit der Energie. Leistung ist die pro Zeiteinheit geleistete Arbeit, deshalb ist Newtonmeter pro Sekunde (Nm/s) die SI-Einheit der Leistung. Diese Einheit ist identisch mit der Einheit Watt.

60 (E)
Kraft ergibt sich als Masse · Beschleunigung. Die SI-Einheit der Kraft lautet deshalb kg m/s^2, wobei 1 kg m/s^2 = 1 N.

61 (E)
Die geleistete Hubarbeit ergibt sich als

$$m \cdot g \cdot h = 100\ \text{kg} \cdot 10\ \text{m/s}^2 \cdot 4\ \text{m} = 4000\ \text{kg m}^2/\text{s}^2 = 4000\ \text{Nm} = 4000\ \text{J}$$

62 (C)
Die Hubarbeit von 4 000 Joule wird in 8 Sekunden geleistet, damit wird pro Sekunde eine Arbeit von 500 J geleistet, denn Leistung ergibt sich als Arbeit pro Zeit.

63 (A)
Die Geschwindigkeit der gehobenen Masse beträgt

$$4\ \text{m}/8\ \text{s} = 0{,}5\ \text{m/s}.$$

Damit erhalten wir:

$$E = (m/2)\ v^2 = 50\ \text{kg} \cdot 0{,}25\ \text{m}^2/\text{s}^2 = 12{,}5\ \text{kg m}^2/\text{s}^2 = 12{,}5\ \text{J}$$

64 P, S. 42f.

Von den an dünnen Fäden gemäß Skizze aufgehängten, einander gleichen, elastischen Kugeln 1 und 2 wird 1 (Ruhelage punktiert gezeichnet) aus der gezeichneten ausgelenkten Lage losgelassen.

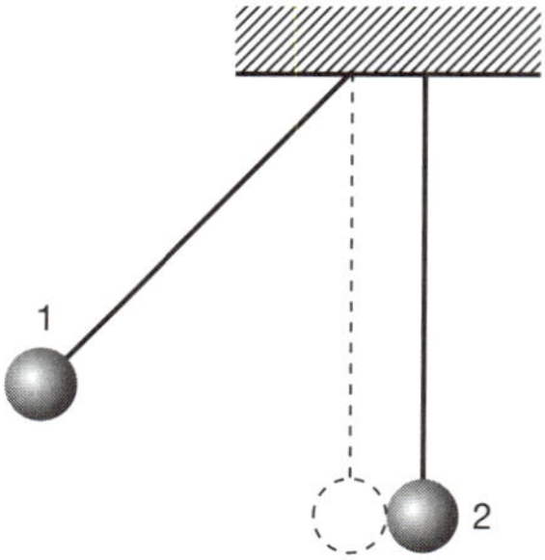

Nach dem Zusammenstoß

(A) wird 1 nach links reflektiert, 2 bleibt in Ruhe
(B) bleibt 1 in Ruhe, 2 wird nach rechts ausgelenkt
(C) wird 1 nach links reflektiert und zugleich 2 nach rechts ausgelenkt
(D) bleiben beide Kugeln in Ruhe
(E) bewegen sich 1 und 2 gemeinsam nach rechts

65 M, P, S. 44f.

Welche Aussage trifft zu?
In einem abgeschlossenen Gefäß befinde sich ein Gas. Wenn ein Gasmolekül auf die Wand prallt, übt es einen Kraftstoß auf die Wand aus. Die Summe aller Kraftstöße dividiert durch die verstrichene Zeit und die Gefäßwandfläche ergibt

(A) die Kraft, die die Moleküle auf die Wand ausüben
(B) die Gesamtenergie des Systems
(C) den Gesamtimpuls des Systems
(D) die kinetische Energie der Moleküle im Gefäß
(E) den Gasdruck

66 M, P, S. 46f.

Der Winkel im Vollkreis hat im Bogenmaß den Wert

(A) 2π
(B) 1π
(C) $\pi/2$
(D) $\pi/4$
(E) 1

64 (B)

Beim Zusammenstoß beider Kugeln tritt ein Kraftstoß auf, der zur Übertragung von kinetischer Energie und Impuls von Kugel 1 auf Kugel 2 führt. Da der Stoß elastisch ist, geht hierbei keine Energie verloren. Die Frage lautet, wie viel Energie und Impuls übertragen werden müssen, damit Energie- und Impulserhaltungssatz erfüllt sind. Der Impuls errechnet sich als m v, die Energie als m/2 v^2. Es gilt:

$$m_1 v_1 + m_2 v_2 = K_I \qquad 0{,}5\,(m_1 v_1^2 + m_2 v_2^2) = K_E$$

Hierbei sind K_I und K_E Konstante, die nach dem Impuls- und Energieerhaltungssatz vor und nach dem Stoß dieselben Werte haben müssen. v_2 hat vor dem Stoß den Wert Null. Für den hier beschriebenen Fall, dass beide Kugeln die gleiche Masse haben ($m_1 = m_2$), können die oben genannten Gleichungen nur erfüllt sein, wenn die gesamte Energie und der gesamte Impuls von Kugel 1 auf Kugel 2 übertragen wird.

65 (E)

Die Summe aller Kraftstöße Σ F t pro Zeiteinheit ergibt die auf die Wand wirkende Kraft. Wenn man die Kraft durch die Wandfläche teilt, erhält man den von Gasmolekülen ausgeübten Druck, den Gasdruck.

66 (A)

Es gibt drei häufig benutzte Einheiten für Winkelangaben:
1. Winkelgrad, in der Geometrie häufig benutzt; ein voller Kreis hat 360°, der rechte Winkel 90°
2. Neugrad, in der Technik häufig benutzt; ein voller Kreis hat 400 Neugrad, der rechte Winkel 100 Neugrad
3. Bogenmaß, in der Physik häufig benutzt; ein voller Kreis hat 2π, der rechte Winkel $\pi/2$. Der Winkel im Bogenmaß entspricht dem Umfang des Einheitskreises, eines Kreises mit dem Radius 1.

67 P, S. 49

Welche Größen entsprechen bei der Rotationsbewegung den Größen Masse und Kraft bei der Translationsbewegung?

Kraft ....

Masse ....

68 M, P, S. 51

Welche Antwort trifft zu?

Eine Zentrifuge rotiert mit rund 12.000 Umdrehungen/min. Die Kreisfrequenz beträgt ca.:

(A) 200 s^{-1}
(B) 314 s^{-1}
(C) 628 s^{-1}
(D) 1 257 s^{-1}
(E) 12 000 s^{-1}

69 P, S. 51

Wenn die eben genannte Zentrifuge ca. 210 Sekunden bis zum Erreichen ihrer Höchstgeschwindigkeit benötigt, so beträgt die durchschnittliche Winkelbeschleunigung ca.:

Winkelbeschleunigung = ______________________________

= ______________________________

70 M, S. 51

Die Zentrifugalbeschleunigung a in einer Laborzentrifuge beträgt zunächst 9 g (das Neunfache der Erdbeschleunigung g).

Welcher Wert ergibt sich für a bei dreifach höherer Drehzahl der Zentrifuge?

(A) 27 g
(B) 81 g
(C) $2\,\pi \cdot 27$ g
(D) $2\,\pi \cdot 81$ g
(E) $4\,\pi^2 \cdot 81$ g

67
Bei der Translationsbewegung ist die Kraft Ursache der Beschleunigung. Bei der Rotationsbewegung ist das Drehmoment Ursache der Winkelbeschleunigung.
Die analoge Größe zur Masse ist das Trägheitsmoment, denn analog zum newtonschen Grundgesetz der Mechanik

$$\text{Kraft} = \text{Masse} \cdot \text{Beschleunigung}$$

gilt bei der Drehbewegung

$$\text{Drehmoment} = \text{Trägheitsmoment} \cdot \text{Winkelbeschleunigung.}$$

68 (D)
Die Kreisfrequenz ist ein Synonym für Winkelgeschwindigkeit, sie gibt an, um welchen Winkel (im Bogenmaß gemessen) pro Sekunde die Rotation erfolgt. Bei 12.000 Umdrehungen pro Minute liegen 200 Rotationen pro Sekunde vor, die sog. Drehzahl oder Drehfrequenz beträgt 200. Jede Umdrehung ist mit dem Rotationswinkel 2 π verbunden, demnach beträgt die Kreisfrequenz 400 π/s oder ca. 1257/s.

69

$$\text{Winkelbeschleunigung} = \frac{\text{Änderung der Winkelgeschwindigkeit}}{\text{Sekunde}}$$

$$= \frac{1257\ s^{-1}}{210\ s} \approx 6\ s^{-2}$$

70 (B)
Die Zentrifugalbeschleunigung errechnet sich als $\omega^2 r$, wobei ω die Winkelgeschwindigkeit ist. Bei dreifach höherer Drehzahl (Drehzahl bedeutet Zahl der Umdrehungen pro Sekunde, sodass die Winkelgeschwindigkeit $\omega = 2\,\pi$ Drehzahl) ist auch die Winkelgeschwindigkeit ω dreimal höher.

Weil die Zentrifugalbeschleunigung mit dem Quadrat der Winkelgeschwindigkeit ansteigt, steigt sie auch mit dem Quadrat der Drehzahl an. Die Zentrifugalkraft steigt deshalb um den Faktor 9 auf insgesamt 81 g an.

71 M, S. 51

Die Sedimentationskonstante ist der Quotient aus Sedimentationsgeschwindigkeit und Zentrifugalbeschleunigung. Sie wird in der Einheit Svedberg (1 s = 10^{-13}s) angegeben.
Serumalbumine bewegen sich bei einer Zentrifugalbeschleunigung von $2 \cdot 10^5$ g (g ≈ 10 m/s²) in einem Zentrifugenröhrchen mit konstanter Sedimentationsgeschwindigkeit. Ihre Sedimentationskonstante beträgt 5 s.

In etwa welcher Zeit legen sie radial die Strecke 1 cm zurück?

(A) 10 s
(B) 10^2 s
(C) 10^3 s
(D) 10^4 s
(E) 10^5 s

72 M, P, S. 50f.

Welche Aussage trifft nicht zu?
Bewegt sich der Schwerpunkt eines Körpers mit konstanter Winkelgeschwindigkeit auf einer Kreisbahn, dann

(A) erfährt der Schwerpunkt ständig eine zum Mittelpunkt der Kreisbahn gerichtete, dem Betrag nach konstante Beschleunigung
(B) erfährt der Schwerpunkt ständig eine dem Betrag nach konstante Beschleunigung in Richtung der in diesem Punkt an die Kreisbahn angelegten Tangente
(C) ändert die Beschleunigung des Schwerpunktes ständig ihre Richtung, aber nicht ihren Betrag
(D) ändert der vom Kreismittelpunkt zum Schwerpunkt des Körpers erstreckte Ortsvektor ständig seine Richtung, aber nicht seinen Betrag
(E) hat die Bahngeschwindigkeit des Schwerpunktes ständig die Richtung der in diesem Punkt an die Kreisbahn angelegten Tangente

71 (D)
Je höher die Zentrifugalkraft ist, desto höher ist die Sedimentationsgeschwindigkeit. Diese Beziehung gilt für alle Makromoleküle, die sich abzentrifugieren lassen, jedoch lassen sich einige Moleküle schneller abzentrifiugieren als andere. Darauf beruht die Trennung der Moleküle innerhalb einer Zentrifuge.
Jede Molekülsorte hat eine charakteristische Svedbergkonstante. Für Albumin beträgt diese 5 Svedberg = $5 \cdot 10^{-13}$s.
Multipliziert mit der Zentrifugalbeschleunigung von $2 \cdot 10^5$ g = $2 \cdot 10^6$ m/s^2 ergibt sich eine Sedimentationsgeschwindigkeit v von

$$v = 2 \cdot 10^6 \text{ m/s}^2 \cdot 5 \cdot 10^{-13}\text{s} = 10^{-6} \text{ m/s} = 10^{-4} \text{ cm/s}$$

Für einen Zentimeter werden deshalb 10^4 Sekunden benötigt, das sind fast drei Stunden.

72 (B)
Die Momentangeschwindigkeit $\vec{v}$ zeigt in Richtung der am jeweiligen Punkt an die Kreisbahn angelegten Tangente. Die durch die Zentripetalkraft ausgelöste Beschleunigung $\vec{a}$ zeigt zum Kreismittelpunkt. Diese Beschleunigung ist Ursache der ständigen Richtungsänderung bei der kreisförmigen Bewegung.

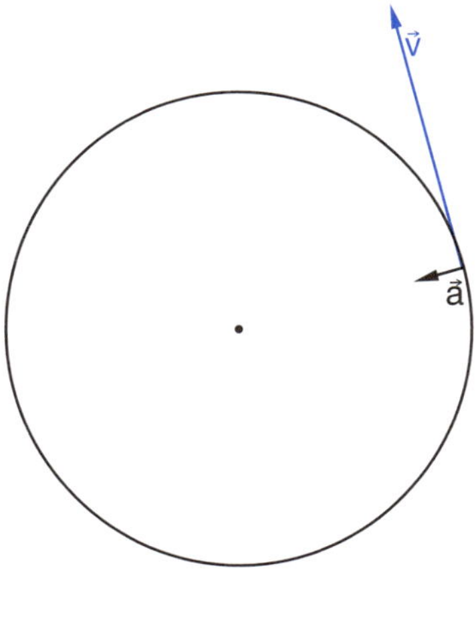

Mechanik deformierbarer Körper

73 M, S. 53

Senkrecht auf eine Fläche $A = 10\ cm^2$ wirkt eine Kraft $F = 20$ N. Der Druck p ist

(1) $p = 200\ N\ cm^2$
(2) $p = 2\ N/cm^2$
(3) $p = 2 \cdot 10^4$ Pa
(4) $p = 2$ Pa

(A) nur 1 ist richtig
(B) nur 2 ist richtig
(C) nur 4 ist richtig
(D) nur 2 und 3 sind richtig
(E) nur 2 und 4 sind richtig

74 P, S. 53f.

Eine Pumpe soll Wasser 15 m höher fördern. Für welchen Förderdruck muss die Pumpe mindestens ausgelegt sein?

(A) ca. $1{,}5 \cdot 10^5$ Pa
(B) ca. $1{,}5 \cdot 10^3$ Pa
(C) ca. $1{,}5 \cdot 10^2$ Pa
(D) ca. 15 Pa
(E) ca. 1,5 Pa

75, 76 M, S. 41 und 53

Welche physikalische Einheit aus Liste 2 gehört jeweils zu den in Liste 1 aufgezählten Größen aus der Mechanik?

Liste 1

75 Druck
76 Leistung

Liste 2

(A) $kg\ m\ s^{-2}$
(B) $kg\ m^2\ s^{-2}$
(C) $kg\ m^{-1}\ s^{-2}$
(D) $kg\ m^2\ s^{-3}$
(E) $kg\ m^2\ s^{-1}$

77 M, S. 53f.

Welchen Zahlenwert hat ein systolischer Blutdruck von 120 mm Hg ungefähr in kPa?

(A) 9
(B) 12
(C) 16
(D) 27
(E) 91

73 (D)
Wenn auf eine Fläche von 10 cm^2 eine Kraft von 20 N einwirkt, so beträgt der Druck 2 N/cm^2.
Schwieriger ist die Umrechnung in Pascal. Hierfür muss man wissen, dass Pascal die kohärente Einheit des SI ist, also dass 1 Pa = 1 N/m^2. Weil ein Quadratmeter 10^4 cm^2 aufweist, entspricht 2 N/cm^2 der Angabe
$2 \cdot 10^4$ $N/m^2 = 2 \cdot 10^4$ Pa.

74 (A)
Pascal (Pa) ist die kohärente SI-Einheit für den Druck als 1 kg $m^{-1}s^{-2}$. Eine 15 m hohe Wassersäule übt auf einen Quadratmeter Grundfläche folgende Kraft aus:
15 m^3 Wasservolumen · 1000 kg/m^3 (Masse pro m^3) · 10 m/s^2 (Erdbeschleunigung) = 150 000 kg m/s^2.
Diese Kraft verteilt sich auf einen Quadratmeter, der Wasserdruck beträgt demnach 150 000 kg/ms^2 = 150 000 Pa.

Zweiter Lösungsweg: Wenn man weiß, dass der normale Luftdruck etwa 10 m Wassersäule oder 100 000 Pa entspricht, ergibt sich unmittelbar die Umrechnung von 15 m Wassersäule auf $1{,}5 \cdot 10^5$ Pa.

75 (C)
Druck ist als Kraft pro Fläche definiert und besitzt die Einheit N/m^2 = Pa. Weil N = kg ms^{-2}, kann man N/m^2 auch als kg/ms^2 schreiben.

76 (D)
Leistung ist als Energie pro Zeit oder als Kraft · Weg durch Zeit definiert. Hieraus ergibt sich für die Einheit: kg $ms^{-2} \cdot m \cdot s^{-1}$ = kg m^2s^{-3}.

77 (C)
Ein mm Hg entspricht einem Torr, das sind etwa 133 Pascal. 133 · 120 = 15 960. Demnach entsprechen 120 mm Hg etwa 16 kPa.
Zweiter Lösungsweg:
Der atmosphärische Luftdruck entspricht 1 bar = 750 mm Hg. 120 mm Hg sind ein knappes Sechstel davon. Deshalb muss auch der Blutdruck ein knappes Sechstel von 1 bar = 100 000 Pa = 100 kPa betragen.

78 P, S. 54, 60

Wie groß ist etwa der Gasdruck p in dem Kolben, den das unten stehende Quecksilbermanometer anzeigt, wenn der äußere Luftdruck 1000 mbar beträgt? (1 mm Hg = 1,33 mbar)

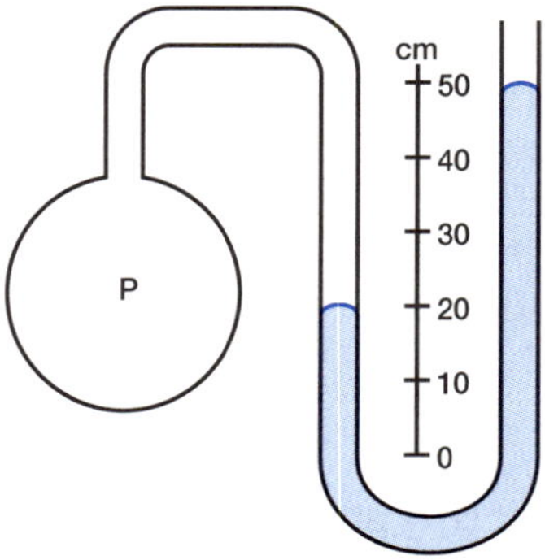

(A) 1400 mbar
(B) 1266 mbar
(C) 665 mbar
(D) 600 mbar
(E) 400 mbar

79 M, S. 56f.

Welche Aussage trifft zu?
Das hookesche Gesetz gilt

(A) im gesamten Bereich der plastischen Verformung
(B) nur für Metalle
(C) im gesamten Bereich der elastischen Verformung
(D) nur im linearen elastischen Bereich
(E) bei allen reversiblen Dehnungen

80 M, S. 56f.

In der Abbildung ist die Kraft-Längen-Abhängigkeit einer Faser dargestellt. (Ordinate und Abszisse linear geteilt).

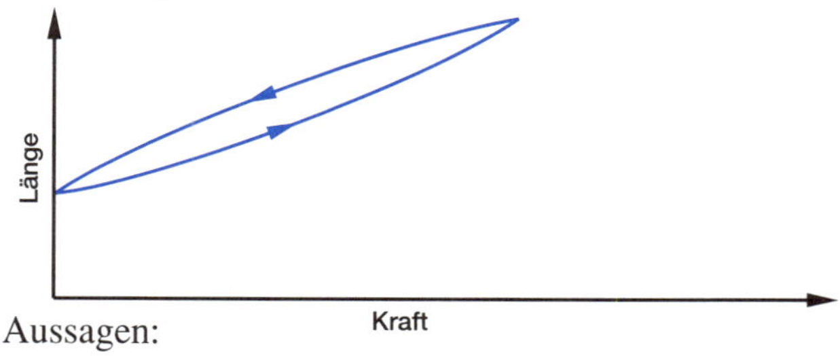

Prüfen Sie folgende Aussagen:

(1) Das hookesche Gesetz ist erfüllt.
(2) Bei der maximal wirkenden Kraft ist die Faser gerissen.
(3) Die Längenänderung der Faser ist nicht reversibel.

(A) Keine der Aussagen 1–3 trifft zu
(B) nur 1 ist richtig
(C) nur 1 und 2 sind richtig
(D) nur 2 und 3 sind richtig
(E) 1 bis 3 = alle sind richtig

78 (A)

Der Gasdruck p in dem Kolben kompensiert das Gewicht einer Quecksilbersäule von 300 mm Höhe.
Demnach ist P um 300 mm Hg = 400 mbar höher als der äußere Luftdruck. Dieser beträgt 1 bar = 1000 mbar.

79 (D)

Das hookesche Gesetz hat die Proportionalität der Verformung eines elastischen Körpers zur einwirkenden Kraft zum Inhalt. Deshalb gilt es nur im linearen Bereich.

80 (A)

Die Faser zeigt ein viskoelastisches Verhalten: Die Kurve, die sich ergibt, wenn man die Belastung der Faser steigert, unterscheidet sich von der Kurve, die man bei wieder abnehmender Belastung der Faser erhält, weil sich die elastische Verformung nicht unmittelbar nach dem Einwirken der Kraft einstellt, sondern mit einer zeitlichen Verzögerung. Deshalb stellt sich auch keine lineare Beziehung zwischen Krafteinwirkung und Längenänderung dar, und das hookesche Gesetz ist nicht erfüllt.

81 M, S. 60f.
Die Kraft F, mit der eine Flüssigkeit auf den Gefäßboden drückt, ist unabhängig von der

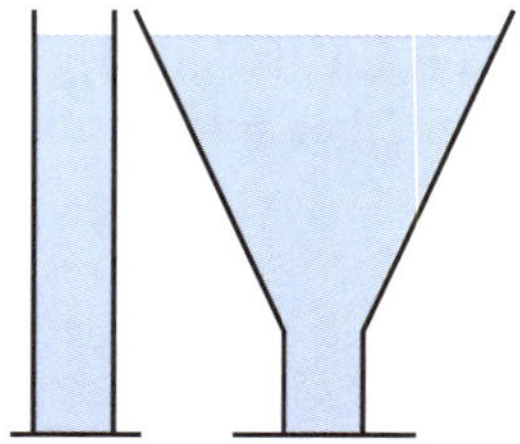

(A) Form des Gefäßes
(B) Fläche A des Gefäßbodens
(C) Dichte der Flüssigkeit
(D) Höhe h der Flüssigkeit im Gefäß
(E) Fallbeschleunigung

82 M, S. 60 f.
Der Bodendruck (gemessen in N/m^2) ist

(1) im Gefäß I kleiner als im Gefäß II
(2) im Gefäß II kleiner als im Gefäß I
(3) im Gefäß III am kleinsten

(A) Keine der obigen Aussagen trifft zu
(B) nur 1 ist richtig
(C) nur 2 ist richtig
(D) nur 3 ist richtig
(E) nur 1 und 3 sind richtig

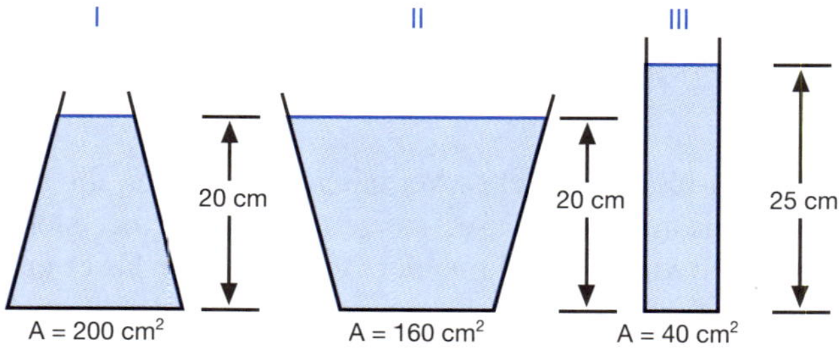

83 M, S. 60f.
Welche Aussage trifft nicht zu? Folgende Größen dienen zur Angabe der Menge eines festen Stoffes

(A) die Stoffmenge
(B) die Masse
(C) die Dichte
(D) das Volumen
(E) die Teilchenzahl

84, S. 60f.
Wie groß ist in etwa die Dichte von a) Wasser und b) Luft?

81 (A)
Es gelten folgende Beziehungen:

Kraft a. d. Gefäßboden = Bodenfläche · Schweredruck

Schweredruck = Eintauchtiefe h · Wichte

Wichte = Dichte · Fallbeschleunigung

82 (A)
Es darf vorausgesetzt werden, dass alle drei Gefäße mit derselben Flüssigkeit gefüllt sind. Der Bodendruck in Gefäß I und II ist identisch, der Bodendruck in Gefäß III ist höher. Die Grundfläche spielt für die Berechnung des Druckes keine Rolle, wohl aber für die Berechnung der auf den Boden insgesamt wirkenden Kraft, denn Kraft ergibt sich als Druck mal Fläche.

83 (C)
Die Dichte ergibt sich als Quotient aus Masse und Volumen, sie gibt an, wie „dicht die Masse angeordnet" ist.

84
Wasser: ca. 1000 kg/m^3, Luft: ca. 1,3 kg/m^3

85, S. 60f.

Schreiben Sie in der Aufgabe 83 hinter die von (A) bis (E) genannten Größen ihre Einheit im SI!

86 P, S. 61

Welche Kurve gilt für den Zusammenhang zwischen der vom Boden aus gerechneten Messhöhe h und dem Schweredruck p der inkompressiblen Flüssigkeit? (p_B Schweredruck am Boden des Gefäßes)

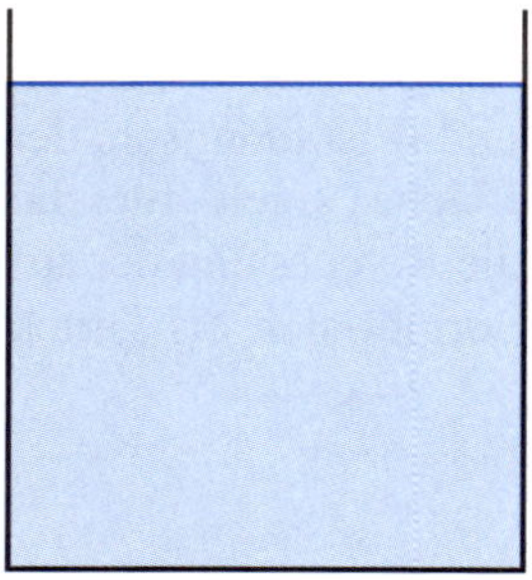

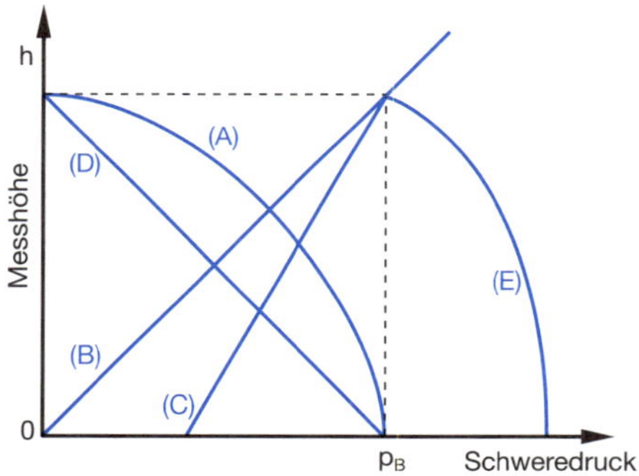

87 M, S. 62

Welches Diagramm gibt qualitativ den Zusammenhang zwischen Luftdruck und Höhe richtig wieder (lineare Koordinaten)?

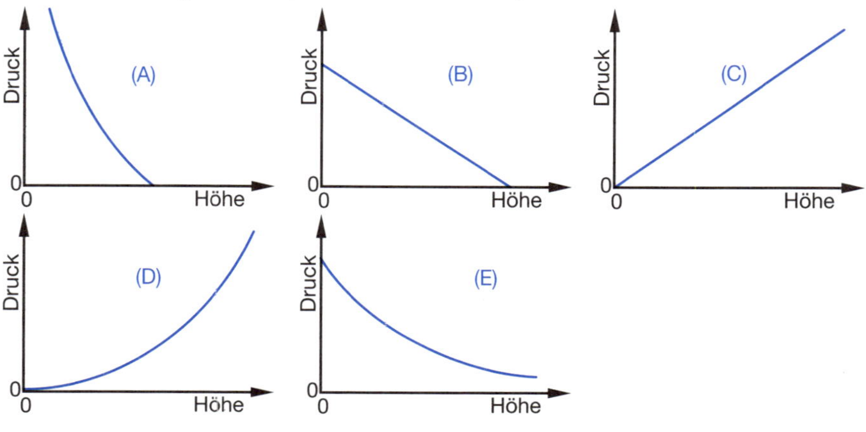

85

Stoffmenge (mol), Masse (kg), Dichte (kg/m^3), Volumen (m^3), Teilchenzahl (eine reine Zahl, z.B.: mol · Avogadro-Konstante (loschmidtsche Zahl)).

86 (D)

Der Schweredruck ergibt sich als Produkt aus Wichte und Eintauchtiefe und steigt linear vom Wert Null an der Oberfläche auf den Wert p_B am Boden. Beachten Sie, dass der Wert Null für die Eintauchtiefe nicht im Schnittpunkt des Koordinatensystems liegt.

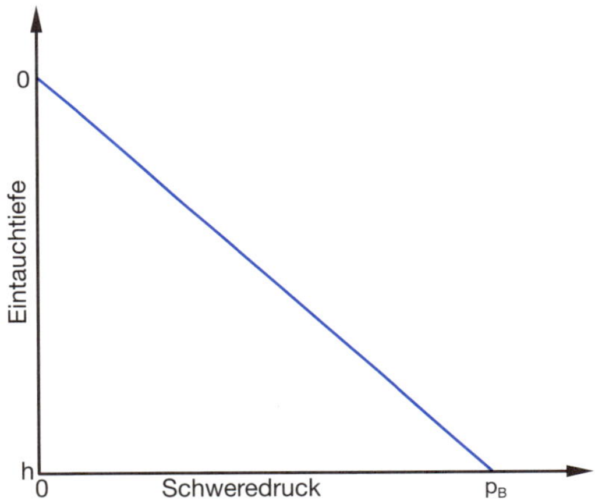

87 (E)

Der Luftdruck an der Stelle x ergibt sich als Schweredruck der Lufthülle, die über der Stelle x lastet. Mit zunehmender Höhe wird die über der Stelle x lastende Lufthülle weniger mächtig, deshalb sinkt der Luftdruck mit zunehmender Höhe. Es kämen also nur (A), (B) oder (E) in Frage.
Bei (A) und (B) geht der Luftdruck in einer bestimmten Höhe auf den Wert Null zurück, während sich der Druck bei (E) nur asymptotisch der x-Achse nähert. Dies liegt daran, dass die Lufthülle mit zunehmender Höhe immer dünner wird.
Es handelt sich um eine Exponentialfunktion (e-Funktion). Den für eine e-Funktion typischen Verlauf zeigt nur Schaubild (E).

88 P, S. 62

Die Dichte der Luft (bei 0 °C und 1 bar) beträgt 1,29 g/l. Dies entspricht:

(A) $1{,}29 \cdot 10^{-6}$ kg/m³
(B) $1{,}29 \cdot 10^{-3}$ kg/m³
(C) $1{,}29 \cdot 10^{-2}$ kg/m³
(D) $1{,}29$ kg/m³
(E) $1{,}29 \cdot 10^{2}$ kg/m³

89 P, S. 59

Welche Aussage trifft zu? Auf den Stempel (Fläche 100 cm²) einer hydraulischen Presse wird eine Kraft von 15 N ausgeübt, wobei ein Weg von 8 cm zurückgelegt wird. Die an dem zweiten Stempel (Fläche 400 cm²) angreifende Kraft und der zurückgelegte Weg dieses Stempels sind gegeben durch

	Kraft	Weg
(A)	7,5 N	16 cm
(B)	30 N	4 cm
(C)	30 N	2 cm
(D)	60 N	4 cm
(E)	60 N	2 cm

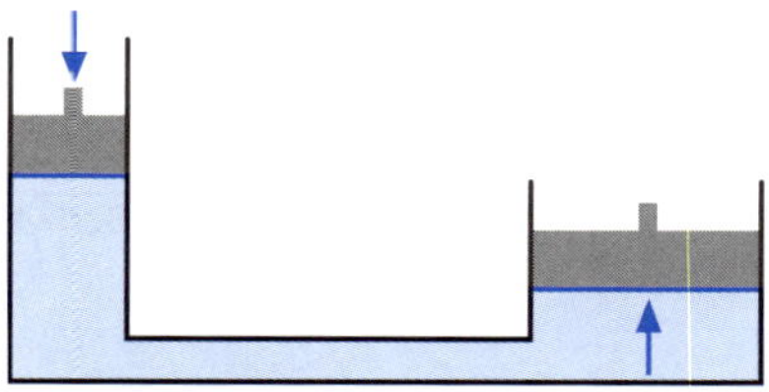

90 M, S. 59

Der Kolben einer 50-ml-Spritze sei ganz hineingedrückt und die Spritze an der Spitze luftdicht verschlossen (s. Skizze). Welche der folgenden Größen benötigt man zur Berechnung der Kraft, die beim Herausziehen des Kolbens aus der Spritze notwendig ist? (Reibung sei vernachlässigbar)

(1) Innenquerschnitt der Spritze
(2) Volumen der Spritze
(3) Luftdruck
(4) Winkel β gemäß Zeichnung

(A) nur 1 und 2 sind richtig
(B) nur 1 und 3 sind richtig
(C) nur 1, 2 und 3 sind richtig
(D) nur 2, 3 und 4 sind richtig
(E) 1 bis 4 = alle sind richtig

88 (D)
Ein Kilogramm hat 1000 Gramm und ein Kubikmeter hat 1000 Liter. Deshalb wird sowohl der Zähler als auch der Nenner um den Faktor 1000 erweitert, wenn man von g/l auf kg/m^3 umrechnet.
Eine physikalische Größe ist das Produkt aus Zahlenwert und Einheit. Die Einheit soll sowohl im Nenner als auch im Zähler um 1000 erweitert werden und bleibt damit unverändert.
Aus diesem Grunde bleibt auch der Zahlenwert unverändert.

89 (E)
Auf beide Stempel wirkt derselbe Druck. Da der zweite Stempel die vierfache Fläche wie der erste hat, wird auf den zweiten Stempel auch die vierfache Kraft ausgeübt:

$$\text{Kraft des Stempels} = \text{Flüssigkeitsdruck} \cdot \text{Stempelfläche}$$

Das Produkt aus Kraft und Weg muss wegen des Satzes von der Erhaltung der Energie an beiden Stempeln gleich sein, sodass der Weg des zweiten Stempels 2 cm beträgt:

$$F_1 \cdot s_1 = F_2 \cdot s_2$$

F: Kraft des Stempels
s: vom Stempel zurückgelegter Weg

90 (B)
Beim Herausziehen des Kolbens entsteht im Innern der Spritze Vakuum. Das Herausziehen des Kolbens geschieht gegen den äußeren Luftdruck. Die benötigte Kraft errechnet sich nach der Beziehung

$$\text{Kraft} = \text{Druck} \cdot \text{Fläche}$$

als Produkt aus äußerem Luftdruck und dem Querschnitt des Kolbens.
Der Winkel ß ist vollkommen uninteressant, das Volumen der Spritze wird benötigt, wenn man die aufzuwendende Energie errechnen will.

91 M, S. 60

Im Inneren einer Kugel mit dem Durchmessser D = 2 d befindet sich ein kugelförmiger luftleerer Hohlraum mit dem Durchmesser d.
Welche Dichte muss das Material der äußeren Kugel haben, damit sie in Wasser gerade schwebt?

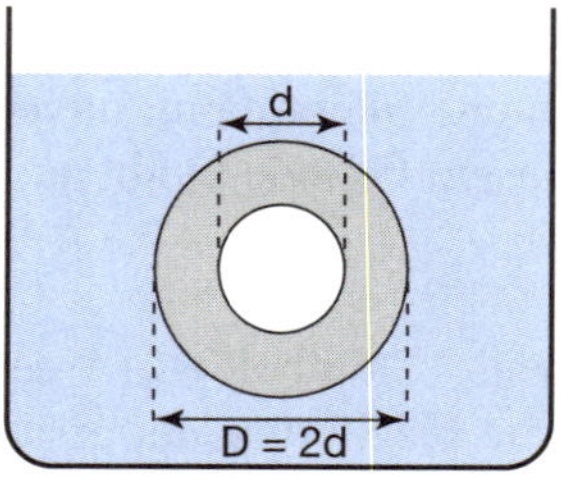

(A) $3/4\ g/cm^2$
(B) $7/8\ g/cm^2$
(C) $8/7\ g/cm^2$
(D) $4/3\ g/cm^2$
(E) $3/2\ g/cm^2$

92 M, P, S. 60

Ein Quader mit den Kantenlängen a = 10 cm, b = 15 cm, c = 20 cm und der Masse m = 1 kg befindet sich in Wasser der Temperatur t = 4° C. Im Gleichgewicht

(A) schwimmt der Körper, wobei etwa 1/10 seines Volumens in das Wasser eintaucht
(B) schwimmt der Körper, wobei etwa 1/3 seines Volumens in das Wasser eintaucht
(C) schwimmt der Körper, wobei etwa 2/3 seines Volumens in das Wasser eintaucht
(D) schwebt der Körper im Wasser
(E) sinkt der Körper zu Boden

93 M, S. 60

Auf einer Waage befindet sich ein vollständig mit Wasser gefülltes Überlaufgefäß. (siehe Skizze). Die Waage zeigt eine Gesamtmasse m = 5,0 kg an. Legt man vorsichtig ein Metallstück (Masse: 1 kg, Dichte: $10\ g/cm^3$) in das Wasser, so wird dabei ein Teil des Wassers auslaufen. Welche Masse zeigt die Waage anschließend an?

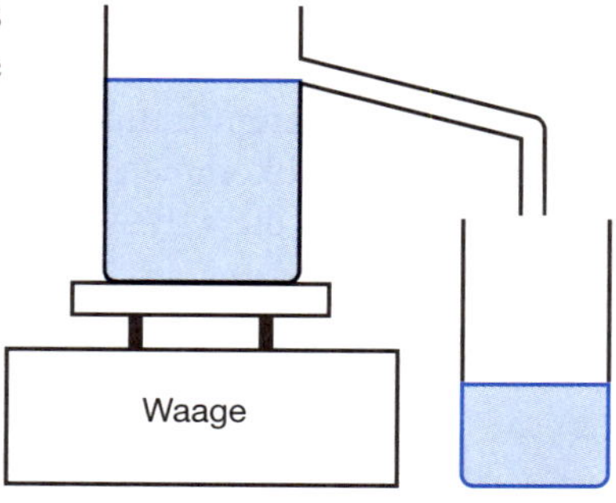

(A) 4,9 kg
(B) 5,0 kg
(C) 5,1 kg
(D) 5,9 kg
(E) 6,0 kg

91 (C)

Das Volumen der großen Kugel beträgt:

$$(4/3)\ \pi\ R^3 = (4/3)\ \pi\ (2r)^3 = (4/3)\ \pi\ 8r^3$$

Das Volumen der luftleeren Hohlkugel beträgt:

$$(4/3)\ \pi\ r^3$$

und ist damit nur ein Achtel so groß wie die umgebende Kugel.
Damit sind 7/8 der großen Kugel mit Material gefüllt, ein Achtel ist Vakuum.
Die durchschnittliche Dichte der großen Kugel ist identisch mit der des Wassers und beträgt 1 g/cm^3. Wenn die große Kugel zu 7/8 mit einem Material gefüllt ist, welches eine Dichte vom 8/7 g/cm^3 besitzt, ergibt sich eine durchschnittliche Dichte von

$$7/8 \cdot 8/7\ g/cm^3 = 1\ g/cm^3$$

Dies entspricht genau der Dichte des Wassers, sodass die Kugel schwebt.

92 (B)

Der Quader sinkt so tief in das Wasser ein, dass das Gewicht der von ihm verdrängten Flüssigkeit gleich seinem eigenen Gewicht (1 kp) ist. Bei 4° C nimmt 1 kp Wasser den Rauminhalt von 1000 cm^3 ein. Der Quader hat einen Rauminhalt von 10 cm x 15 cm x 20 cm = 3 000 cm^3 und ist demnach im schwimmenden Zustand zu einem Drittel im Wasser eingetaucht.

93 (D)

Bei einer Masse von 1 kg und einer Dichte von 10 g/cm^3 beträgt das Volumen des Metallstückchens 100 cm^3. Weil das Gefäß bereits bis zum Rand gefüllt ist und weil das Metallstück vollkommen eintaucht, laufen 100 cm^3 Wasser aus. Dadurch verringert sich die Masse auf der Waage um 0,1 kg.
Insgesamt ergibt sich:

$$5\ kg + 1\ kg - 0{,}1\ kg = 5{,}9\ kg.$$

94 M, S. 63

Welche Aussage zum Auftrieb trifft nicht zu?

(A) Die Auftriebskraft, die auf einen in eine Flüssigkeit eingetauchten Körper wirkt, ist der Flüssigkeitsdichte proportional.
(B) Auf Körper, die sich in Gasen befinden, wirken Auftriebskräfte.
(C) Ob ein Körper auf einer Flüssigkeit schwimmt oder in ihr untersinkt, hängt von dem Verhältnis des Gewichts des Körpers zum Gewicht der durch ihn verdrängten Flüssigkeit ab.
(D) Die Auftriebskraft auf einen inkompressiblen Körper, der vollständig in eine imkompressible Flüssigkeit eingetaucht ist, ist davon unabhängig, ob sich der Körper nahe dem Boden des Flüssigkeitsgefäßes oder nahe der Flüssigkeitsoberfläche befindet.
(E) Auf einen schwimmenden Körper wirkt eine Auftriebskraft, die gleich dem Volumen der verdrängten Flüssigkeitsmenge ist.

95 M, P, S. 63

Ein Körper der Masse m = 2 kg hat ein Volumen V = 800 cm^3. Er befindet sich in Wasser und hängt an einer Federwaage. Dann zeigt die Federwaage folgende Kraft an (g = 10 m/s^2)

(A) 800 N
(B) 20 N
(C) 28 N
(D) 12 N
(E) 1,6 N

96 P, S. 63f.

Welche der folgenden Geräte werden bei der Bestimmung der Dichte benutzt?

(1) Aräometer
(2) Abbe-Refraktometer
(3) Massenspektrometer
(4) Mohrsche Waage
(5) Pyknometer

(A) nur 1 und 4
(B) nur 4 und 5
(C) nur 1, 3 und 5
(D) nur 1, 4 und 5
(E) nur 2, 4 und 5

97 M, S. 66f.

Welche Aussage trifft zu?
Man bezeichnet als Adhäsion die

(A) Wechselwirkung zwischen den Atomen bzw. Molekülen zweier verschiedener Stoffe
(B) Wechselwirkung zwischen den Atomen bzw. Molekülen zweier Körper aus gleichem Stoff an deren Grenzfläche
(C) Wechselwirkung zwischen den Atomen bzw. Molekülen ein und desselben Stoffs im Innern des Körpers
(D) Oberflächenspannung eines Stoffs
(E) in der Grenzfläche zweier Stoffe wirkende Reibungskraft

94 (E)

Die Auftriebskraft ist gleich dem Gewicht der verdrängten Flüssigkeit.

95 (D)

Nach dem archimedischen Prinzip ist der Auftrieb gleich dem Gewicht der verdrängten Flüssigkeit.
800 ml Wasser haben ein Gewicht von 0,8 kg · 10 m/s^2 = 8 N
(Gewicht = Masse · Erdbeschleunigung).
Das Gewicht des Körpers beträgt 2 kg · 10 m/s^2 = 20 N.
Die Federwaage muss demnach die restlichen 12 N kompensieren, damit der Körper nicht zu Boden sinkt.

96 (D)

Das Aräometer, auch Senkspindel genannt, ist ein Schwimmkörper mit einer Ableseskala, welcher umso tiefer in eine Flüssigkeit eintaucht, je geringer deren Dichte ist.
Bei der mohr- oder westphalschen Waage müssen umso mehr Gewichte an den Waagebalken gehängt werden, je höher die Dichte der Flüssigkeit und damit der Auftrieb der Senkspindel ist.
Ein Pyknometer ist ein Glasfläschchen genau bekannten Volumens, welches vor und nach der Füllung gewogen wird.

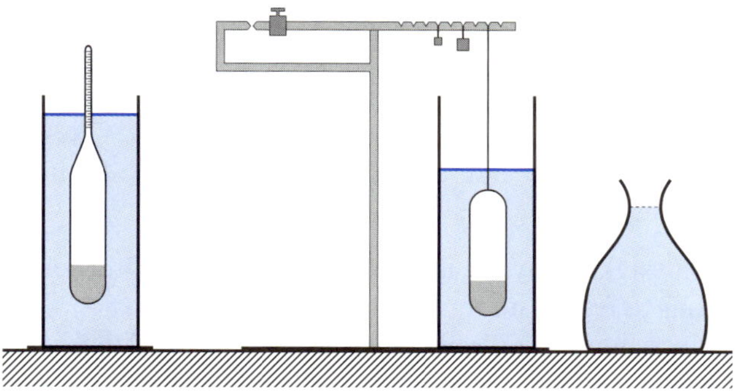

97 (A)

Adhäsionskräfte sind Kräfte zwischen den Atomen bzw. Molekülen zweier verschiedener Stoffe. Kohäsionskräfte sind Kräfte zwischen den Atomen bzw. Molekülen desselben Stoffes. Kohäsionskräfte sind die Ursache für die Oberflächenspannung.

98 P, S. 68f.

Welche der folgenden Bedingungen muss erfüllt sein, damit eine Flüssigkeit einen eingetauchten Festkörper benetzt, wenn er wieder herausgezogen wird?

(1) Kohäsionskräfte sind kleiner als Adhäsionskräfte
(2) Kohäsionskräfte sind größer als Adhäsionskräfte
(3) Die Dichte des Festkörpers ist kleiner als die der Flüssigkeit
(4) Die Schmelztemperatur des Festkörpers ist niedriger als die Siedetemperatur der Flüssigkeit

(A) nur 1
(B) nur 2
(C) nur 1 und 3
(D) nur 2 und 4
(E) nur 2, 3 und 4

99 M, S. 68f.

Welche der Aussagen trifft nicht zu? Beim Eintauchen einer Glaskapillare in eine benetzende Flüssigkeit beobachtet man, dass die Flüssigkeit in der Kapillare hochsteigt.

(A) Das Phänomen wird als Kapillaraszension (Kapillarattraktion) bezeichnet.
(B) Die Adhäsion zwischen Glas und Flüssigkeit ist größer als die Kohäsion innerhalb der Flüssigkeit.
(C) Die Steighöhe ist abhängig von der Viskosität der Flüssigkeit.
(D) Die Steighöhe ist abhängig vom Radius der Kapillare.
(E) Die Steighöhe ist proportional zur Oberflächenspannung der Flüssigkeit.

100 M, S. 68f.

In der Abbildung ist ein oben offenes Glasrohr R im Längsschnitt gezeichnet, das in eine Flüssigkeit F eintaucht.

(1) Das Flüssigkeitsniveau im Rohr ist wegen des Druckes der Luftsäule im Rohr tiefer als im umgebenden Medium.
(2) Die Kohäsion der Flüssigkeit ist größer als die Adhäsion.
(3) Bei der Flüssigkeit kann es sich um Quecksilber handeln.

(A) nur 1 ist richtig
(B) nur 2 ist richtig
(C) nur 1 und 3 sind richtig
(D) nur 2 und 3 sind richtig
(E) 1 bis 3 = alle sind richtig

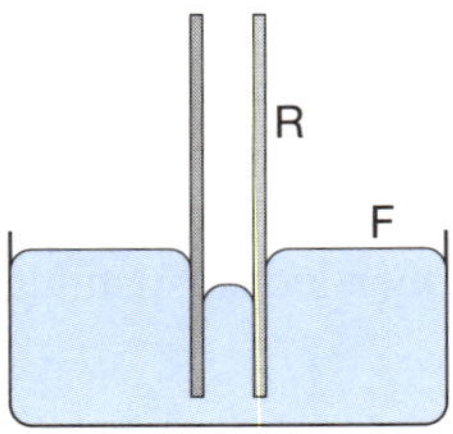

98 (A)
Die Kohäsionskräfte als Ursache der Oberflächenspannung versuchen, die Flüssigkeit in Form kleiner Tröpfchen abzukugeln, während die Adhäsionskräfte auf eine gleichmäßige Benetzung hinwirken. Bei der Benetzung eines Körpers bildet sich ein gleichmäßiger Flüssigkeitsfilm auf dessen Oberfläche.
Die unter (3) und (4) genannten Sachverhalte haben mit dem Problem der Benetzung nichts zu tun.

99 (C)
Die Viskosität übt keinen Einfluss auf die Steighöhe aus, höchstens darauf, wie schnell die Flüssigkeit emporsteigt.
Es ist zutreffend, dass eine Proportionalität zwischen Oberflächenspannung und Steighöhe besteht, die Oberflächenspannung zieht die Flüssigkeitssäule vom Rand her nach oben.

100 (D)
Wenn die Adhäsion größer ist als die Kohäsion, tritt Benetzung ein. Andernfalls, wie in diesem Beispiel, kugelt sich die Flüssigkeit ab, wodurch die Flüssigkeitssäule aus der Kapillare getrieben wird, was auch als Kapillardepression bezeichnet wird.
Quecksilber zeigt gegenüber Glas ein solches Verhalten.

101 M, S. 68f.

Eine Kapillare taucht in eine Flüssigkeit, die ihre Wand nicht benetzt. Welche Abbildung gibt das Verhalten der Flüssigkeit richtig wieder?

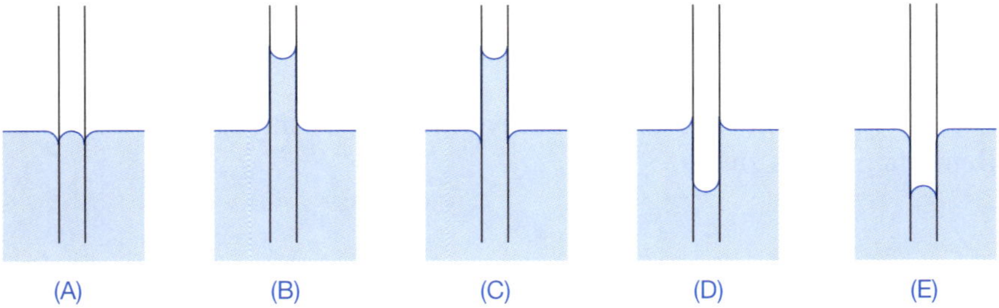

102 M, S. 68f.

Die Steighöhe einer Flüssigkeit in einer Kapillare hängt nicht ab von

(A) Oberflächenspannung
(B) Viskosität
(C) Schwerkraft
(D) Radius der Kapillare
(E) Benetzbarkeit der Kapillarenoberfläche

103, S. 68f.

Wie „pumpen" die Pflanzen das Wasser von den Wurzeln in die Blätter?

104 P, S. 70

Was versteht man unter Volumenstromstärke?
Volumenstromstärke =

105 P, S. 70

Aus einer 10-ml-Spritze kann man 5 ml Wasser von 20 °Celsius in 5 s durch eine Kanüle der Länge 3 cm und mit einem Innendurchmesser von 0,4 mm durchdrücken.
Mit welcher mittleren Geschwindigkeit tritt das Wasser etwa aus der Kanüle aus?

(A) 0,1 m/s
(B) 1 m/s
(C) 2 m/s
(D) 8 m/s
(E) 20 m/s

101 (E)

Es tritt Kapillardepression ein, so dass nur (D) oder (E) in Frage kommen. Die Übergangszone zwischen Flüssigkeit und Kapillare ist bei (D) jedoch so gezeichnet, als ob Benetzung, d.h. Kapillaraszension, eintreten würde.

102 (B)

Die Steighöhe in einer Kapillare berechnet sich nach folgender Formel

$$\text{Steighöhe h} = \frac{2 \cdot \text{Oberflächenspannung} \cdot \text{Cosinus (Randwinkel)}}{\text{Radius} \cdot \text{Wichte}}$$

Bei einer Flüssigkeit, die die Oberfläche der Kapillare vollkommen benetzt, ist der Randwinkel zwischen Flüssigkeitsoberfläche und Kapillarwand 0°, der Cosinus weist den Wert 1 auf. Wenn die Kohäsionskräfte innerhalb der Flüssigkeit größer sind als die Adhäsionskräfte zur Oberfläche der Kapillare, wie es z.B. an der Grenzfläche zwischen Glas und Quecksilber der Fall ist, so ist der Randwinkel größer als 90° und der Cosinus weist einen negativen Wert auf. In diesem Fall liegt keine Kapillaraszension vor, sondern Kapillardepression. Die Viskosität spielt keine Rolle.

103

Durch Kapillarkräfte, also durch das Zusammenwirken von Adhäsions- und Kohäsionskräften. Adhäsionskräfte sorgen dafür, dass eine Kapillare benetzt wird, und Kohäsionskräfte ziehen die Flüssigkeit in die Kapillare hinein.

104

$$\text{Volumenstromstärke} = \frac{\text{transportiertes Volumen}}{\text{Zeiteinheit}}$$

105 (D)

Bei einem Innendurchmesser von 0,4 mm beträgt der Querschnitt Q der Kanüle

$$Q = \pi\, r^2 = \pi\, 0{,}2^2\ \text{mm}^2 = 0{,}13\ \text{mm}^2$$

Die Volumenstromstärke I beträgt 5 ml/5 s = 1000 mm^3/s. Die Volumenstromstärke I errechnet sich als Produkt aus Fließgeschwindigkeit v und Querschnitt Q:

$$I = v \cdot Q\,, \quad \text{sodass} \quad v = I/Q.$$

Damit erhalten wir:

$$v = 1000\ \text{mm}^3\text{s}^{-1}/0{,}13\ \text{mm}^2 = 7700\ \text{mm/s} \approx 8\ \text{m/s}$$

106 M, , S. 70

Ein Rohrabschnitt ist vollständig mit einer inkompressiblen, von links nach rechts laminar hindurchfließenden Flüssigkeit gefüllt. Bei der kreisförmigen Querschnittsfläche A_1 beträgt der Innendurchmesser des Rohres d_1 = 4,5 cm und die mittlere Strömungsgeschwindigkeit v_1 = 5,0 cm/s. Welchen Wert hat die mittlere Strömungsgeschwindigkeit v_2 bei der kreisförmigen Querschnittsfläche A_2, wenn dort der Innendurchmesser d_2 = 1,5 cm ist?

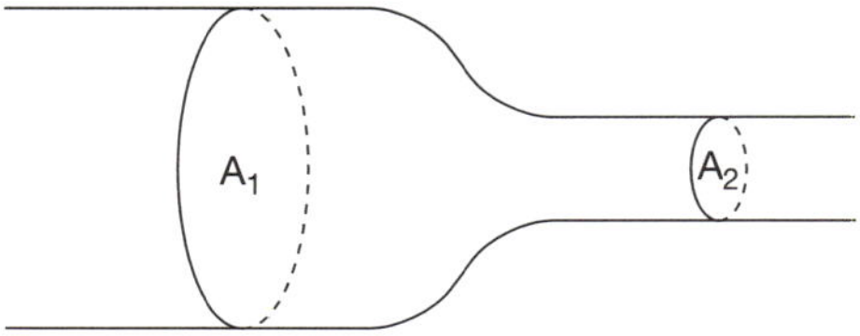

(A) v_2 = 10 cm/s
(B) v_2 = 15 cm/s
(C) v_2 = 20 cm/s
(D) v_2 = 45 cm/s
(E) v_2 = 135 cm/s

107 M, , S. 70

Ein Rohrabschnitt ist vollständig mit einer inkompressiblen, von links nach rechts laminar hindurchfließenden Flüssigkeit gefüllt. Für die Radien r_1 und r_2 der kreisförmigen Querschnittsflächen A_1 und A_2 gilt:

$$r_1/r_2 = 3/2$$

Welche Aussage zum Verhältnis der mittleren Strömungsgeschwindigkeiten v_1 (bei A_1) und v_2 (A_2) trifft zu?

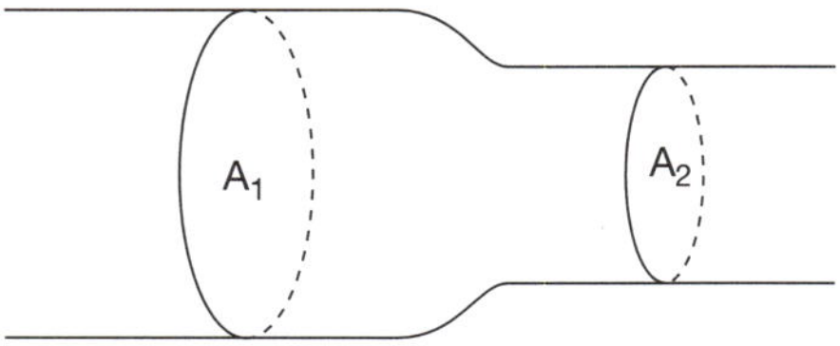

(A) v_1/v_2 = 16/81
(B) v_1/v_2 = 4/9
(C) v_1/v_2 = 2/3
(D) v_1/v_2 = 3/2
(E) v_1/v_2 = 9/4

108 M, P, S. 71

Welche Beziehung besteht bei newtonschen Flüssigkeiten zwischen Kapillarwiderstand R, der Volumenstromstärke I und der Druckdifferenz p?

106 (D)

Die Kreisfläche berechnet sich als $A = \pi r^2$. Wenn sich der Durchmesser und damit auch der Radius auf ein Drittel reduziert, reduziert sich der Querschnitt um den Faktor $3^2 = 9$.
Weil die Volumenstromstärke konstant bleibt (die Flüssigkeit ist inkompressibel) erhöht sich die durchschnittliche Strömungsgeschwindigkeit um den Faktor 9.
Die durchschnittliche Strömungsgeschwindigkeit steigt deshalb von 5 cm/s auf 45 cm/s.

107 (B)

Wenn sich die mittleren Strömungsgeschwindigkeiten proportional zu den Radien verhalten *würden*, betrüge das Verhältnis der Strömungsgeschwindigkeiten:

$$v_1/v_2 = 3/2$$

Wenn sich die mittleren Strömungsgeschwindigkeiten proportional zum Quadrat der Radien verhalten *würden*, betrüge das Verhältnis der Strömungsgeschwindigkeiten:

$$v_1/v_2 = 9/4$$

In Wirklichkeit verhalten sich die mittleren Strömungsgeschwindigkeiten jedoch ***umgekehrt proportional*** zum Quadrat der Radien. Nur auf diese Weise kann die Volumenstromstärke konstant bleiben.
Das Verhältnis der Strömungsgeschwindigkeiten beträgt deshalb:

$$v_1/v_2 = 4/9$$

108

Bei newtonschen Flüssigkeiten ergibt sich die Volumenstromstärke I als Quotient aus der Druckdifferenz p und dem Strömungswiderstand R:

$$I = p/R$$

Bei newtonschen Flüssigkeiten ist R eine feststehende Größe, die von I und p unabhängig ist.

109 M, S. 71

In dem Diagramm ist der Zusammenhang zwischen hydrostatischer Stromstärke I und Druckdifferenz Δp (bei konstanter Entfernung der Druckmessstellen) für die Strömung von Wasser durch ein dünnes Glasrohr dargestellt. Für den hydrodynamischen Widerstand (Strömungswiderstand) R ergibt sich:

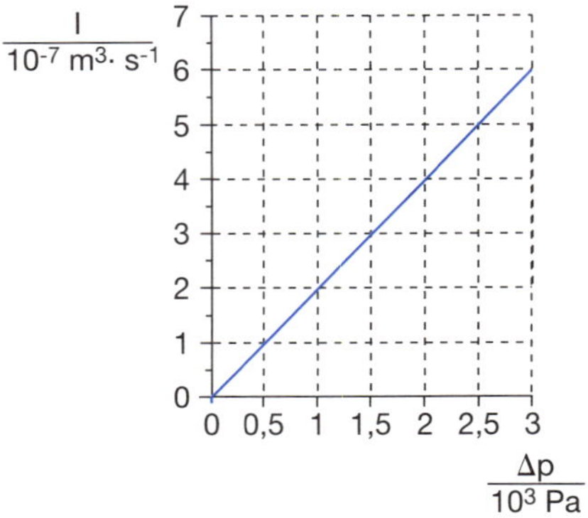

(A) $2 \cdot 10^{-10}$ Ns/m^5
(B) $5 \cdot 10^{-5}$ Ns/m^5
(C) $2 \cdot 10^{-4}$ Ns/m^5
(D) $5 \cdot 10^{9}$ Ns/m^5
(E) $5 \cdot 10^{11}$ Ns/m^5

110 M, P, S. 73f.

Eine Kugel sinkt in einer zähen Flüssigkeit nach einer gewissen Fallzeit mit konstanter Geschwindigkeit. Dieses Phänomen ist wie folgt zu begründen:

(A) die Kugel erfährt einen Auftrieb
(B) die Grenzflächenspannung an der Kugel hemmt ihre Bewegung
(C) die Adhäsion ist größer als die Kohäsion
(D) der Schweredruck in der Flüssigkeit wird nach unten größer
(E) die auf die Kugel wirkenden Kräfte sind im Gleichgewicht, d.h. ihre Resultierende ist Null

111 M, P, S. 73f.

Welche Kräfte wirken auf eine Kugel, die in einer zähen Flüssigkeit sinkt?

112 P, S. 73f.

Welche Aussage trifft zu? In einer Flüssigkeit der Viskosität η und der Dichte p_f sinkt eine Kugel der Dichte p_k mit der Geschwindigkeit v. Nach dem stokesschen Gesetz gilt:

(A) $v \sim \eta \cdot (p_k + p_f)$
(B) $v \sim \eta \cdot (p_k - p_f)$
(C) $v \sim \eta^{-1} \cdot (p_k + p_f)$
(D) $v \sim \eta^{-1} \cdot (p_k - p_f)$
(E) $v \sim \eta \cdot p_k/p_f$

109 (D)

Der Strömungswiderstand ergibt sich als Quotient aus Druckdifferenz und Stromstärke. In unserem Fall erhalten wir:

$$R = 3 \cdot 10^3 \text{ Pa} / 6 \cdot 10^{-7} \text{ m}^3\text{s}^{-1}$$

$$= 0{,}5 \cdot 10^{10} \text{ N m}^{-2} / \text{m}^3\text{s}^{-1}$$

$$= 5 \cdot 10^9 \text{ N s/ m}^5$$

110 (E)

Immer, wenn sich ein Körper in Ruhe befindet oder sich mit konstanter Geschwindigkeit bewegt, ist der resultierende Vektor aller auf den Körper wirkenden Kraftvektoren Null (1. newtonsches Axiom). Einer der Kraftvektoren ist der Auftrieb, aber der konstante Auftrieb ist nicht die Begründung dafür, dass die Geschwindigkeit konstant ist.

111

Die Schwerkraft zieht die Kugel nach unten, während der Auftrieb (den die Kugel durch Verdrängung von Flüssigkeit erhält) und der Reibungswiderstand nach oben gerichtet sind. Die Sinkgeschwindigkeit erhöht sich so lange, bis gilt:

$$\text{Reibungskraft} + \text{Auftrieb} = \text{Gewicht}$$

Die Reibungskraft steigt proportional mit der Sinkgeschwindigkeit.

112 (D)

Die stokessche Formel für die Reibungskraft F lautet:

$$F = 6\, \eta\, \pi\, r\, v$$

Hieraus ergibt sich:

$$F \sim v \qquad \text{sowie} \qquad 1/\eta \sim v$$

Aber auch ohne Kenntnis dieser Formel lässt sich folgern: Der Ausdruck $(p_k - p_f)$ ist proportional der Differenz zwischen Gewicht und Auftrieb der Kugel. Diese Differenz ist die „treibende Kraft" der Sinkbewegung und deshalb kann man eine Proportionalität zwischen v und $(p_k - p_f)$ annehmen. Die Viskosität η ist proportional der Reibung, die die Kugel erfährt, also proportional der Kraft, die die Sinkbewegung abbremst, sodass man $v \sim 1/\eta$ vermuten kann.

113 M, S. 75ff.

Notwendige Voraussetzungen für die Gültigkeit des Gesetzes von Hagen und Poiseuille sind unter anderem, dass

(1) sich die Viskosität der Flüssigkeit nur wenig von der Viskosität des Wassers unterscheidet
(2) die Strömung laminar ist
(3) der Rohrquerschnitt kreisförmig ist
(4) die Strömungsgeschwindigkeit an allen Punkten des Rohrquerschnitts den gleichen Wert hat

(A) nur 1 und 2 sind richtig
(B) nur 2 und 3 sind richtig
(C) nur 3 und 4 sind richtig
(D) nur 1, 2 und 3 sind richtig
(E) nur 2, 3 und 4 sind richtig

114 M, S. 75ff.

Das hagen-poiseuillesche Gesetz gilt streng genommen nur, wenn u.a. folgende Voraussetzung erfüllt ist:

(1) elastische Rohrwandung
(2) niedrige Viskosität
(3) homogene Flüssigkeit
(4) unbenetzbare Rohrwandung

(A) nur 1 ist richtig
(B) nur 2 ist richtig
(C) nur 3 ist richtig
(D) nur 4 ist richtig
(E) nur 3 und 4 sind richtig

115 M, S. 75ff.

Das hagen-poiseuillesche Gesetz bei der Strömung von Flüssigkeiten durch Kapillaren gilt

(A) nur für turbulente Strömungen von viskosen Flüssigkeiten
(B) nur für laminare Strömungen von viskosen Flüssigkeiten
(C) nur für ideale (reibungsfreie) Flüssigkeitsströmungen
(D) für viskose Flüssigkeiten unabhängig von der Art der Strömung
(E) für beliebige Flüssigkeiten bei beliebigen Strömungen

116 P, S. 75ff.

Welche Beziehung besteht nach dem hagen-poiseuilleschen Gesetz zwischen Strömungswiderstand R, Rohrradius r und Rohrlänge l?
Ergänzen Sie die (ggf. negativen) Hochzahlen!

$R \sim r^x$ $\qquad$ $R \sim l^x$

113 (B)
Das hagen-poiseuillesche Gesetz lässt sich aus geometrischen Überlegungen ableiten, wobei der kreisförmige Rohrquerschnitt und das Geschwindigkeitsprofil einer laminaren Strömung Voraussetzung sind. Eine turbulente Strömung hat im Gegensatz zur laminaren Strömung kein konstantes Geschwindigkeitsprofil.

114 (C)
(1), (2) und (4) sind keine notwendigen Voraussetzungen. (3) ist wichtig, weil bei einer inhomogenen Flüssigkeit, z.B. einem Gemisch aus Wasser und Öl, nicht zu erwarten ist, dass sich eine laminare Strömung bildet.

115 (B)
Erläuterung s.o.

116

$R \sim r^{-4}$ $\qquad$ $R \sim l^{1}$

117 M, S. 75ff.

Durch zwei Rohre wird Wasser gepumpt. Die Rohre haben folgende Maße:

Rohr 1: Länge $l_1 = 2$ m, Radius $r_1 = 2$ cm
Rohr 2: Länge $l_2 = 1$ m, Radius $r_2 = 1$ cm

Der Druckabfall sei in beiden Rohren derselbe, die Strömung laminar. In welchem Verhältnis steht die Wassermenge V_1, die in einer Sekunde durch das Rohr 1 fließt, zur Wassermenge V_2, die in derselben Zeit durch Rohr 2 fließt?

(A) $V_1 : V_2 = 1 : 1$
(B) $V_1 : V_2 = 2 : 1$
(C) $V_1 : V_2 = 4 : 1$
(D) $V_I : V_2 = 8 : 1$
(E) $V_I : V_2 = 16 : 1$

118 M, P, S. 75ff.

Eine zähe Flüssigkeit fließt in laminarer Strömung durch das skizzierte Rohr.

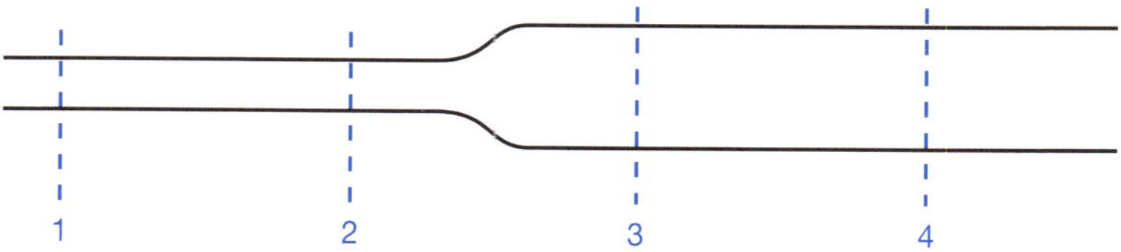

Dann ist der Druckabfall zwischen den Punkten 1 und 2

(A) kleiner als der Druckabfall zwischen den Punkten 3 und 4
(B) größer als der Druckabfall zwischen den Punkten 3 und 4
(C) gleich dem Druckabfall zwischen den Punkten 3 und 4
(D) ohne Angabe der Stromstärke nicht mit dem Druckabfall zwischen den Punkten 3 und 4 vergleichbar
(E) keine der obigen Aussagen trifft zu

119 M, P, S. 75ff.

Zwei Rohre mit kreisförmigem Querschnitt und gleicher Länge sind hintereinander geschaltet. Die Radien der Rohre verhalten sich wie $r_1 : r_2 = 1 : \sqrt{2}$. Durch die Rohre wird Wasser gepumpt; die Strömung durch die Rohre ist laminar. In welchem Verhältnis stehen die Druckabfälle p_1 und p_2 an den beiden Rohrstücken zueinander?

(A) $p_1 : p_2 = 1 : 1$
(B) $p_1 : p_2 = 2 : 1$
(C) $p_1 : p_2 = \sqrt{2} : 1$
(D) $p_1 : p_2 = 4 : 1$
(E) $p_1 : p_2 = 8 : 1$

117 (D)

Die Stromstärke I ergibt sich als I = p/R.

R_1 von Rohr 1 ist: $R_1 = k \frac{2\ m}{0{,}02^4\ m^4} = k \frac{1\ m}{8\ cm^4}$ $\qquad k = 10^{-8} \cdot 8\ \eta/\pi$

R_2 von Rohr 2 ist: $R_2 = k \frac{1\ m}{0{,}01^4\ m^4} = k \frac{1\ m}{cm^4}$

Der Widerstand von Rohr 2 ist achtmal so groß wie der Widerstand von Rohr 1, deshalb fließt bei gleicher Druckdifferenz p durch Rohr 1 die achtfache Wassermenge.

Anmerkung:
Der Strömungswiderstand R errechnet sich nach dem hagen-poiseuilleschen Gesetz als

$$R = \frac{8\ \eta\ \text{Länge (in m)}}{\pi\ \text{Radius (in m)}^4\ 10^8}$$

deshalb gilt für k: $k = 10^{-8} \cdot 8\ \eta/\pi$

118 (B)

Der Widerstand $R_{1,2}$ im dünnen Rohr ist größer als der Widerstand $R_{3,4}$ im dicken Rohr.
Weil die Stromstärke I = p/R in beiden Rohren gleich ist, muss der Druckabfall $p_{1,2}$ entlang des dünnen Rohres höher sein als die Druckdifferenz $p_{3,4}$ zwischen den Punkten 3 und 4 im dicken Rohr, denn es gilt:

$$I = \frac{p}{R} = \frac{p_{1,2}}{R_{1,2}} = \frac{p_{3,4}}{R_{3,4}}$$

119 (D)

Wenn sich die Radien der Rohre r_1 und r_2 wie $= 1 : \sqrt{2}$ verhalten, verhalten sich ihre Widerstände wie $1^4 : (\sqrt{2}\ )^4 = 1 : 2^2 = 1 : 4^1 = 1 : 4$.
Das Rohr r_1 mit dem Radius 1 hat den vierfachen Widerstand wie das Rohr r_2 mit dem Radius $\sqrt{2} = 1{,}41$.
Weil der Druckabfall proportional dem Widerstand ist, verhalten sich auch p_1 und p_2 im Verhältnis 4 : 1, d.h. das dünnere Rohr weist einen vierfach höheren Druckabfall auf als das dickere Rohr.

120 M, S. 76

Unter dem Einfluss der Druckdifferenz $\Delta p = p_0 - p_1$ strömt eine viskose, inkompressible Flüssigkeit laminar durch zwei hintereinander geschaltete Kapillaren mit gleicher Länge, aber unterschiedlichem Querschnitt.

Welche der Kurven (A) bis (E) beschreibt den Druckverlauf längs der Kapillaren?

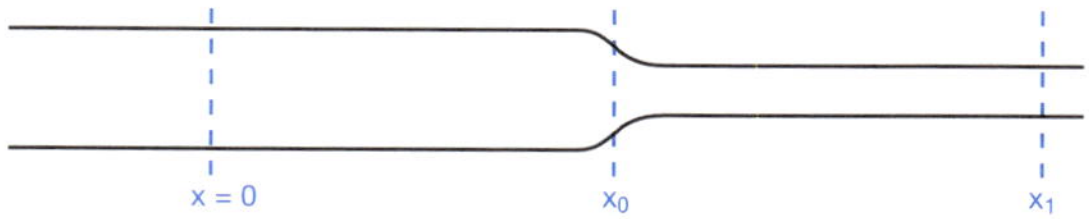

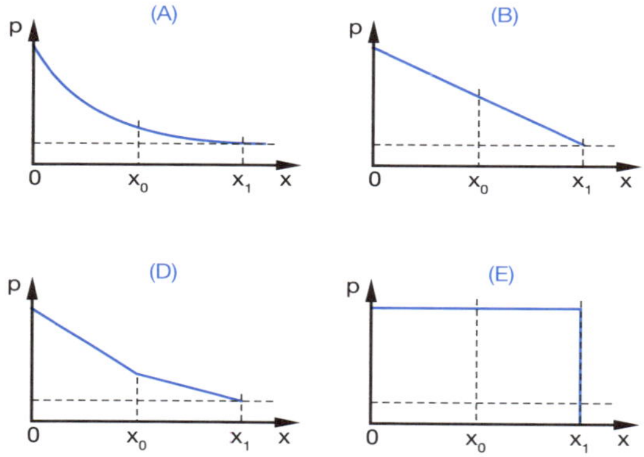

121 M, S. 76

Bei der Strömung einer Newton-Flüssigkeit durch eine Kapillare mit kreisförmigem Querschnitt wird die Stromstärke doppelt so groß, wenn man unter Konstanthaltung aller übrigen Parameter

(A) eine Kapillare mit doppeltem Durchmesser wählt
(B) eine Kapillare mit der vierfachen Querschnittsfläche verwendet
(C) eine Flüssigkeit mit der doppelten Zähigkeit nimmt
(D) die Druckdifferenz zwischen den Enden der Kapillare verdoppelt
(E) eine Kapillare von doppelter Länge benutzt

122 M, S. 75f.

Mit welcher der folgenden Maßnahmen erreicht man die größte Zunahme des durch eine Kapillare fließenden Volumens einer zähen newtonschen Flüssigkeit?

(A) Vergrößerung des Kapillarenradius um10%
(B) Erhöhung der Druckdifferenz um 30%
(C) Erniedrigung der Viskosität um 20% durch Temperaturerhöhung
(D) Verkürzung der Kapillare um 20%
(E) Verlängerung der Durchflusszeit um 30%

120 (C)

Die linke Kapillare hat einen größeren Radius. Deshalb ist hier der Druckabfall geringer als bei der rechten Kapillare

121 (D)

Bei newtonschen Flüssigkeiten gilt:

$$\text{Stromstärke I} = \frac{\text{Druckdifferenz p}}{\text{Widerstand R}}.$$

Anmerkung:

Wenn man die Stromstärke zu stark erhöht, kann auch bei newtonschen Flüssigkeiten die laminare Strömung in eine turbulente Strömung umschlagen, dann steigt der Widerstand trotz Beibehaltung der Rohrabmessungen und der Viskosität an, sodass man p mehr als verdoppeln muss, um die Stromstärke I zu verdoppeln. Dieses Problem ergibt sich in der Medizin bei arteriosklerotischen Gefäßen, bei denen durch Lumeneinengung und Wandunregelmäßigkeiten die ansonsten laminare Strömung in eine turbulente Strömung umschlägt. Hierbei entstehen Strömungsgeräusche, die mit dem Stethoskop hörbar werden.

122 (A)

Bei einer Vergrößerung des Radius um 10 % sinkt der Widerstand auf $1/1{,}1^4 = 1/1{,}46 = 0{,}68$ des Ausgangswertes. Die Stromstärke steigt dadurch um 46 %.

Bei (B) würde sie um 30% steigen.

Bei (C) würde sie um 20% steigen.

Bei (D) würde sie um 20% steigen.

Bei (E) würde sie um 30% steigen.

123 M, S. 75f.
Wenn man den Durchmesser einer Kapillare verdoppelt, dann wird der Strömungsleitwert der Kapillare bei newtonschen Flüssigkeiten

(A) 2-mal so groß
(B) 4-mal so groß
(C) 8-mal so groß
(D) 16-mal so groß
(E) 32-mal so groß

124 M, S. 75f.
Eine Flüssigkeit strömt durch eine Röhre mit dem Radius r_1 = 1,0 cm. Dabei stellt sich zwischen Anfang und Ende der Röhre eine Druckdifferenz Δp_1 = 10 kPa ein.
Wie groß etwa ist bei unveränderter Stromstärke und gleicher Temperatur der laminar fließenden newtonschen Flüssigkeit die Druckdifferenz Δp_2, wenn der Röhrenradius bei derselben Röhrenlänge auf r_2 = 0,7 cm reduziert wird?

(A) 7 kPa
(B) 14 kPa
(C) 20 kPa
(D) 27 kPa
(E) 42 kPa

125 P, S. 78f.
Welche Aussage trifft zu? Bei dem im Schnitt gezeichneten Bunsenbrenner werden an den Punkten R, S und T die Werte des statischen Druckes gemessen. Es gilt:

(A) $p_R = p_S > p_T$
(B) $p_R > p_S > p_T$
(C) $p_R > p_S < p_T$
(D) $p_R < p_S < p_T$
(E) $p_R > p_S > p_T$

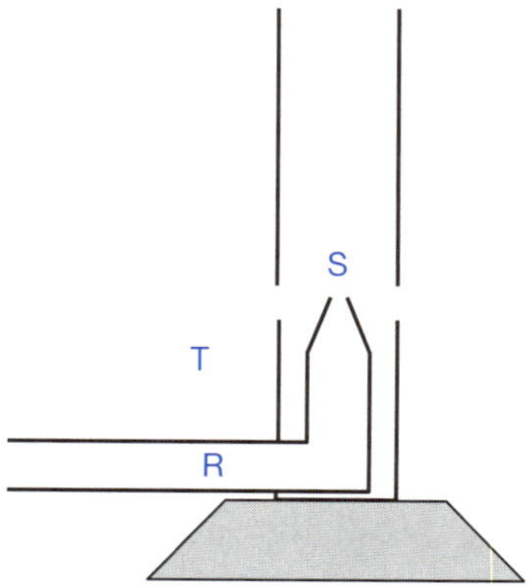

123 (D)

Unter Leitwert versteht man den Kehrwert des Widerstandes.
Der Widerstand ist proportional $1/r^4$, sinkt also auf den Wert $1/2^4 = 1/16$.

124 (E)

Wenn der Radius auf 70% des Ausgangswertes reduziert wird, ergibt sich für r^4:

$$r^4 = 0{,}7^4 = 0{,}24$$

Damit sinkt der Leitwert auf 24% des Ausgangswertes und der Widerstand steigt auf

$$1/0{,}24 = 4{,}2,$$

also auf das 4,2-fache des Ausgangswertes. Damit steigt die Druckdifferenz um das 4,2-fache auf 42 kPa an.

125 (C)

An der Stelle S passiert das ausströmende Gas eine Verengung und strömt dort mit erhöhter Geschwindigkeit. Hierdurch entsteht ein Unterdruck, sodass Luft angesaugt wird, die sich dann im Bunsenbrenner mit dem Gas mischt. Der statische Druck an der Stelle S ist also niedriger als an der Stelle R oder T.

Wärmelehre

126 P, S. 81f.
Welche Aussage trifft zu?
Fixpunkte der Celsiusskala sind

(A) Tripelpunkt und kritischer Punkt von Quecksilber
(B) Tripelpunkt und kritischer Punkt von Wasser
(C) Schmelzpunkt und Siedepunkt von Quecksilber unter Vakuum
(D) Schmelzpunkt und Siedepunkt von Wasser unter Vakuum
(E) Schmelzpunkt und Siedepunkt von Wasser bei 1013 mbar

127 M, P, S. 81f.
Die Temperaturdifferenz zweier Körper beträgt in der Celsiusskala 253 °. In der Kelvinskala beträgt diese Temperaturdifferenz

(A) –20 K
(B) 20 K
(C) 273 K
(D) 253 K
(E) 526 K

128 M, P, S. 81f.
Welche Umrechnung von Temperaturwerten der Celsiusskala in Temperaturwerte der Kelvinskala trifft nicht zu?

(A) + 20 °C ≅ 293 K
(B) – 100 °C ≅ 73 K
(C) – 273 °C ≅ 0 K
(D) + 253 °C ≅ 526 K
(E) 0 °C ≅ 273 K

129 P, S. 82f.
Wie groß ist die Längenänderung einer Eisenstange von 5 m Länge bei Erwärmung von 20 auf 120 °C? Setzen Sie den linearen thermischen Ausdehnungskoeffizienten von Eisen $\alpha = 1{,}2 \cdot 10^{-5}\ K^{-1}$.

(A) 0,06 mm
(B) 0,36 mm
(C) 1,2 mm
(D) 6,0 mm
(E) 7,2 mm

126 (E)
Fixpunkte sind Punkte, die sich zum Zweck der Eichung eines Thermometers leicht und mit genügender Genauigkeit reproduzieren lassen. Hier bieten sich der Schmelz- und Siedepunkt des Wassers bei 760 Torr = 1013 mbar an: 0 °C und 100 °C. Eine Mischung aus Eiswürfeln und Wasser hat eine Temperatur von 0 °C und behält diese Temperatur bei, weil die Zufuhr von Wärmeenergie an das Eiswasser durch Schmelzen von Eis, und die Abgabe von Wärmeenergie (Kühlung von außen) durch die Neubildung von Eis ausgeglichen wird. Ein Siedevorgang ist mit kontinuierlicher Wärmezufuhr verbunden. Das Ausmaß der Wärmezufuhr wird durch die Intensität des Siedevorgangs ausgeglichen, ohne dass die Siedetemperatur beeinflusst wird.

127 (D)
Ein Kelvin Temperaturdifferenz entspricht einem Grad Celsius Temperaturdifferenz.

128 (B)
Kelvin- und Celsiusskala unterscheiden sich nur durch ihren Nullpunkt: Der Nullpunkt der Kelvinskala liegt beim absoluten Nullpunkt (–273,15 °C), während der Nullpunkt der Celsiusskala beim Schmelzpunkt reinen Wassers (+273,15 K) liegt. Es gilt die Beziehung:

Temperatur in K = Temperatur in °C + 273,15, so dass

$$73\ \mathrm{K} = -200\ ^\circ\mathrm{C}$$
$$173\ \mathrm{K} = -100\ ^\circ\mathrm{C}$$

129 (D)
Wenn der lineare thermische Ausdehnungskoeffizient α des Eisens $1{,}2 \cdot 10^{-5}/\mathrm{K}$ beträgt bedeutet dies, dass die Länge eines Eisenstabes pro Kelvin Temperaturzunahme um den Faktor $1{,}2 \cdot 10^{-5}$ zunimmt.
Bei 100 °C Temperaturzunahme wird die Eisenstange also um den Faktor $1{,}2 \cdot 10^{-5} \cdot 100 = 1{,}2 \cdot 10^{-3}$ länger. In absoluten Zahlen ergibt sich die Längenzunahme als $5\ \mathrm{m} \cdot 1{,}2 \cdot 10^{-3} = 6\ \mathrm{mm}$.

130 M, S.82f.

Ein Widerstandsthermometer hat einen Widerstand von 8,00 Ohm bei 0 °C und von 11,2 Ohm bei 100 °C. Welcher Temperatur in °C entspricht der Widerstandswert 8,96 Ohm, wenn sich der Widerstand linear mit der Temperatur ändert?

(A) 15 °C
(B) 20 °C
(C) 25 °C
(D) 30 °C
(E) 35 °C

131 M, S.82f.

Die Empfindlichkeit eines Flüssigkeitsthermometers ist umso größer,

(1) je dünner seine Kapillare ist
(2) je größer die eingeschlossene Flüssigkeitsmenge ist
(3) je größer der thermische Ausdehnungskoeffizient der Flüssigkeit ist

(A) nur 1 ist richtig
(B) nur 3 ist richtig
(C) nur 1 und 2 sind richtig
(D) nur 2 und 3 sind richtig
(E) 1 bis 3 = alle sind richtig

132 M, S. 83

Welche der folgenden Effekte werden bei der Temperaturmessung mit einem Thermoelement ausgenutzt?

(1) die Temperaturabhängigkeit der Kontaktspannung zwischen zwei Metallen
(2) die Temperaturabhängigkeit des elektrischen Widerstandes von Metalldrähten
(3) die thermische Ausdehnung von Metallen

(A) nur 1 ist richtig
(B) nur 2 ist richtig
(C) nur 3 ist richtig
(D) nur 2 und 3 sind richtig
(E) 1 bis 3 = alle sind richtig

133 P, S. 83

Womit kann man Temperaturen nicht messen?

(A) Dewargefäß
(B) Bimetallfühler
(C) Platinwiderstand
(D) Hg-Thermometer
(E) Halbleiterfühler

134, S. 84

Ein Patient mit Reduktionskost darf 1000 Kalorien täglich zu sich nehmen. Wie viel Newtonmeter sind dies ungefähr?

130 (D)

Bei 100 °C Temperaturänderung steigt der Widerstand um 3,2 Ohm. Das bedeutet, dass der Widerstand pro Grad Temperaturerhöhung um 0,032 Ohm ansteigt.
In der Aufgabenstellung ist der Widerstand um 0,96 Ohm gestiegen. Dies ist das Dreißigfache von 0,032.

131 (E)

Durch alle drei Punkte wird die Empfindlichkeit erhöht, weil die Skalenlänge, die pro Grad Temperaturdifferenz auf der Skala zur Verfügung steht, erhöht wird und weil deshalb pro Grad Temperaturerhöhung die Temperaturmarke umso mehr ansteigt, je mehr die Bedingungen (1) bis (3) erfüllt sind. Die Richtigkeit und Genauigkeit des Thermometers hängt darüber hinaus von der exakten Eichung ab.

132 (A)

Ein Thermoelement basiert auf Temperaturabhängigkeit der Kontaktspannung zwischen zwei Metallen.
Die auf (2) beruhenden Thermometer heißen Widerstandsthermometer, die auf (3) basierenden Messgeräte Bimetallthermometer.

133 (A)

Dewargefäß ist ein Synonym für Thermosflasche, also ein doppelwandiges Glasgefäß zur Wärmeisolierung. Es ist folgendermaßen aufgebaut: Um die Wärmeleitung durch direkten Kontakt und Konvektion zu vermindern, ist der Zwischenraum evakuiert. Um die Wärmeübertragung durch Strahlung zu vermindern, sind die zum evakuierten Hohlraum zeigenden Glasflächen verspiegelt.

134

Wenn man in der Medizin von Kalorie spricht, meint man die so genannte „große Kalorie", die Kilokalorie. Demnach gilt:

$$1 \text{ cal} \approx 4{,}2 \text{ Joule} = 4{,}2 \text{ Newtonmeter}$$

$$1000 \text{ kcal} \approx 4{,}2 \text{ MJ} = 4{,}2 \text{ MNm}.$$

Der Patient darf also ca. 4,2 Millionen Newtonmeter bzw. Joule täglich zu sich nehmen. (1 J = 1 Nm = 1 Ws sind die SI-Einheiten für jede Form der Energie, also auch der Wärmeenergie).
Der Grundumsatz beträgt ca. 2000 kcal ≈ 8,4 MJ. Hinzu kommen ca. 500 bis (maximal!) 3000 kcal für körperliche Betätigung.
Bei einem Brennwert von etwa 9 kcal/g für Fett beträgt die Gewichtsabnahme (nur) etwas mehr als 100 g pro Tag.

135 M, S. 84

Welche SI-Einheit hat die Einheit Kalorie ersetzt?

(A) $kg\ m\ s^{-2}$
(B) $kg\ m^2\ s^{-2}$
(C) $kg\ m^2\ s^{-1}$
(D) $kg\ m^{-1}\ s^{-2}$
(E) $kg\ m\ s^{-1}$

136 M, P, S. 86

Welche Aussage ist richtig? Ein Tauchsieder mit einer elektrischen Leistung von P = 1000 Watt erwärmt ein Wasserbad in t = 10 s um eine Temperaturdifferenz von ΔT = 10 K. Mit einem Tauchsieder mit einer Leistung von P = 2 000 Watt beträgt nach t = 2 s die Temperaturerhöhung

(A) ΔT = 2 K
(B) ΔT = 4 K
(C) ΔT = 20 K
(D) ΔT = 50 K
(E) ΔT = 100 K

137 M, P, S. 86

Die Einheit J/K (Joule pro Kelvin) ist eine Einheit der

(A) Wärmemenge
(B) spezifischen Wärmekapazität
(C) molaren Wärmekapazität
(D) Wärmeleitfähigkeit
(E) Wärmekapazität

138 P, S. 86f.

Ein Kühler wird von 1 Liter Wasser pro Sekunde gleichmäßig durchströmt. Das Kühlwasser erwärmt sich dabei um 10 °C. Wie groß ist die abgeführte Leistung?
(Hinweis: Die spezifische Wärmekapazität des Wassers beträgt ca. 4,2 J/gK)

(A) ca. 42 Ws
(B) ca. 42 W
(C) ca. $4{,}2 \cdot 10^3$ W
(D) ca. $4{,}2 \cdot 10^4$ W
(E) ca. $4{,}2 \cdot 10^5$ W

135 (B)

Kalorie ist die herkömmliche Einheit der Wärmemenge, d.h. der Wärmeenergie. Alle Energieeinheiten lassen sich ineinander umrechnen. Die kohärente SI-Einheit der Energie leitet sich von der mechanischen Energie ab:

$$\text{Energie} = \text{Kraft} \cdot \text{Weg}$$

$$\text{Energie} = \text{Masse} \cdot \text{Beschleunigung} \cdot \text{Weg}$$

Die kohärente Energieeinheit des SI lautet demnach $kg\,m^2s^{-2}$. In der Wärmelehre spricht man in der Regel von Joule, in der Mechanik von Newtonmeter und in der Elektrizitätslehre von Wattsekunden. Es gilt:

$$1\ kg\ m^2s^{-2} = 1\ J = 1\ Nm = 1\ Ws \approx 0{,}24\ \text{Kalorien.}$$

136 (B)

Die Erwärmung eines Körpers ist proportional der zugeführten Wärmemenge. Der Tauchsieder mit 2000 W Leistung erwärmt das Wasserbad demnach doppelt so schnell wie der Tauchsieder mit 1000 W. Nach 10 Sekunden beträgt die Temperaturerhöhung deshalb 20 K und nach 2 Sekunden 4 K.

137 (E)

Die Wärmekapazität gibt an, welche Wärmemenge (gemessen in Joule) man einem Körper zuführen muss, um ihn um 1 Kelvin zu erwärmen. Diese Einheit bezieht sich also auf einen Körper bzw. einen Gegenstand, z.B. auf ein Thermometer.
Wenn die Wärmekapazität eines Materials oder eines Stoffes, z.B. von Wasser oder von Eisen, interessiert, gibt man die *spezifische* oder die *molare* Wärmekapazität an, die sich auf ein Kilogramm oder ein Mol des Materials bezieht. Einheit: J/K kg, J/K mol.

138 (D)

Pro Sekunde wird eine Wärmemenge abgeführt, die ausreicht, um 1 Liter Wasser um 10 K zu erwärmen. Ein Liter Wasser hat die Masse von ca. 1 kg. Da die spezifische Wärmekapazität des Wassers ca. 4,2 kJ/kg K beträgt, benötigt man zur Erwärmung von 1 kg Wasser um 1 K 4,2 kJ, zur Erwärmung um 10 K demnach 42 kJ. Die Leistung beträgt 42 kJ = 42 kNm pro Sekunde, das sind 42 kW = $4{,}2 \cdot 10^4$ W.

139 P, S. 87

Welchen Aussagen zur Wärmeübertragung durch Konvektion stimmen Sie zu?

(1) Sie ist verbunden mit einem Materietransport.
(2) Sie hängt von der Zähigkeit des Wärme übertragenden Stoffes ab.
(3) Sie hängt von den Abmessungen des Raumes ab, über den die Wärme transportiert wird.
(4) Sie hängt von der spezifischen Wärmekapazität des Wärme übertragenden Stoffes ab.

(A) nur 1 und 2
(B) nur 3 und 4
(C) nur 1, 3 und 4
(D) nur 2, 3 und 4
(E) 1 bis 4 (alle)

140 M, S. 87f.

Wenn man die Oberflächentemperatur T eines Schwarzen Körpers verdoppelt, dann steigt die Leistung seiner gesamten Temperaturstrahlung um einen Faktor

(A) 2
(B) 4
(C) 6
(D) 8
(E) größer als 8

141 M, S. 88

Welche SI-Einheit muss die Konstante σ im stefan-boltzmannschen Strahlungsgesetz $M = \sigma\ T^4$ haben, wenn M die Strahlungsleistung pro Fläche bedeutet?

(A) $\mathrm{W\ m^{-2} \cdot K^{-4}}$
(B) $\mathrm{W\ K^{-4}}$
(C) $\mathrm{W^{-1}\ K^{4}}$
(D) $\mathrm{W^{-1}\ m^{2}\ K^{4}}$
(E) $\mathrm{W\ m^{-2}\ {}^{\circ}C^{-4}}$

142 M, S. 88ff.

In einem wärmeisolierten Gefäß befinden sich zu Beginn des Wärmeausgleichs 1 kg Wasser von 50 °C und 1 kg Eis von 0 °C. Die Wärmekapazität des Gefäßes und der Einfluss der Umgebung werden vernachlässigt.
Spezifische Wärmekapazität des Wassers: 4,2 kJ/kgK
Schmelzwärme des Eises: 334 kJ/kg
Nach dem Wärmeausgleich befinden sich im Mischgefäß: (s.S. 84)

139 (E)

Wärmeübertragung durch Konvektion bedeutet Wärmeübertragung durch Strömung, z.B. durch Wind oder durch Wasserströmung. Auch der Blutkreislauf hat eine Wärmetransportfunktion, z.B. weisen Temperaturunterschiede zwischen den Beinen auf Gefäßerkrankungen hin (kalt = arterieller, warm = venöser Verschluss).
(2) trifft zu, weil eine niedrigere Viskosität eine intensivere Strömung bedeutet.
Ebenso wird die Intensität der Strömung durch die Abmessungen des Raumes beeinflusst. Welche Wärmemenge die Strömung transportieren kann, hängt neben der Intensität der Strömung auch von der spezifischen Wärmekapazität des strömenden Mediums ab. Wir fühlen uns in 25 °C warmer Luft auch ohne Kleider stundenlang relativ wohl, in 25 °C warmem Wasser fangen wir nach einiger Zeit an zu frieren. Dies liegt zum Teil an der besseren Wärmeleitfähigkeit des Wassers, zum Teil an der höheren spezifischen Wärmekapazität des Wassers.

140 (E)

Die gesamte Strahlenleistung eines Schwarzen Körpers (s.S. 258) steigt im Idealfall mit der vierten Potenz der Temperatur. Bei einer Temperaturverdoppelung steigt die Strahlenleistung deshalb um den Faktor $2^4 = 16$.

141 (A)

Grundsätzlich gilt, dass die Einheiten auf beiden Seiten einer Gleichung identisch sind.
Wenn auf der linken Seite die Einheit „Strahlungsleistung pro Fläche“ als $W\ m^{-2}$ aufgeführt ist, wobei W = Watt die Einheit der (Strahlungs-)leistung ist, so muss die Konstante σ die Einheit $W\ m^{-2}\ K^{-4}$ besitzen, denn T^4 besitzt die Einheit K^4 (K = Kelvin). K^4 und K^{-4} kürzen sich heraus, sodass beide Seiten der Gleichung dieselben Einheiten aufweisen.

142 (A)

Wenn sich das Wasser von 50 °C auf 0 °C abkühlt gibt es insgesamt

$$1\ kg \cdot 50\ K \cdot 4{,}2\ kJ/kgK = 210\ kJ$$

Energie ab. Zum Schmelzen des Eises werden insgesamt

$$1\ kg \cdot 334\ kJ/kg = 334\ kJ$$

benötigt. Es wird also mehr Energie zum Schmelzen des Eises benötigt, als das Wasser bei Abkühlung auf 0 °C abgeben kann. Deshalb kann nicht das

(A) Wasser und Eis von 0 °C.
(B) Wasser von 0 °C und kein Eis.
(C) Wasser von 15 °C und kein Eis.
(D) Wasser von 25 °C und kein Eis.
(E) Wasser von 35 °C und kein Eis.

143 M, S. 89ff.
Warum liegt die Temperatur von Wasser in einer flachen offenen Schale merklich unter der Raumtemperatur (relative Luftfeuchte 35 %)?

(A) Weil die zur Verdampfung notwendige Energie der Flüssigkeit entzogen wird.
(B) Weil die Wärmeabgabe durch Konvektion überwiegt.
(C) Weil die Wärmeleitfähigkeit von Flüssigkeiten größer ist als die von Luft.
(D) Weil die Wärmeübergangszahl von der Oberfläche und der Strömung im angrenzenden Medium abhängt.
(E) Weil der Sättigungsdampfdruck über Flüssigkeiten temperaturabhängig ist.

144 P, S. 89ff.
Zur Verdampfung von 20 Gramm einer siedenden Flüssigkeit mit einem Tauchsieder von 1000 Watt Leistung benötigen Sie 40 Sekunden. Wie groß ist die spezifische Verdampfungswärme der Flüssigkeit?

(A) 50 Ws/g
(B) 500 Ws/g
(C) 2000 Ws/g
(D) 20 000 Ws/g
(E) 80 000 Ws/g

145 M, S. 89ff.
Durch ein Heizgerät mit 1 kW werden 2 l Wasser zum Sieden gebracht. Die spezifische Verdampfungsenthalpie (Verdampfungswärme) von Wasser beträgt etwa 2 MJ/kg. Welche Zeit ist bei unveränderter Wärmezufuhr erforderlich, um 5% des siedenden Wassers zu verdampfen?

(A) $1 \cdot 10^2$ s
(B) $2 \cdot 10^2$ s
(C) $4 \cdot 10^2$ s
(D) $8 \cdot 10^2$ s
(E) $2 \cdot 10^3$ s

gesamte Eis schmelzen und am Ende des Wäremaustausches liegt eine Mischung aus Eis und Wasser mit der Temperatur von 0 °C vor.

143 (A)

Wenn die relative Luftfeuchte 35 % beträgt bedeutet dies, dass der vorhandene Wasserdampfdruck 35 % des maximal möglichen Sättigungsdampfdruckes ausmacht. Beim Sättigungsdampfdruck kondensieren gleich viele Moleküle wie verdampfen; bei einem niedrigeren Dampfdruck – wie in diesem Fall – überwiegen die verdampfenden Moleküle. Da jedes verdampfende Molekül hohe kinetische Energie besitzt, geht der Flüssigkeit bei der Verdampfung Energie verloren. Der menschliche Körper nutzt dieses Prinzip zur Wärmeregulation durch Schwitzen. Dieses ist aber auch der Grund, weshalb man sich mit nassen Haaren leicht erkälten kann. Die Aussagen (C), (D) und (E) sind zutreffend, können in diesem Zusammenhang aber nicht als Begründung gelten.

144 (C)

Der Tauchsieder benötigt 2 Sekunden, um 1 g Flüssigkeit zu verdampfen. In dieser Zeit leistet er die Arbeit $1000\ W \cdot 2\ s = 2000\ Ws \simeq 480\ cal$.
(Arbeit = Leistung · Zeit).
Die spezifische Verdampfungswärme ist die Energie, die zur Verdampfung von 1 g bzw. 1 kg einer Substanz aufgebracht werden muss.

145 (B)

5 Prozent von 2 Liter Wasser sind:

$$0{,}05 \cdot 2000\ ml = 100\ ml$$

Wenn die spezifische Verdampfungswärme des Wassers 2 MJ/kg beträgt, werden 200 kJ benötigt, um 100 g bzw. 100 ml Wasser zu verdampfen. Das Heizgerät hat 1 kW und leistet damit 1 kJ pro Sekunde. Demnach werden 200 Sekunden benötigt, um 200 kJ zu leisten.

146, 147 M, S. 89ff.

Das Druck-Temperatur-Zustandsdiagramm einer Substanz ist in der Abbildung schematisch dargestellt. Ordnen Sie den Phasenübergängen der Liste 1 den jeweils zutreffenden Richtungspfeil in der Abbildung zu!

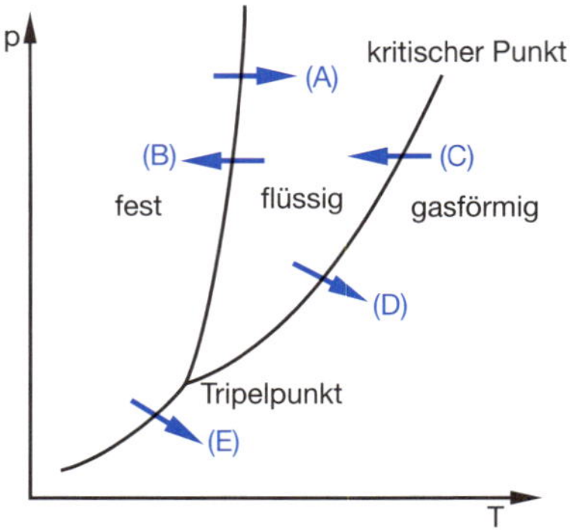

Liste 1

146	Sublimation
147	Kondensation

148 M, S. 90ff.

Bei zeitlich konstanter Wärmezufuhr (zugeführte Wärmemenge proportional zur Zeit) zu einem Körper findet man den unten stehenden Temperatur-Zeit-Verlauf. Das lässt folgende Schlüsse zu:

(1) Bei der Temperatur T_0 findet eine Änderung des Aggregatzustandes statt.
(2) Die Wärmekapazität des Körpers ist im Bereich I kleiner als im Bereich III.
(3) Im Bereich II sind zwei Phasen des Körpers koexistent.
(4) Das Temperatur-Zeit-Diagramm ist unabhängig von der Masse des Körpers.

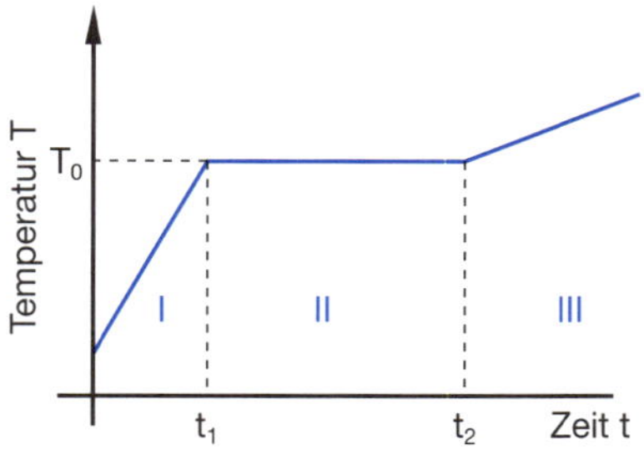

(A)	nur 1 ist richtig
(B)	nur 1 und 3 sind richtig
(C)	nur 2 und 4 sind richtig
(D)	nur 1, 2 und 3 sind richtig
(E)	1 bis 4 = alle sind richtig

149 M, S. 90f.

Man muss einem Körper Energie zuführen beim

(1) Erstarren
(2) Schmelzen
(3) Verdampfen
(4) Kondensieren
(5) Sublimieren

(A)	nur 1 und 4 sind richtig
(B)	nur 2 und 4 sind richtig
(C)	nur 3 und 5 sind richtig
(D)	nur 2, 3 und 5 sind richtig
(E)	1 bis 5 = alle sind richtig

146 (E)
Bei der Sublimation gehen die Moleküle direkt aus dem festen in den gasförmigen Aggregatzustand über. Die Sublimation kommt technisch bei der Gefriertrocknung, etwa zur Herstellung von Milchpulver oder Kaffee-Extrakt, zur Anwendung. Hierbei wird mit niedrigen Drücken gearbeitet.

147 (C)
Unter Kondensation versteht man den Übergang vom gasförmigen in den flüssigen Aggregatzustand.

148 (D)
Bei der Temperatur T_0 wird zwischen den Zeitpunkten t_1 und t_2 Wärmeenergie zugeführt, ohne dass eine Temperaturerhöhung eintritt. Diese Erscheinung kann nur so erklärt werden, dass bei T_0 der Schmelz- oder Siedepunkt der Substanz liegt und dass die zugeführte Energie als Schmelz- oder Verdampfungsenergie von der Substanz aufgenommen wird.
Die Wärmekapazität eines Körpers gibt an, welche Energie benötigt wird, um den Körper um ein Grad zu erwärmen. Je höher die Wärmekapazität des Körpers ist, desto flacher verläuft die Kurve in nebenstehendem Temperatur-Zeit-Verlauf. Man sieht also, dass die Wärmekapazität bei I kleiner ist als bei III.
Hätte die Substanz z.B. die doppelte Masse, so würde bei gleicher Wärmezufuhr pro Zeit die Kurve im Bereich I und III nur mit halber Steigung verlaufen und die Phase II (Koexistenz beider Aggregatzustände) würde doppelt so lange dauern. Deshalb ist Aussage (4) zu verneinen.

149 (D)
Beim Erstarren und Kondensieren wird die Schmelz- und Verdampfungswärme wieder frei, die bei den Vorgängen (2), (3) und (5) aufgewendet werden muss.

150 M, S. 91

Der Dampfdruck von H_2O bei 100 °C beträgt etwa

(A) 10 Pa
(B) 10^2 Pa
(C) 10^3 Pa
(D) 10^4 Pa
(E) 10^5 Pa

151 P, S. 92.

Welche Antwort trifft zu?

Die molare Gefrierpunktserniedrigung von Wasser als Lösungsmittel beträgt 1,86 K kg/mol. In 1000 g Wasser werden 23,0 g einer unbekannten, weder dissoziierenden noch assoziierenden Flüssigkeit gelöst, und es wird eine Gefrierpunktserniedrigung von 0,93 K beobachtet. Die Molmasse der unbekannten Flüssigkeit beträgt dabei ca.

(A) 11,5 g
(B) 23 g
(C) 46 g
(D) 92 g
(E) 184 g

152 M, S. 93f.

Welche Aussage über Lösungen trifft nicht zu?

(A) Der Dampfdruck des Lösungsmittels wird proportional zur Molarität der Lösung erniedrigt.
(B) Je größer die Konzentration einer Lösung ist, desto größer ist der osmotische Druck.
(C) Bei einer Kochsalzlösung tragen beide Ionenarten Na^+ und Cl^- zur Dampfdruckerniedrigung bei.
(D) Die Lösung siedet bei einer niedrigeren Temperatur als das reine Lösungsmittel.
(E) Die Lösung gefriert bei einer niedrigeren Temperatur als das reine Lösungsmittel.

153 M, S. 93f.

Etwa wie groß ist unter Normalbedingungen der Sauerstoffpartialdruck in der uns umgebenden Luft?

(A) $2 \cdot 10^3$ Pa
(B) $5 \cdot 10^3$ Pa
(C) $2 \cdot 10^4$ Pa
(D) $8 \cdot 10^4$ Pa
(E) $1 \cdot 10^5$ Pa

150 (E)

Beim Sieden entspricht der Sättigungsdampfdruck der Flüssigkeit dem äußeren Luftdruck, sodass sich bereits innerhalb der Flüssigkeit Dampfblasen bilden.
Der äußere Luftdruck entspricht etwa 100.000 Pascal, sodass Lösung (E) richtig ist.

151 (C)

Der Gefrierpunkt des Wassers sinkt proportional mit der Osmolarität der Wasserlösung. Die Osmolarität ergibt sich als: gelöste Teilchen in Mol/Liter Lösungsmittel. In unserer Aufgabe sind die gelösten Teilchen Moleküle, denn es wird gesagt, dass die Flüssigkeit weder dissoziiert (sich in Ionen aufspaltet) noch assoziiert (Komplexe bildet). Bei einer 1-molaren Lösung sinkt der Gefrierpunkt um 1,86 K. In unserer Aufgabe sinkt der Gefrierpunkt um 0,93 K, also ist die Lösung 0,5-molar. Wenn 0,5 mol 23 g sind, beträgt die Molmasse 46 g.

152 (D)

Eine Lösung siedet bei einer höheren Temperatur als das reine Lösungsmittel. Ursache hierfür ist, dass die gelösten Teilchen (Moleküle oder Ionen) die Verdampfung der Flüssigkeitsmoleküle erschweren.

153 (C)

Der Luftdruck beträgt unter Normalbedingungen 1 bar = 100.000 Pa. Da der Sauerstoff einen Volumenanteil von ca. 20 % besitzt, ist auch der Sauerstoffpartialdruck etwa

$$0{,}2 \cdot 100.000 \text{ Pa} = 2 \cdot 10.000 \text{ Pa} = 2 \cdot 10^4 \text{ Pa}$$

154 M, P, S. 94

Welche Aussage trifft zu? In einer Stahlflasche befindet sich Luft. Die Partialdrücke seien zunächst beim Sauerstoff p_O = 15 bar und für den Stickstoff P_N = 60 bar. Der Gesamtdruck wird auf 25 bar erniedrigt. Der Stickstoffpartialdruck ändert sich dadurch auf

(A) 1 bar
(B) 5 bar
(C) 20 bar
(D) 35 bar
(E) 60 bar

155 M, S. 94

Wie viel Prozent des Gesamtvolumens nimmt der Stickstoff vor und nach der Druckreduktion ein?

156 M, S. 95ff.

Welche der folgenden Aussagen zur Diffusion trifft nicht zu?

(A) Die Diffusion von Molekeln ist eine Folge ihrer thermischen Bewegung.
(B) Die Diffusionsgeschwindigkeit wächst mit zunehmendem Konzentrationsgradienten.
(C) Die Diffusionsgeschwindigkeit sinkt mit zunehmender Masse der Molekeln.
(D) Die Diffusionsgeschwindigkeit sinkt mit zunehmender Temperatur.
(E) Bei semipermeablen Wänden diffundieren die Molekeln des Lösungsmittels von der hypotonen zur hypertonen Lösung.

157 M, S. 95ff.

Das Molekulargewicht (rel. Molmasse) von Kochsalz beträgt 58. Der osmotische Druck einer wässrigen NaCl-Lösung von 5,8 g/l liegt am dichtesten bei

(A) 50 mosm/l
(B) 100 mosm/l
(C) 200 mosm/l
(D) 500 mosm/l
(E) 1 000 mosm/l

158, S. 98

Der Quotient aus dem osmotischen Druck einer vollständig dissoziierten Kochsalzlösung bei 7 °C und dem derselben Lösung bei 37 °C beträgt etwa

(A) 0,15
(B) 0,90
(C) 1,1
(D) 1,2
(E) 6,7

154 (C)

Der Gesamtdruck wird von 75 bar auf 25 bar erniedrigt. Dabei sinkt auch der Partialdruck des Stickstoffes auf ein Drittel, also von 60 bar auf 20 bar.

155

Allgemein gilt: Nimmt ein Gas x % des Gesamtvolumens ein, so beträgt auch der Partialdruck des Gases x % des Gesamtdruckes. Vor der Druckreduktion beträgt der Stickstoffpartialdruck 80 % des Gesamtdruckes von 75 bar. Der Stickstoff nimmt demnach 80 % des Volumens ein. Dies ist auch nach der Druckreduktion der Fall.

156 (D)

Die Diffusionsgeschwindigkeit steigt mit zunehmender Temperatur. Molekel ist ein altertümlicher, aber korrekter Ausdruck für Molekül.

157 (C)

Eine NaCl-Lösung von 5,8 g/l ist 0,1-molar, denn pro Liter ist 0,1 Mol Kochsalz gelöst. Weil Kochsalz vollständig dissoziiert und dabei in zwei Ionen zerfällt, ist die Lösung 0,2-osmolar.

158 (B)

Der osmotische Druck berechnet sich nach dem van't hoffschen Gesetz für verdünnte Lösungen als:

$$P_{osm} = \frac{n}{V} R\,T$$

In der Aufgabe bleiben die Anzahl der osmotisch wirksamen Teilchen n, das Volumen V und die allgemeine Gaskonstante R konstant, lediglich die Temperatur ändert sich, und zwar von 7 °C = 280 K auf 37 °C = 310 K. Demnach erhalten wir den Quotienten 280/310 = 0,903.

159, S. 98f.
Etwa wie groß ist bei 27 °C der (potenzielle) osmotische Druck (gegenüber reinem Wasser) einer Glukose-Lösung, die pro Liter Wasser 18 g Glukose enthält? (molare Masse von Glukose: 180 g/mol, universelle Gaskonstante: 8,31 J/K mol, 10^5 Pa = 1 bar)

(A) 0,02 bar
(B) 0,08 bar
(C) 0,2 bar
(D) 0,8 bar
(E) über 1 bar

160, S. 98f.
Was geschieht, wenn man Erythrozyten in eine hypotone Wasserlösung bringt?

161 M, P, S. 100ff.
In einem abgeschlossenen Gefäß befinde sich ein Gas. Wenn ein Gasmolekül auf die Wand prallt, so ändert es seinen Impuls. Es übt einen Kraftstoß auf die Wand aus. Die Summe aller Kraftstöße dividiert durch die verstrichene Zeit und die Gefäßwandfläche ergibt

(A) die Kraft, die die Moleküle auf die Wand ausüben
(B) die Gesamtenergie des Systems
(C) den Gesamtimpuls des Systems
(D) die kinetische Energie der Moleküle im Gefäß
(E) den Gasdruck

162, S. 100f.
Bei der Herleitung des Gasgesetzes geht man von einem so genannten idealen Gas aus, worunter man ein Gas mit folgenden drei Eigenschaften versteht:

- Die Moleküle werden als Massenpunkte betrachtet. Was bedeutet das? .
. . . .
. . . .

- Welche Kräfte üben die Moleküle aufeinander aus? . . . .
. . . .
. . . .

- Der Zusammenstoß erfolgt als elastischer Stoß. Was bedeutet das? . . . . .
. . . .
. . . .

159 (E)

Der osmotische Druck berechnet sich als:

$$P_{osm} = \frac{n}{V} R T$$

Der Quotient n/V gibt die Zahl der gelösten Teilchen in mol pro m^3 an. In unserer Aufgabe haben wir 0,1 mol pro Liter, also 100 mol pro m^3.
Demnach erhalten wir:

$$P_{osm} = 100\ R\ T = 100\ mol/m^3 \cdot 8{,}3\ J/K\ mol \cdot 300\ K = 249\ 000\ J/m^3$$

$$= 249\ 000\ Nm/m^3 = 249\ 000\ N/m^2 = 249\ 000\ Pa = 2{,}49\ bar$$

2. Lösungsweg

Das menschliche Blut ist etwa 0,33-osmolar und weist einen (potenziellen) osmotischen Druck von etwa 7,5 bar auf. Falls man diese Zahl zur Hand hat, kann man das obige Ergebnis in etwa abschätzen.

160

Dann strömt Wasser in die Erythrozyten ein, und zwar so lange, bis der Wasserdruck zwischen beiden Seiten der Erythrozytenmembran (innen/außen) dieselbe Differenz aufweist wie der osmotische Druck. Häufig platzen die Erythrozyten vorher.

161 (E)

Die Summe aller Kraftstöße pro Zeiteinheit und Wandfläche ergibt den Gasdruck.

162

- Die Moleküle werden als Massenpunkte betrachtet, das heißt, ihr Volumen ist im Verhältnis zu ihrem Abstand voneinander verschwindend klein.
- Außer im Augenblick des Zusammenstoßes üben die Moleküle weder anziehende noch abstoßende Kräfte aufeinander aus.
- Der Zusammenstoß erfolgt als elastischer Stoß, das bedeutet, die kinetische Energie und der Gesamtimpuls bleiben erhalten.

163 M, S. 102 und 45

Die mittlere kinetische Energie der Moleküle eines Gases ist proportional zu

(A) dem Quadrat der Temperatur ($\sim T^2$)
(B) der Quadratwurzel aus der Temperatur ($\sim \sqrt{T}$)
(C) der Temperatur ($\sim T$)
(D) dem Kehrwert der Temperatur ($\sim 1/T$)
(E) dem Kehrwert des Quadrates der Temperatur ($\sim 1/T^2$)

164 M, S. 100ff.

In einem idealen Gas, das unter konstantem Druck steht,

(A) haben bei vorgegebener Temperatur alle Moleküle die gleiche Geschwindigkeit
(B) wird alle Energie, die man braucht, um das Gas um eine bestimmte Temperaturdifferenz zu erwärmen, zur Vergrößerung der kinetischen Energie der Moleküle verbraucht
(C) haben bei vorgegebener Temperatur alle Moleküle die gleiche kinetische Energie
(D) bleibt die Geschwindigkeit der Moleküle bei Temperaturerhöhung konstant, da sich gleichzeitig das dem Gas zur Verfügung stehende Volumen vergrößert
(E) ist der Quotient aus Temperatur und Volumen konstant

165 M, S. 102

Welche der Aussagen trifft nicht zu? Die Temperatur

(A) ist eine Energieform
(B) kann sowohl in °C als auch K angegeben werden
(C) ist eine der Größen, von denen der Aggregatzustand eines Stoffes abhängt
(D) ist eine Zustandsgröße
(E) kann mit Hilfe einer Widerstandsmessung ermittelt werden.

163 (C)

Es ist bekannt, dass eine erhöhte Temperatur eine erhöhte kinetische Energie der Gasmoleküle bedeutet.
Deshalb kommen nur die Lösungen (A) bis (C) in Frage.
Weil die spezifische Wärme eines Gases unabhängig vom jeweiligen Temperaturniveau ist, trifft (C) zu.
Beispielsweise kann man eine bestimmte Gasmenge mit 10 Joule um 10 Kelvin erwärmen, unabhängig davon, ob die Ausgangstemperatur 300 Kelvin oder 400 Kelvin beträgt. Dies wäre bei (A) oder (B) nicht der Fall.

164 (E)

Die Temperatur eines Gases ist proportional zur durchschnittlichen kinetischen Energie der Gasmoleküle. Die einzelnen Moleküle haben jedoch unterschiedliche Geschwindigkeiten und damit kinetische Energien, die sich darüber hinaus bei jedem Zusammenstoß ändern. Deshalb sind (A), (C) und (D) unzutreffend.
(B) würde zutreffen, wenn das Volumen konstant gehalten würde. Hierbei würde der Druck steigen, aber es würde keine Volumenarbeit geleistet werden.
(E) trifft zu, weil

$$p\,V = n\,R\,T, \qquad \text{sodass} \qquad V/T = n\,R/p.$$

In der Aufgabenstellung wurde betont, dass der Druck konstant ist.

165 (A)

Die Temperatur ist ebenso wie die Größen Volumen und Druck eine Zustandsgröße. Mit der physikalischen Größe Wärmeenergie darf die Temperatur nicht verwechselt werden, was sich auch an den unterschiedlichen Einheiten (Kelvin und Joule) zeigt.

166 M, P, S. 103f.

Welche Kurve der unten stehenden Abbildung gibt die Volumen-Temperatur-Abhängigkeit eines idealen Gases bei konstantem Druck wieder?

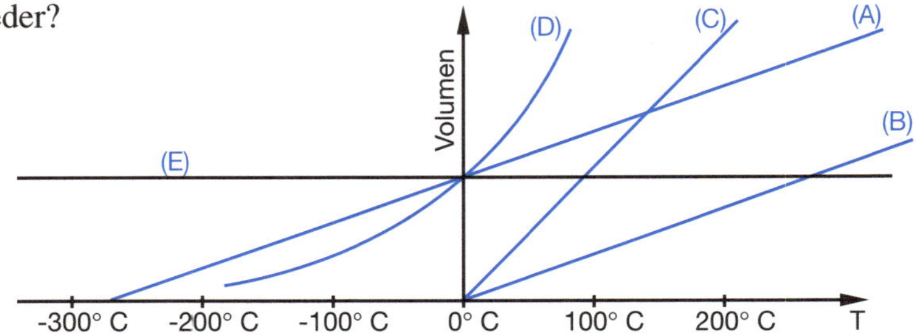

167 M, P, S. 103f.

Das Volumen V eines Körpers dehnt sich bei steigender Temperatur t nach der Gleichung

$$V = V_0 (1 + \alpha t)$$

aus. Welche der Darstellungen (A) bis (E) gibt dieses Verhalten wieder? (Abszissen und Ordinaten linear geteilt)

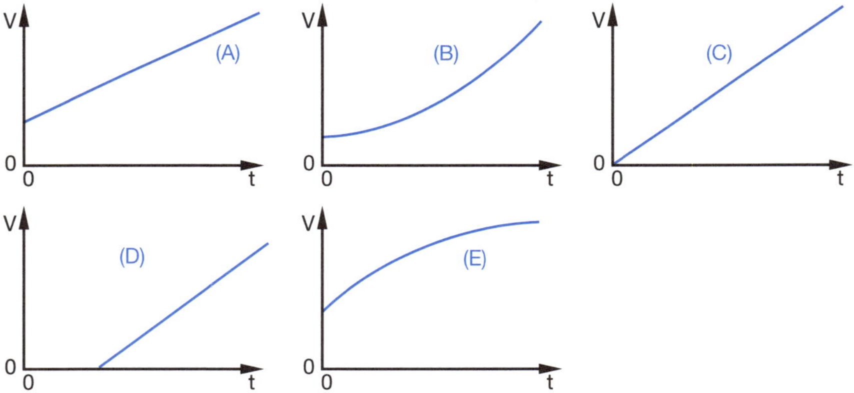

168 M, S. 103f.

Ein Sporttaucher atmet Luft aus einer Vorratsflasche über einen Druckregler, der den Druck der eingeatmeten Luft automatisch dem der Tauchtiefe entsprechenden Wasserdruck angleicht. Wenn der Taucher in 30 m Tiefe seine Lungen mit 6 Liter Luft füllt und anschließend, ohne auszuatmen, schnell an die Wasseroberfläche steigt, welches Volumen würde dann die eingeatmete Luft einzunehmen versuchen?

(A)	1,5 l	(D)	18 l
(B)	2 l	(E)	24 l
(C)	6 l		

166 (A)

Das allgemeine Gasgesetz lautet

$$p\,V = n\,R\,T$$

wobei p der Gasdruck, V das Volumen, n die Anzahl der Mole des Gases, d.h. die Gasmenge, $R = 8{,}317\ \text{Nm}\ K^{-1}\ \text{mol}^{-1}$ die allgemeine Gaskonstante und T die absolute Temperatur ist.
Wir erkennen eine lineare Beziehung zwischen V und T solange der Druck p konstant gehalten wird, d.h. eine so genannte isobare Zustandsänderung vorliegt. Bei T = 0 K = –273 °C müsste nach dem Gasgesetz, welches allerdings bei diesen Temperaturen nicht gilt, weil beim absoluten Nullpunkt kein ideales Gas vorliegt, das Volumen Null sein, sodass wir uns für Kurve A entscheiden.

167 (A)

Wenn man die Klammer ausmultipliziert, ergibt sich: $V = V_0 + V_0\,\alpha\,t$, also eine typische Geradengleichung. Bei t = 0 ist $V = V_0$. Weil V_0 positiv ist, kommt nur (A) in Frage.
Die genannte Gleichung erinnert an das gay-lussacsche Gesetz: Nach diesem Gesetz beträgt das Volumen V eines Gases bei konstantem Druck

$$V = V_0\,(1 + \frac{1}{273}\,t)$$

wobei V_0 das Volumen bei t = 0 °C ist und t die Temperatur in Grad Celsius.

168 (E)

10 m Wassertiefe entspricht in etwa Atmosphärendruck. Demnach ist der Druck in 30 m Wassertiefe um ca. 3 bar höher als an der Wasseroberfläche, wo der normale Luftdruck von ca. 1 bar herrscht. Die Temperatur in der Lunge ist konstant, es liegt also eine isotherme Zustandsänderung vor, bei welcher der Druck von 4 bar auf 1 bar reduziert wird. Nach dem boyle-mariotteschen Gesetz ist bei isothermen Zustandsänderungen das Produkt aus Druck und Volumen konstant p V = const. (abgeleitet aus p V = n R T). Wenn der Druck um den Faktor 4 abnimmt, muss das Volumen um den Faktor 4 zunehmen.

169 M, S. 103f.

In einem 15 m^2 großen und 3 m hohen (quaderförmigen) Raum wird die Luft von – 3 °C auf 27 °C erwärmt, ohne dass sich dabei der Luftdruck ändert.
Etwa wieviel Luft entweicht aus dem Raum?

(A) 1 m^3
(B) 2 m^3
(C) 3 m^3
(D) 5 m^3
(E) 10 m^3

170 M, P, S. 103f.

Ein Glasgefäß (10 l Volumen) ist mit Argon gefüllt. Wie viel Gas entweicht, wenn das Gas von 0 °C auf 2,73 °C erwärmt wird (und sich dabei der Druck nicht ändert)?

(A) ca. 1/273 der Gasmenge
(B) ca. 1/100 der Gasmenge
(C) ca. 2,73/100 der Gasmenge
(D) ca. 1/10 des molaren Volumens
(E) ca. 2,73/22,4 Liter

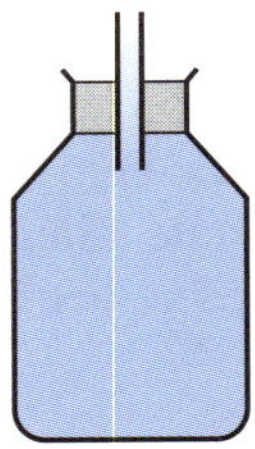

171 M, P, S. 104f.

Eine in einem festen Volumen V_0 eingeschlossene Menge eines idealen Gases steht bei 273 °C unter dem Druck p_0. Welche der folgenden Angaben kommt dem Druck p am nächsten, den das Gas nach Abkühlung auf 0 °C annimmt?

(A) $p = 0$
(B) $p = 0{,}1\ p_0$
(C) $p = 0{,}3\ p_0$
(D) $p = 0{,}5\ p_0$
(E) $p = 0{,}7\ p_0$

172 M, S. 104f.

Eine Wasserstoffflasche wird bei 21 °C mit einem Druck von 200 bar abgefüllt. Ab welcher Außentemperatur spricht ein Sicherheitsventil an, das auf ca. 220 bar eingestellt ist?

(A) 20 °C
(B) 30 °C
(C) 50 °C
(D) 80 °C
(E) 120 °C

169 (D)

Der Raum hat ein Luftvolumen von $3\ m \cdot 15\ m^2 = 45\ m^3$. Die Luft wird von 273 K – 3 K = 270 K auf 300 K erwärmt, also um etwa 11 %. Nach dem gay-lussacsche Gesetz dehnt sich das Gas dabei um ebenfalls 11 % aus. Dies sind etwa $5\ m^3$.

170 (B)

Die Anwendung des gay-lussacschen Gesetzes führt zur Lösung:

$$V = V_0 \left(1 + \frac{1}{273}\, 2{,}73 \right) = V_0 \left(1 + \frac{1}{100}\right) = 1{,}01\ V_0$$

Nach dem gay-lussacschen Gesetz dehnt sich ein ideales Gas bei einem Grad Temperaturzunahme um 1/273 des Volumens V_0 aus, welches es bei 0 °C einnimmt. Bei einer Temperaturzunahme von 2,73 °C demnach um $2{,}73/273\ V_0 = 1/100\ V_0$.

171 (D)

Es handelt sich hierbei um eine so genannte isochore Zustandsänderung, bei der das Volumen konstant gehalten wird. Nach dem allgemeinen Gasgesetz

$$p\,V = n\,R\,T$$

ergibt sich bei konstantem Volumen V eine Proportionalität zwischen dem Druck p und der Temperatur T. 0 °C sind 273 K und 273 °C sind 546 K, sodass in der vorliegenden Aufgabe die absolute Temperatur T halbiert werden soll. Aus dem allgemeinen Gasgesetz folgt, dass bei konstantem Volumen V der Druck p auf die Hälfte absinkt.

172 (C)

Bei konstantem Volumen verhält sich der Druck proportional zur Temperatur, d.h. eine zehnprozentige Druckerhöhung entspricht einer zehnprozentigen Temperaturerhöhung. 21 °C entsprechen 294 Kelvin.
Eine zehnprozentige Erhöhung der absoluten Temperatur bedeutet eine Erwärmung von 294 K um 29,4 K auf 323,4 K = 50,4 °C.

173 M, S.104f.

In einer Hochdruck-Sauerstoff-Flasche steigt die Temperatur des Gases von 27 °C auf 57 °C an, weil die Flasche versehentlich in der Sonne steht. (Die Änderung des Innenvolumens der Flasche sei vernachlässigbar klein und der Sauerstoff verhalte sich wie ein ideales Gas.)

Der Druck des Gases betrug 200 bar bei 27 °C. Unter welchem Druck steht dann das Gas bei 57 °C?

(A) 200 bar
(B) 220 bar
(C) 300 bar
(D) 400 bar
(E) 600 bar

174 M, S. 105

Die von einem Sporttaucher ausgestoßenen Luftblasen verdoppeln ihr Volumen, wenn sie bis zur Wasseroberfläche, wo der Druck 1 bar herrscht, aufsteigen. In welcher Tiefe befindet sich der Taucher?

(A) 1 m
(B) 5 m
(C) 10 m
(D) 20 m
(E) 40 m

175 M, S. 105

Welche Antwort trifft zu? Das Volumen eines idealen Gases wurde bei konstanter Temperatur vervierfacht; wie ändert sich dabei der Druck?

(A) Der Enddruck ist das 4-fache des Anfangsdruckes.
(B) Der Enddruck ist 1/4 des Anfangsdruckes.
(C) Die Druckänderung kann nicht berechnet werden, da der Anfangsdruck unbekannt ist.
(D) Die Druckänderung kann nicht berechnet werden, da der Zahlenwert der Temperatur nicht bekannt ist.
(E) Der Druck ändert sich nicht.

173 (B)

Es liegt eine isochore Zustandsänderung vor, bei der das Volumen konstant gehalten wird. Nach dem allgemeinen Gasgesetz gilt:

$$p\,V = n\,R\,T$$

Umgeformt ergibt sich, wobei der Bruch wegen des konstanten Volumens eine Konstante ist:

$$p = \frac{n\,R}{V}\,T$$

Druck und Temperatur sind einander proportional. Wenn die Temperatur von 27 °C = 300 K auf 57 °C = 330 K steigt, ist dies eine Zunahme um 10 % des Ausgangswertes. Deshalb steigt auch der Druck um 10 % des Ausgangswertes.

174 (C)

Wir gehen davon aus, dass die in Blasen aufsteigende Luft ihre Temperatur in etwa beibehält, sodass eine isotherme Zustandsänderung vorliegt. Weil Druck und Volumen umgekehrt proportional zueinander sind, bedeutet ein doppeltes Volumen einen halbierten Druck. Deshalb herrscht in der fraglichen Wassertiefe ein Druck von 2 bar, also ca. 20 m Wassersäule. Zieht man den atmosphärischen Luftdruck ab, ergibt sich eine Wassertiefe von 10 m.

175 (B)

Weil bei konstanter Temperatur das Produkt aus Druck und Volumen konstant ist ($p\,V$ = const.), muss bei vierfachem Volumen der Druck auf ein Viertel absinken.

176 M, P, S. 105

In der folgenden Abbildung ist ein Druck-Volumen-Diagramm eines idealen Gases dargestellt.
Welche Kurve stellt die isotherme Zustandsänderung dar?

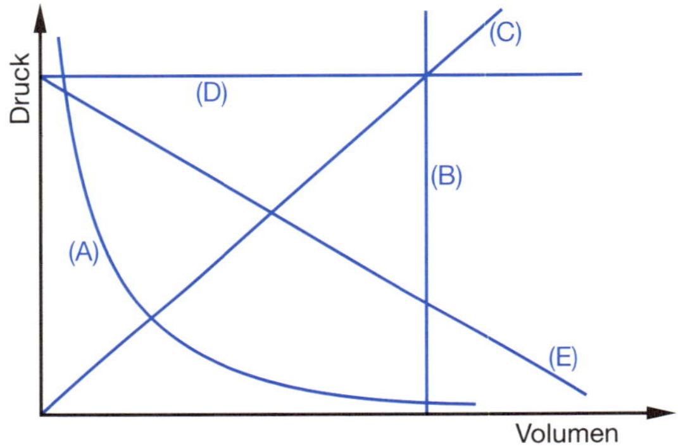

177 M, S. 105

Ein evakuierter Behälter mit dem Volumen 0,2 m^3 ist über ein Ventil mit einer Druckgasflasche ($V = 0{,}1\ m^3$, $p = 4$ MPa) verbunden, die mit Edelgas gefüllt ist.

Welcher Druck stellt sich nach Öffnen des Ventils und nach Temperaturausgleich ein? (Das Volumen der Verbindungsleitung und des Ventils sei vernachlässigbar.)

(A) 0,67 MPa
(B) 1,67 MPa
(C) 1,33 MPa
(D) 2 MPa
(E) 4 MPa

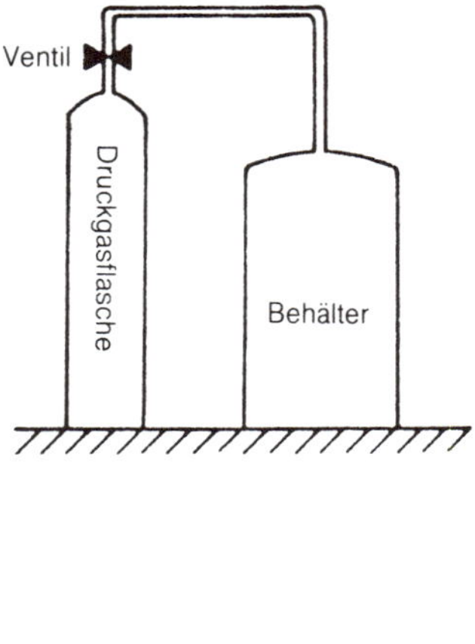

176 (A)

Eine isotherme Zustandsänderung wird im p-V-Diagramm als Hyperbel dargestellt. Für dasselbe Gas gelten bei verschiedenen Temperaturen unterschiedliche Hyperbeln.

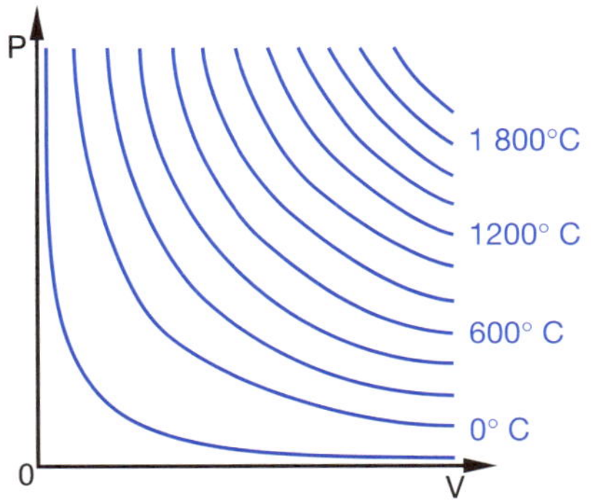

177 (C)

Weil der Temperaturausgleich abgewartet wird, liegt eine isotherme Zustandsänderung vor. Es gilt deshalb $V \sim 1/p$.
Weil der große Behälter vor dem Druckausgleich evakuiert war, steht dem Gas aus der Druckflasche nach der Ventilöffnung das dreifache Volumen zur Verfügung.
Der Druck sinkt dabei auf ein Drittel des Ausgangswertes.

178 M, 104f.

Welche(s) der unten stehenden Diagramme geben (gibt) das Verhalten von idealen Gasen qualitativ richtig wieder?

(p: Druck, V: Volumen, T: Temperatur, Achsen linear geteilt)

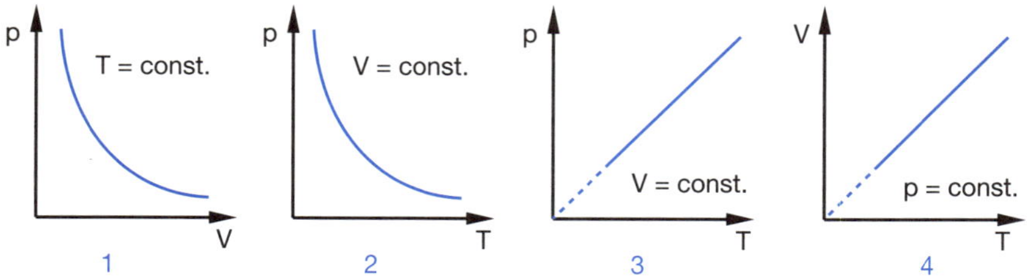

(A) nur 1 ist richtig
(B) nur 2 ist richtig
(C) nur 1 und 3 sind richtig
(D) nur 2 und 4 sind richtig
(E) nur 1, 3 und 4 sind richtig

179 M, S. 105

Die Zustandsgleichung eines Gases verknüpft folgende Größen miteinander:

(1) Volumen
(2) Wärmemenge
(3) Temperatur
(4) Druck
(5) Wärmekapazität

(A) nur 1 und 3 sind richtig
(B) nur 1, 2 und 4 sind richtig
(C) nur 1, 2 und 5 sind richtig
(D) nur 1, 3 und 4 sind richtig
(E) nur 2, 3 und 5 sind richtig

180 P, S. 105

Welchen der folgenden Aussagen stimmen Sie zu?
Für einen adiabatischen Prozess ist charakteristisch, dass er

(1) ohne Wärmeaustausch mit der Umgebung verläuft
(2) bei gleichbleibendem Druck vor sich geht
(3) bei konstanter Temperatur abläuft

(A) nur 1
(B) nur 2
(C) nur 1 und 2
(D) nur 1 und 3
(E) 1 bis 3 (allen)

178 (E)

Aus der allgemeinen Zustandsgleichung für ideale Gase $p\ V = n\ R\ T$ leiten sich folgende Beziehungen ab:

isotherme Zustandsänderung (Abb. 1): $p = (n\ R\ T)/V$

isochore Zustandsänderung (Abb. 3): $p = T\ (n\ R/V)$

isobare Zustandsänderung (Abb. 4): $V = T\ (n\ R)/p$

179 (D)

Die Zustandsgleichung lautet:

$$p\ V = n\ R\ T$$

wobei n die Zahl der im Gas enthaltenen Mole ist und R die allgemeine Gaskonstante.

180 (A)

Beim adiabatischen Prozess ändern sich die drei Zustandsgrößen Druck, Volumen und Temperatur eines Gases gleichzeitig. Es findet jedoch kein Wärmeaustausch mit der Umgebung statt.

181 M, S. 103ff.

Die folgenden drei Diagramme zeigen für ein ideales Gas jeweils den Zusammenhang zwischen zwei der Zustandsgrößen Druck (p), Volumen (V) und der Temperatur (T in Kelvin) bei konstant gehaltener dritter Größe.

Welche der Zeilen (A) bis (E) gibt hierfür drei richtige Beziehungen an, wobei das Zeichen ~ für „ist direkt proportional" steht.

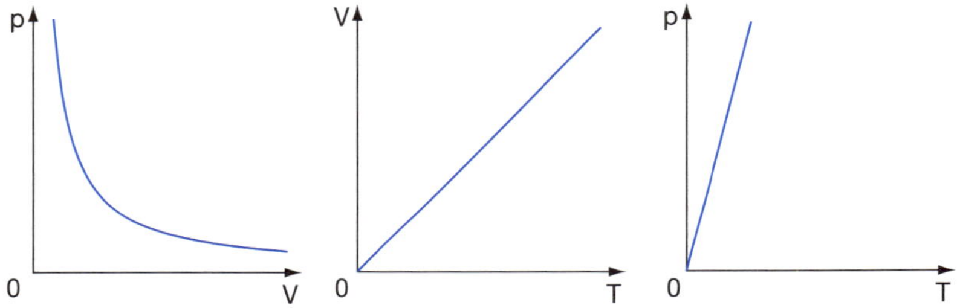

(A)	p ~ V,	V ~ T	p ~ T
(B)	p ~ V,	V ~ 1/T	p ~ 1/T
(C)	p ~ V,	V ~ $1/T^2$	p ~ $1/T^2$
(D)	p ~ 1/V,	V ~ T	p ~ T
(E)	p ~ 1/V,	V ~ 1/T	p ~ 1/T

182 M, S. 107

Im allgemeinen Gasgesetz tritt das Produkt Druck · Volumen auf. Es stellt folgende physikalische Größe dar:

(A)	Teilchenzahl
(B)	Kraft
(C)	Leistung
(D)	Energie
(E)	reziproke Temperatur

181 (D)

Die Zustandsgleichung für ideale Gase lautet:

$$p\,V = n\,R\,T$$

Hieraus läßt sich direkt ableiten:

$$p \sim T$$

$$V \sim T$$

Durch Umformung erhalten wir:

$$p = n\,R\,T/V$$

sodass

$$p \sim 1/V$$

Aus diesem Grunde kommt nur Lösung (D) in Frage.

182 (D)

Der Ausdruck Druck · Volumen ist identisch mit dem Ausdruck Kraft · Weg, denn Druck = Kraft/Fläche und Volumen = Weg · Fläche.

Elektrizitätslehre

183 M, P, S. 111ff.

Wovon hängen Betrag und Richtung der elektrostatischen Kraft zwischen zwei Punktladungen ab?

184 M, P, S. 112

Was versteht man unter Elementarladung und wie groß ist sie ungefähr?

(A) 10^{-23} C
(B) 10^{-19} C
(C) 10^{-6} C
(D) 10^{8} C
(E) 10^{23} C

185 M, S. 113

Die elektrische Feldstärke ist definiert als

(A) die Kraft auf eine positive Ladung im elektrischen Feld
(B) die Kraft auf eine positive Ladung im elektromagnetischen Feld
(C) die Kraft auf einen stromdurchflossenen Leiter im elektromagnetischen Feld, dividiert durch die Länge des Leiters
(D) die Kraft auf eine Ladung im elektrischen Feld, dividiert durch das Volumen der Ladung
(E) die Kraft auf eine positive Ladung im elektrischen Feld, dividiert durch diese Ladung

186 M, S. 113

Welche Aussage trifft zu?

(A) Die elektrische Feldstärke wird in Hz gemessen.
(B) Die elektrische Feldstärke wird in Kilowatt pro Meter gemessen.
(C) Die elektrische Feldstärke wird in V/m gemessen.
(D) Das elektrische Wechselfeld von 50 Hz wechselt 50 mal in der Sekunde seine Richtung.
(E) Kilowatt ist eine Einheit für Energie.

183

Die coulombsche Kraft verhält sich proportional dem Produkt der Ladungen und umgekehrt proportional dem Quadrat des Abstandes r:

$$F = \frac{Q_1 Q_2}{4 \pi \varepsilon \varepsilon_0 r^2}$$

ε, ε_0: relative und absolute Dielektrizitätskonstante.
Gleichnamige Ladungen stoßen sich ab, ungleichnamige Ladungen ziehen sich an.

184 (B)

Die Elementarladung ist die Ladung eines Elektrons bzw. eines Protons. Sie beträgt $1{,}6 \cdot 10^{-19}$ Coulomb.

185 (E)

Ein elektrisches Feld ist ein Raum, in welchem auf eine einzelne Probeladung Q eine elektrostatische Kraft $\vec{F}$ ausgeübt wird. Die Feldstärke $\vec{E}$ beeinflusst Stärke und Richtung von $\vec{F}$. Betrag und Richtung der Kraft $\vec{F}$ hängen außerdem vom Betrag und Vorzeichen der Probeladung Q ab, weshalb man einheitlich eine positive Probeladung Q wählt und $\vec{F}$ durch Q dividiert:

$$\vec{E} = \frac{\vec{F}}{Q}$$

186 (C)

Die elektrische Feldstärke wird in Volt/Meter und auch in Newton/Coulomb gemessen. Beides sind Einheiten im SI.

187 M, P, S. 114

Das Innere eines Faraday-Käfigs aus Kupfergewebe (Maschenweite d = 1 mm) wird wirkungsvoll abgeschirmt gegen

(1) statische Magnetfelder
(2) elektrostatische Felder
(3) elektromagnetische Wellen im Spektralbereich des Infraroten

(A) nur 1 ist richtig
(B) nur 2 ist richtig
(C) nur 1 und 2 sind richtig
(D) nur 2 und 3 sind richtig
(E) 1 bis 3 = alle sind richtig

188 M, P, S. 116f.

Die Ladungsträger, die in einem Metalldraht bei Zimmertemperatur den Stromtransport übernehmen, sind

(A) negative Ionen allein
(B) Elektronen und negative Ionen
(C) Elektronen allein
(D) keine der drei vorstehenden Antworten ist richtig
(E) eine generelle Antwort lässt sich nicht geben, weil das von Metall zu Metall verschieden ist

189 M, P, S. 116f.

Zusammenhang zwischen elektrischer Stromstärke I in einem Leiter und transportierter elektrischer Ladung Q ist

(A) $I = \int Q \cdot dt$
(B) $I = dQ/dt$
(C) $I = Q/U$
(D) $I = \int E \cdot ds$
(E) $I = \text{const.}\ Q_1 \cdot Q_2/s^2$

t : Zeit
U : Spannung
E : Feldstärke
s : Länge

190 M, S. 116

Welche der folgenden Einheiten ist die der elektrischen Ladung?

(A) Voltsekunde
(B) Farad
(C) Amperesekunde
(D) Henry
(E) keine der genannten Einheiten

187 (B)
Ein Faraday-Käfig ist ein Metallkäfig, dessen Innenraum gegen von außen wirkende elektrostatische Felder abgeschirmt ist. Diese Wirkung beruht darauf, dass es durch elektrische Influenz in der Wand des Faraday-Käfigs zu einer Ladungsverschiebung kommt, die das von außen einwirkende Feld kompensiert. – Analog zur elektrischen Influenz gibt es die magnetische Influenz (s.S. 136), sodass ein Faraday-Käfig aus Eisen ein statisches Magnetfeld zwar nicht völlig abschirmen, aber etwas abschwächen würde. Kupfer lässt sich jedoch nicht magnetisieren, ist deshalb nicht der magnetischen Influenz unterworfen und beeinflusst ein statisches Magnetfeld nicht.
Die Wärmestrahlen können ungehindert durch die Maschen in das Innere des Faraday-Käfigs eindringen. Ein Stück Pappe wäre ein wirkungsvollerer Schutz.

188 (C)
Im Metall übernehmen Elektronen den Stromtransport. Die Leitfähigkeit von Metall ist deshalb so hoch, weil es im Metall viele frei bewegliche Elektronen gibt. Ionen sind in Elektrolytlösungen für den Stromtransport verantwortlich.

189 (B)
Die Stromstärke ergibt sich als pro Zeiteinheit transportierte Ladung. Die Einheit der Stromstärke ist das Ampere:
1 Ampere liegt an einer Stelle vor, an der innerhalb einer Sekunde die Ladung 1 Coulomb vorbeifließt. – Ampere ist eine Basiseinheit im SI. Coulomb ist als Amperesekunde eine abgeleitete Einheit. Die Einheit Ampere wird neuerdings durch die magnetische Kraft zwischen zwei parallelen mit Gleichstrom durchflossenen Leitern definiert.

190 (C)
Die Einheit Amperesekunde ist identisch mit der Einheit Coulomb und entspricht der Ladung, die transportiert wird, wenn ein Strom mit der Stromstärke von einem Ampere eine Sekunde lang fließt. Dies ist etwa die Ladung von $6 \cdot 10^{18}$ Elektronen.

191, S. 116

Gespeist von einer Batterie mit der Klemmspannung 12 V fließt für 20 Minuten ein elektrischer Strom der Stromstärke 0,5 A durch einen elektrischen Widerstand.

Wie groß ist die dabei transportierte Ladung?

(A) 10 C
(B) 50 C
(C) 120 C
(D) 600 C
(E) 7200 C

192, S. 118

Was versteht man unter konventioneller Stromrichtung?

193 M, S. 118

Ein Tauchsieder von 500 W Leistung bei 220 V werde mit 110 V betrieben. Welche Leistung nimmt er dann etwa auf?

(A) 125 W
(B) 250 W
(C) 500 W
(D) 1 000 W
(E) 2 000 W

194 M, S. 119f.

Welcher Strom fließt durch einen Widerstand von 150 kΩ bei einer Spannung von 3 V?

(A) 2 μA
(B) 5 μA
(C) 20 μA
(D) 50 μA
(E) 500 μA

195 M, P, S. 119ff.

Welches ist die Strom-Spannungs-Kennlinie eines ohmschen Leiters?

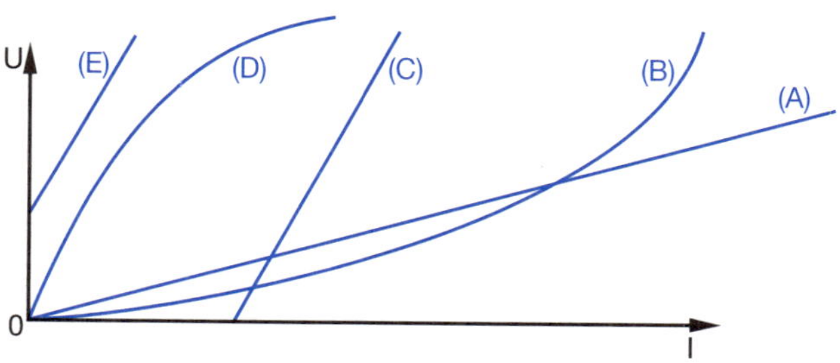

191 (D)
Die transportierte Ladung ergibt sich als Produkt aus Stromstärke und Zeit:

$$Q = I\,t$$

In unserer Aufgabe beträgt die Stromstärke 0,5 A und die Zeit 20 min = 1200 s, sodass sich ergibt:

$$Q = 0{,}5\text{ A} \cdot 1200\text{ s} = 600\text{ As} = 600\text{ C}$$

192
Die konventionelle Stromrichtung wurde definiert, bevor man den Stromfluss als Fluss der Elektronen gedeutet hat. Sie ist – der Bewegung der Elektronen entgegengesetzt – vom positiven zum negativen Pol gerichtet.

193 (A)
Die elektrische Leistung P ergibt sich als Produkt aus Stromstärke I und Spannung U. Wenn der Tauchsieder mit U = 220 Volt eine Leistung P von 500 Watt aufnimmt, gilt für die Stromstärke I = 500 W/220 V = 2,27 Ampere. Bei konstantem Widerstand können wir bei U = 110 Volt eine Stromstärke I = 1,14 A erwarten, woraus sich eine Leistung P von P = 110 V · 1,14 A = 125 Watt ergibt.
Weil der elektrische Widerstand fast aller Metall-Legierungen mit steigender Temperatur steigt, ist es möglich, dass wegen der geringeren Erhitzung des Tauchsieders als bei 220 Volt ein geringerer Widerstand vorliegt, also eine höhere Stromstärke, sodass die Leistung etwas höher als die errechneten 125 Watt ausfällt.

194 (C)
Es gilt R = U/I und damit auch I = U/R. Wir setzen ein:

$$I = 3\text{V}/150\,000\ \Omega = 1\text{V}/50\,000\ \Omega = 20\ \mu\text{A}$$

195 (A)
Bei ohmschen Leitern ist – im Gegensatz etwa zu Halbleitern – der Widerstand bei konstanter Temperatur konstant, d.h. von Spannung und Stromstärke unabhängig. Hier liegt eine Analogie zum Strömungswiderstand newtonscher Flüssigkeiten (s.S. 70) vor. Bei ohmschen Leitern liegt eine Proportionalität zwischen Stromstärke und Spannung vor, sodass man im I-U-Diagramm eine Gerade erhält. Weil ohne Spannung auch kein Strom fließt, muss diese Gerade durch den Nullpunkt gehen.

196 M, S. 119f.

Zeichnen Sie in das Diagramm der Aufgabe 195 die Kennlinie für einen ohmschen Widerstand ein, der doppelt so groß ist wie der dargestellte!

197 M, S. 119f.

Die Diagramme zeigen fünf Strom-Spannungs-Kennlinien ohmscher Widerstände. Welches Diagramm entspricht dem größten Widerstandswert?

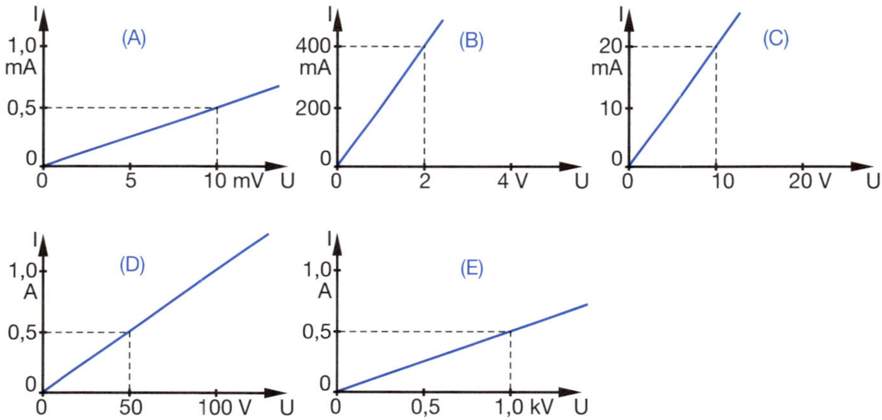

198 M, S. 119f.

Welche der in der Abbildung dargestellten Kennlinien repräsentiert einen ohmschen Widerstand von 20 kΩ ?

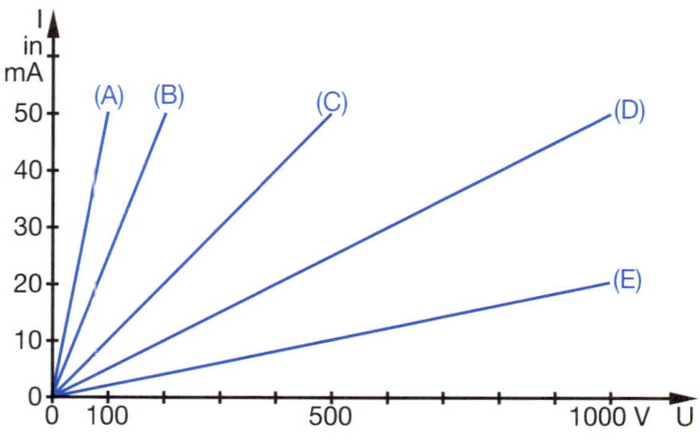

196

Es gilt U = R I, d.h. der Widerstand ist Proportionalitätsfaktor und gibt die Steigung der Kennlinie an. Bei doppeltem Widerstand ist auch die Steigung doppelt so hoch. – Bei doppeltem Widerstand benötigt man für dieselbe Stromstärke die doppelte Spannung.

197 (E)

In dieser Aufgabe ist die Stromstärke auf der y-Achse und die Spannung auf der x-Achse abgetragen. Nach der Formel I = U/R ist der Ausdruck 1/R Proportionalitätsfaktor und je flacher die Steigung ist, desto höher ist der Widerstand. Hierbei ist jedoch nicht alleine die geometrische Steigung ausschlaggebend, sondern man muss die Achsenbeschriftung berücksichtigen:

Bei (A) gilt R = 10 mV/ 0,5 mA = 20 Ω,
bei (B) gilt R = 2 000 mV/ 400 mA = 5 Ω,
bei (C) gilt R = 10 000 mV/ 20 mA = 500 Ω,
bei (D) gilt R = 50 000 mV/ 500 mA = 100 Ω,
bei (E) gilt R = 1000 000 mV/ 500 mA = 2000 Ω.

198 (D)

Nach dem ohmschen Gesetz gilt U = R I.
Bei R = 20 000 Ω und
I = 0,05 A
ergibt sich eine Spannung von 1000 V = 20 000 Ω · 0,05 A.

199 P, S. 119f.

Wie groß ist in nebenstehender Schaltung die Spannung U, wenn der Strommesser mit vernachlässigbarem Innenwiderstand eine Stromstärke I = 20 mA anzeigt?

(A) 100 V
(B) 250 V
(C) $1 \cdot 10^3$ V
(D) $4 \cdot 10^3$ V
(E) $1 \cdot 10^5$ V

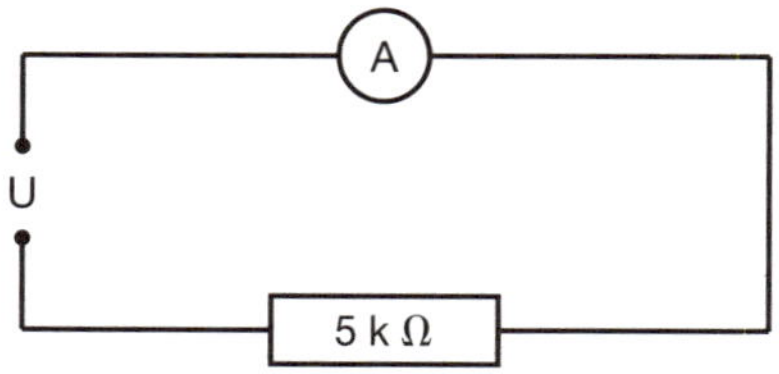

200, S. 119f.

Wie hoch ist in der obigen Schaltung die Stromstärke bei einem Widerstand von 10 kΩ ?

201 M, S. 119f.

Welche der folgenden Einheiten kann als Produkt von zwei anderen der aufgeführten Einheiten aufgefasst werden?

(A) Volt
(B) Ampere
(C) Ohm
(D) Farad
(E) keine

202 M, P, S. 123

Über die Stromstärken I_1, I_2 und I_3 in der Abbildung kann man folgende Aussage machen

(A) $I_1 + I_2 + I_3 = I_{ges}$
(B) $I_1 = I_2 = I_3$
(C) $I_1 > I_2 = I_3$
(D) $I_1 > I_2 > I_3$
(E) $I_2 = I_3 < I_1$

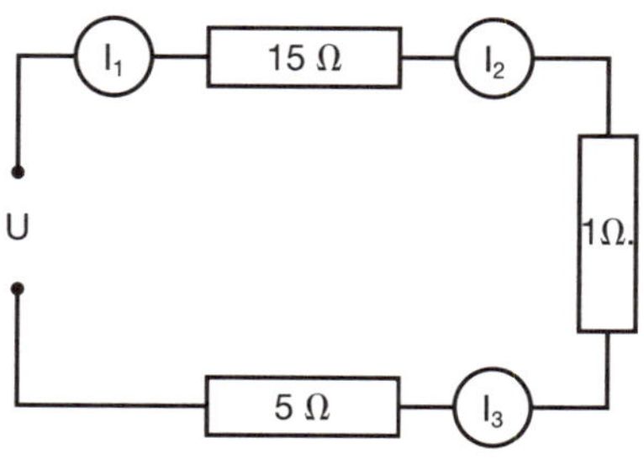

203, S. 119ff.

Berechnen Sie I_1, I_2, I_3, wenn U = 2,1 V!

199 (A)
Es gilt U = R I, also U = 5 kΩ · 20 mA = 100 V.

200
Bei doppeltem Widerstand ist die Stromstärke nur halb so groß, nämlich 10 mA. Rechenweg: I = U/R, sodass I = 100 V/10 000 Ω = 0,01 A

201 (A)
Der Widerstand R ergibt sich – analog zum Strömungswiderstand von Fluiden – als Quotient aus Spannung U und Stromstärke I:

$$R = \frac{U}{I} \qquad \text{Ohm} = \frac{\text{Volt}}{\text{Ampere}}$$

Ebenso ergibt sich die Einheit des Widerstandes, Ohm, als Quotient von Spannungs- und Stromstärkeeinheit. Durch Umformung erhält man:

Volt = Ohm · Ampere.

202 (B)
Die Stromstärke eines unverzweigten Stromkreises ist an allen Stellen gleich.

203
Im unverzweigten Stromkreis ergibt sich die Stromstärke I als Quotient aus Gesamtspannung U_{ges} und Gesamtwiderstand R_{ges}:

$$I_1 = I_2 = I_3 = \frac{U_{ges}}{R_{ges}} = \frac{2{,}1\ \text{V}}{21\ \Omega} = 0{,}1\ \text{A}$$

204 M, S. 123f.

Wie groß ist die Spannung U_2, die am Widerstand R_2 abfällt (siehe abgebildeten Schaltplan, U_0 = Klemmspannung)?

(A) $U_2 = U_0$
(B) $U_2 = U_0 \cdot R_2/(R_1 + R_2)$
(C) $U_2 = U_0 \cdot (R_1 + R_2)/R_2$
(D) $U_2 = U_0 \cdot R_2/R_1$
(E) $U_2 = U_0 \cdot R_1/R_2$

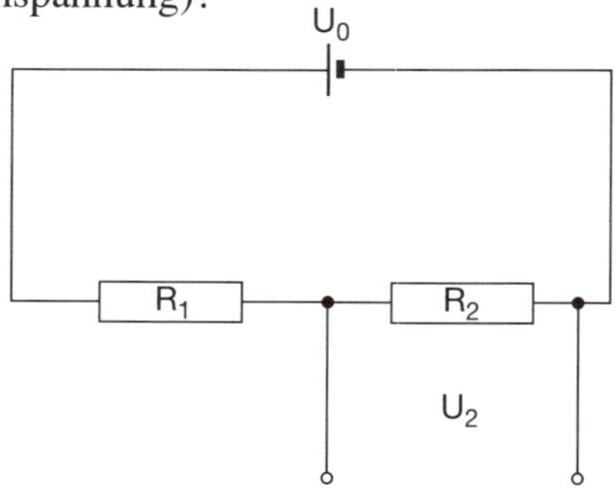

205 M, P, S. 123f.

Die Batterie in nebenstehender Schaltung hat eine Spannung von 10 V. Punkt P liegt gegegenüber Erde auf einer Spannung von

(A) +1 V
(B) –1 V
(C) +3 V
(D) –3 V
(E) keine der vorgegebenen Aussagen trifft zu

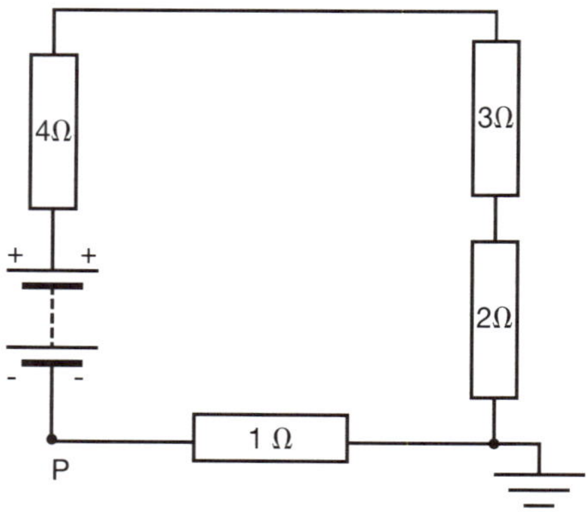

206 M, S. 123f.

Die Spannung zwischen den Klemmen I und II des Widerstands R_2 in dem nebenstehenden Schaltbild beträgt

(A) U = 2 V
(B) U = 4 V
(C) U = 5 V
(D) U = 12 V
(E) U = 16 V

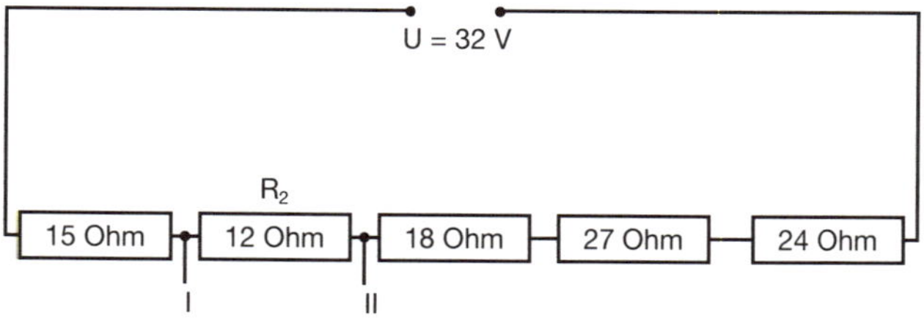

204 (B)

Bei einer Reihenschaltung fällt an jedem Widerstand soviel Spannung ab, wie dem Anteil dieses Widerstandes am Gesamtwiderstand entspricht. Der Gesamtwiderstand beträgt $R_1 + R_2$. Deshalb fällt an R_2 folgender Anteil an der Gesamtspannung U_0 ab:

$$U_2 = U_0 \ \ R_2/(R_1 + R_2)$$

Wenn beispielsweise U_0 = 10 V wäre und R_1 betrüge 90 Ohm und R_2 betrüge 10 Ohm, so betrüge der Gesamtwiderstand 100 Ohm. R_2 betrüge 10% vom Gesamtwiderstand und damit würde auch 10 % der Gesamtspannung an R_2 abfallen: U_2 = 1 V.

205 (B)

Die Gesamtspannung von 10 Volt fällt über einen Gesamtwiderstand von 10 Ohm ab. Pro Ohm fällt demnach eine Spannung von einem Volt ab. Die Erde markiert den Nullpunkt, P liegt zwischen der Erde und dem negativen Pol der Spannungsquelle, hat also gegenüber der Erde das Potenzial –1 V.
Für eine Reihenschaltung, bei der bekanntlich an allen Stellen dieselbe Stromstärke I_{ges} vorliegt, gilt für den Spannungsabfall U_R an einem Widerstand R:

$$U_R/R = U_{ges}/R_{ges} = I_{ges}, \quad \text{sodass} \quad U_R = U_{ges} \cdot R/R_{ges}$$

Für unsere Aufgabe lautet diese Formel für den Spannungsabfall:

$$U_R = 10\ \text{V} \cdot 1\ \Omega\ /10\Omega = 1\ \text{V}$$

206 (B)

Der Gesamtwiderstand der fünf Einzelwiderstände beträgt 96 Ω. Die Gesamtspannung von 32 V fällt über den Widerstand von 96 Ω ab, d.h. pro Ohm Widerstand fällt 0,33 Volt Spannung ab. Bei 12 Ω fallen demnach 12 · 0,33 V = 4 Volt Spannung ab.

2. Lösungsweg: Es gilt R = U/I und damit U = R I. Die Stromstärke I errechnet sich als I = U/R = 32 V/96 Ω = 0,33 A. In die obige Formel eingesetzt erhält man U = 12 Ω · 0,33 A = 4 V.

207 M, P, S. 124f.

Welche Aussage trifft nicht zu? Die Klemmspannung einer Batterie

(A) hat bei Kurzschluss den Wert $U = 0$

(B) hat bei Leerlauf einen für die jeweilige Batterie typischen Wert U_0 (Leerlaufspannung)

(C) ist gegenüber der Kurzschlussspannung um den Betrag $I \cdot R_i$ vermehrt (I = entnommene Stromstärke, R_i = Innenwiderstand)

(D) nimmt bei Stromentnahme einen Wert unterhalb der Leerlaufspannung an

(E) ist gegenüber der Leerlaufspannung um den Betrag $I \cdot R_i$ vermindert (I = entnommene Stromstärke, R_i = Innenwiderstand)

208 M, P, S. 124f.

Welches der folgenden Diagramme gibt qualitativ die Abhängigkeit der Klemmspannung U einer Batterie mit Innenwiderstand von dem entnommenen Strom I richtig wieder?

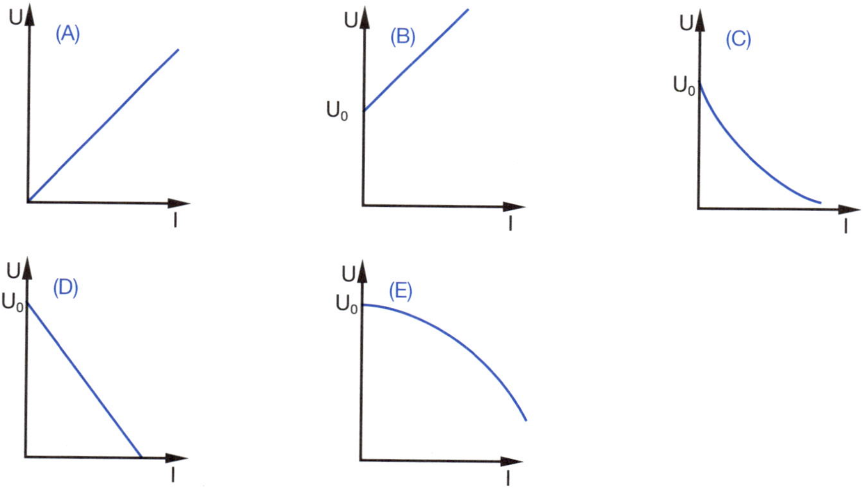

209 P, S. 124f.

Zeichnen Sie in das zutreffende Diagramm der vorigen Aufgabe die Kennlinie für den Fall ein, dass bei gleicher Leerlaufspannung der Innenwiderstand ca. doppelt so hoch ist.

207 (C)

Wenn C richtig wäre, wäre die Klemmspannung ja umso höher, je größer die Stromentnahme I ist.

208 (D)

Je größer der entnommene Strom I, desto geringer die Klemmspannung U_{Klemm}. Dies liegt daran, dass der Spannungsabfall U_i am Innenwiderstand R_i sich als $U_i = R_i\, I$ errechnet und proportional mit der entnommenen Stromstärke ansteigt.

$$U_{Klemm} = \text{Leerlaufspannung} - R_i\, I$$

209

Wenn der Innenwiderstand R_i verdoppelt wird, verdoppelt sich auch der Spannungsabfall $R_i\, I$ bei gegebener Stromstärke I. Deshalb sinkt die Klemmspannung doppelt so schnell ab.

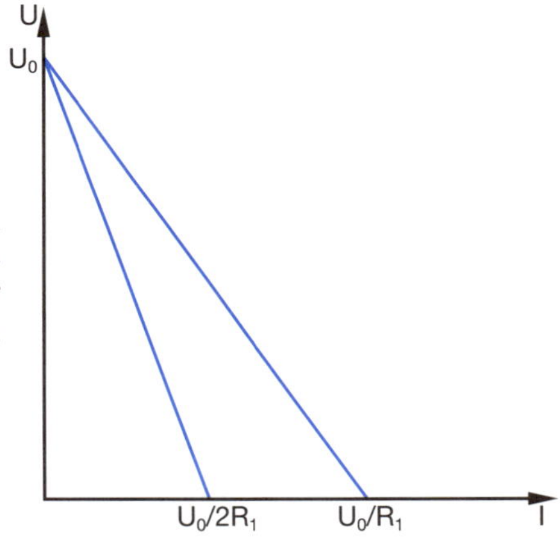

210 M, S. 124f.

Die Abbildung zeigt die Abhängigkeit der Klemmspannung U_K eines Bleiakkumulators (Innenwiderstand von der Stromstärke unabhängig) von dem Laststrom I_L. Welche Aussage(n) trifft (treffen) zu?

(1) Die Leerlaufspannung beträgt 2,0 V
(2) Der Akkumulator besitzt einen Innenwiderstand von ca. 0,02 Ω
(3) Der maximale Strom (bei Kurzschluss) kann aus dem Diagramm bestimmt werden

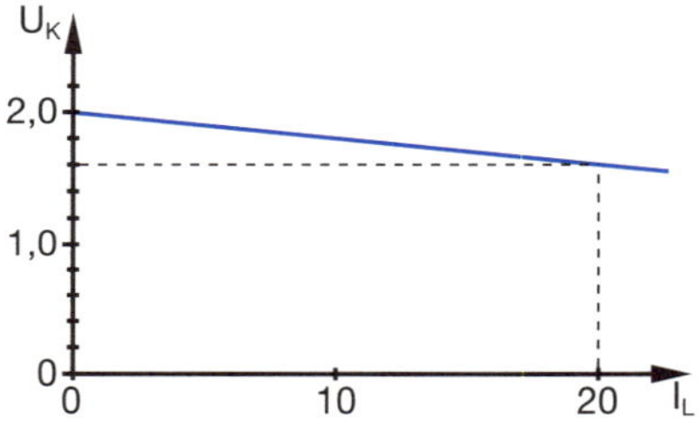

(A) nur 1 ist richtig
(B) nur 2 ist richtig
(C) nur 1 und 2 sind richtig
(D) nur 2 und 3 sind richtig
(E) 1 bis 3 = alle sind richtig

211 M, S. 124f.

Die Pole einer (galvanischen) Spannungsquelle mit der Leerlaufspannung U_0 = 110 mV und dem Innenwiderstand R_{innen} = 0,1 M Ω sind ausschließlich mit den Anschlüssen eines Voltmeters mit dem Innenwiderstand R_V = 1 M Ω verbunden. Welche Spannung liegt am Messgerät an und ist somit als Anzeige zu erwarten?

(A) 10 mV
(B) 50 mV
(C) 90 mV
(D) 100 mV
(E) 110 mV

212 M, S. 125ff.

Welche Aussage trifft zu? Der Spannungsabfall zwischen den Punkten A und B (s. Skizze) beträgt

(A) 1 V
(B) 3 V
(C) 6 V
(D) 10 V
(E) 12 V

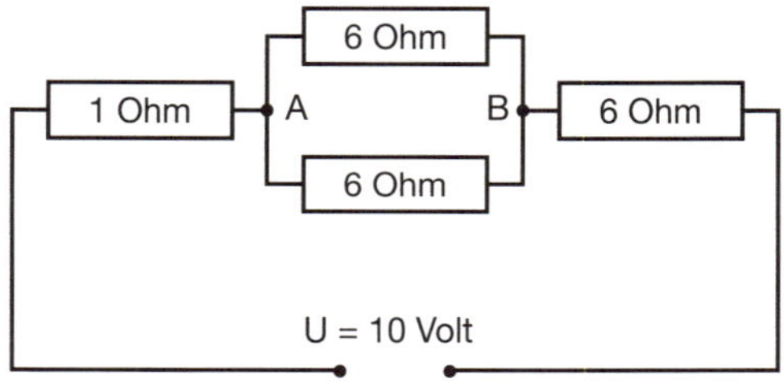

210 (C)

Aus dem Diagramm lässt sich ablesen, dass die Leerlaufspannung (bei $I_L = 0$ A) 2 V beträgt.
Bei 20 A beträgt die Klemmspannung U_K 1,6 V, d.h. über den Innenwiderstand R fällt bei I = 20 A eine Spannung von 0,4 V ab. Es gilt

$$R = U/I = 0{,}4\ V/20\ A = 0{,}02\ \Omega.$$

Aussage (3) ist zu verneinen. Rechnerisch oder geometrisch durch Verlängerung der Geraden würde sich beim Kurzschluss eine Stromstärke von 100 A ergeben. Die maximale Stromstärke wird jedoch nicht vom Innenwiderstand bestimmt, sondern von den chemischen Prozessen an den Akkumulatorplatten, die nicht in der Lage sind, diese Stromstärke über einen nennenswerten Zeitraum zu unterhalten.

211 (D)

Die Summe aus Innen- und Außenwiderstand beträgt 1,1 M Ω.
Zehn 11tel des Gesamtwiderstandes liegen im Voltmeter vor. Deshalb fallen auch zehn 11tel der Gesamtspannung am Voltmeter ab. Die Gesamtspannung beträgt 110 mV, zehn 11tel davon sind 100 mV.

212 (B)

Zunächst muss man den Gesamtwiderstand zwischen den Punkten A und B errechnen: $1/R_{ges} = 1/6\ \Omega + 1/6\ \Omega = 1/3\ \Omega$. Wir erhalten hieraus:

$$R_{AB} = 3\ \Omega$$

Dieser Widerstand ist in Reihe mit den anderen beiden Widerständen (1 Ω und 6 Ω) geschaltet. Der Gesamtwiderstand beträgt damit 10 Ω. Die Spannung von 10 V fällt über den Gesamtwiderstand von 10 Ω ab, d.h. pro Ohm fällt 1 Volt ab.
Weil $R_{AB} = 3\ \Omega$, ist auch der Spannungsabfall $U_{AB} = 3$ V.

213 M, S. 125ff.
Welche Aussage trifft zu? Über die Spannungen U_1, U_2 und U_3 in der Abbildung kann man folgende Aussage machen

(A) $U_1 = U_2 = U_3$
(B) $U_1 = U_2 > U_3$
(C) $U_1 = U_2 < U_3$
(D) $U_1 < U_2 < U_3$
(E) $U_0 = U_1 + U_2 + U_3$

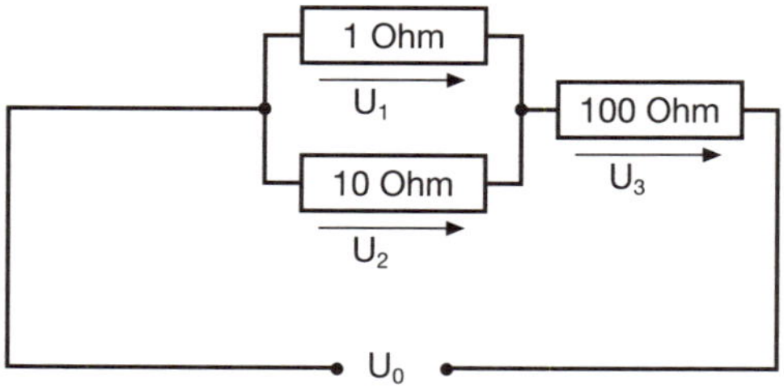

214 M, S. 125ff.
An den angegebenen Schaltkreis wird zwischen den Anschlussstellen (a) und (b) eine Spannung von U = 200 V angelegt.

(1) Der Gesamtstrom beträgt I = 20 A
(2) Der Gesamtwiderstand beträgt R = 5 Ω
(3) Die Ströme durch die Widerstände R_1 und R_2 sind gleich groß
(4) Die Spannung am Widerstand R_1 beträgt $U_1 = 50$ V

(A) nur 1 ist richtig
(B) nur 2 ist richtig
(C) nur 1 und 3 sind richtig
(D) nur 2 und 3 sind richtig
(E) nur 3 und 4 sind richtig

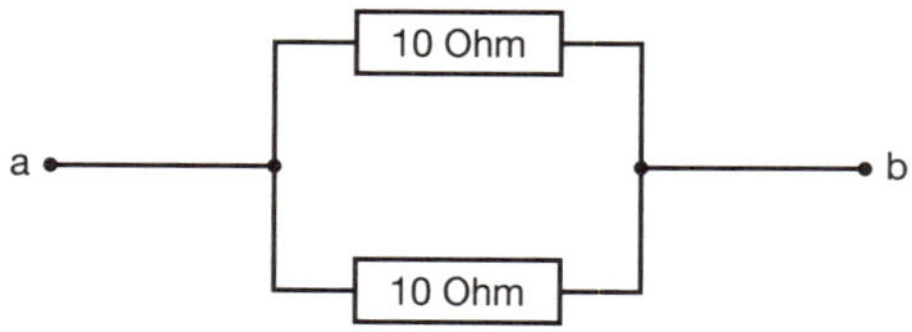

215 M, S. 125ff.
Im abgebildeten Schaltplan ist $U_x = 1/2\ U_k$, wenn

(A) $R_1 = R_2 = 1/2$ kΩ
(B) $R_1 = R_2 = 1$ kΩ
(C) $R_1 = R_2 = 2$ kΩ
(D) $R_1 = 2$ kΩ und $R_2 = 3$ kΩ
(E) $R_1 = 2$ kΩ und $R_2 = 4$ kΩ

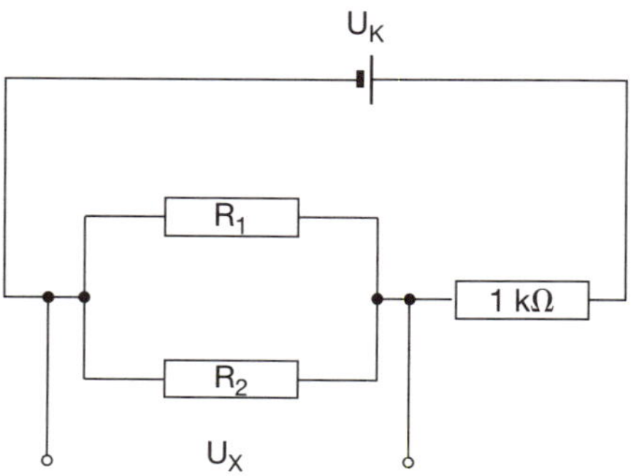

213 (C)

Weil U_1 und U_2 zwischen denselben Punkten des Schaltkreises liegen, sind U_1 und U_2 identisch.
Die beiden parallel geschalteten Widerstände von 1 Ω und 10 Ω haben einen Gesamtwiderstand von weniger als 1 Ω. Deshalb fällt der größte Teil der Gesamtspannung am 100-Ω-Widerstand ab.

214 (D)

Der Gesamtwiderstand R_{ges} beträgt:

$$1/R_{ges} = 1/R_1 + 1/R_2 = 1/10\ \Omega + 1/10\ \Omega = 2/10\ \Omega = 1/5\ \Omega.$$

Hieraus folgt $R_{ges} = 5\ \Omega$. Die Stromstärke I errechnet sich als

$$I = U/R = 200\ V/5\ \Omega = 40\ A.$$

Weil $R_1 = R_2$ fließt durch jeden Widerstand dieselbe Stromstärke, d.h. Aussage (3) ist zu bejahen.

215 (C)

Die Aufgabenstellung geht davon aus, dass die Spannung U_k zur Hälfte am 1 kΩ-Widerstand abfällt und zur Hälfte an den beiden parallel geschalteten Widerständen. Demnach müssen die beiden parallel geschalteten Widerstände zusammen einen Widerstand von 1 kΩ besitzen:

$$1/1\ k\Omega = 1/R_1 + 1/R_2$$

Diese Gleichung ist erfüllt, wenn R_1 und R_2 jeweils einen Wert von 2 kΩ haben.

216 M, S. 127ff.

Welchen Wert hat die elektrische Stromstärke durch den 15 Ω-Widerstand?

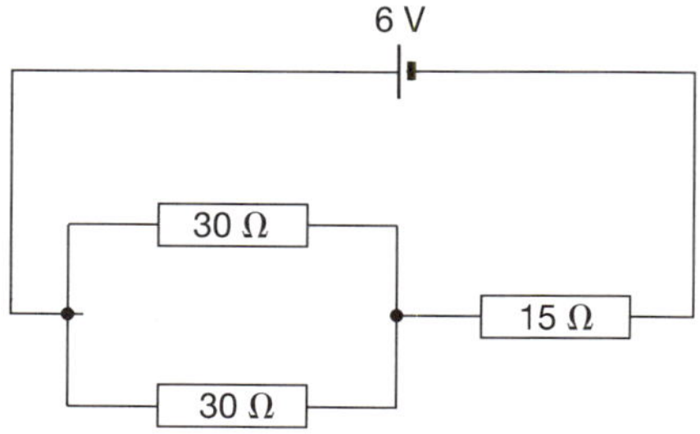

(A) 100 mA
(B) 200 mA
(C) 400 mA
(D) 900 mA
(E) 1,8 A

217 M, S. 127ff.

In einem Stromkreis seien vier gleiche Lampen wie aus der Zeichnung ersichtlich angeordnet. Was lässt sich über die Helligkeit der Lampen sagen?

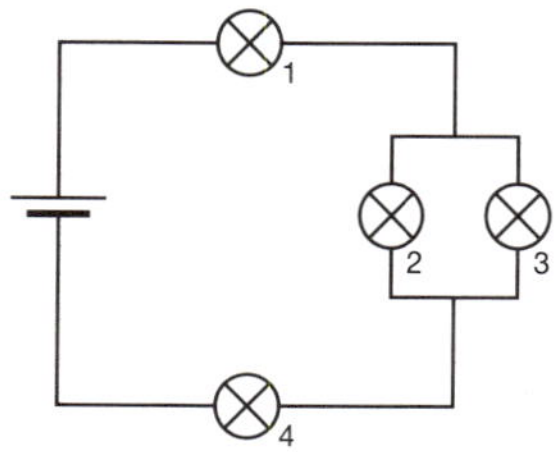

(A) Lampe 1 ist am hellsten.
(B) Lampe 4 ist am hellsten.
(C) Die Lampen 1 und 4 sind heller als 2 und 3.
(D) Die Lampen 3 und 4 sind heller als 1 und 2.
(E) Alle Lampen sind gleich hell.

218 M, S. 127ff, 132ff.

An eine Spannungsquelle des Haushaltsnetzes von 220 V werden 2 Glühlampen mit dem Aufdruck 15 W/220 V und 150 W/220 V in Reihe angeschlossen (siehe Abbildung).
Nach dem Einschalten

(A) brennt die 15-W-Lampe durch
(B) leuchtet die 15-W-Lampe fast gar nicht, die 150-W-Lampe fast normal
(C) leuchten beide Lampen fast gar nicht
(D) leuchtet die 15-W-Lampe fast normal, die 150-W-Lampe fast gar nicht
(E) brennt die 150-W-Lampe durch

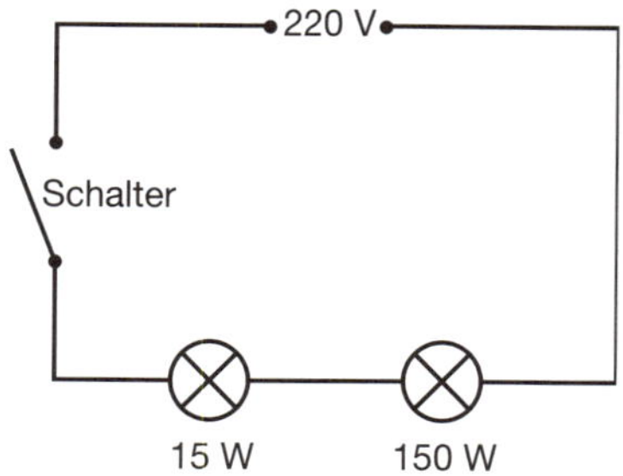

216 (B)

Die Parallelschaltung der beiden 30 Ω-Widerstände ergibt einen Gesamtwiderstand $R_{parallel}$ von 15 Ω, denn

$$1/R_{parallel} = 1/30\ \Omega + 1/30\ \Omega = 2/30\ \Omega = 1/15\ \Omega$$

Der Gesamtwiderstand der gesamten Schaltung errechnet sich als Summe der Widerstände der Parallelschaltung und des Einzelwiderstandes:

$$R_{gesamt} = R_{parallel} + R_{Einzel} = 15\ \Omega + 15\ \Omega = 30\ \Omega$$

Die Stromstärke errechnet sich nach dem ohmschen Gesetz als I = U/R:

$$I = 6\ V / 30\ \Omega = 0{,}2\ A = 200\ mA$$

217 (C)

Die Lampen 1 und 4 sind aus zweierlei Gründen heller als die Lampen 2 und 3:

1. Die Stromstärke in den Lampen 1 und 4 ist doppelt so hoch wie in den Lampen 2 und 3.
2. Der Spannungsabfall an den Lampen 1 und 4 ist (wegen des gleichen Innenwiderstands und der doppelten Stromstärke R = U/I, U = RI) doppelt so hoch wie an den Lampen 2 und 3. Damit weisen die Lampen 1 und 4 etwa die vierfache Leistungsaufnahme auf wie Nr. 2 und 3.

Der Unterschied zwischen 1 und 4 sowie 2 und 3 fällt sogar noch größer aus, wenn man bedenkt, dass sich die Glühdrähte in 2 und 3 wesentlich weniger erhitzen als die von Nr. 1 und 4 und dass dadurch der Innenwiderstand und Spannungsabfall von 2 und 3 noch niedriger ist.

218 (D) (Fortsetzung S. 129)

Zunächst berechnen wir, wie hoch die Stromstärke ist, die bei 220 Volt durch die Lampen fließt. Generell ergibt sich die Leistung als Produkt aus Spannung und Stromstärke, sodass für die 15-W-Lampe folgendes gilt:

$$15\ W = 220\ V \cdot I_{15} \quad \text{sodass} \quad I_{15} = 15\ W/220\ V = 0{,}068\ A.$$

Durch die 150-W-Lampe fließt bei 220 V ein Strom von

$$I_{150} = 150\ W/220\ V = 0{,}68\ A.$$

Hieraus errechnen sich die Innenwiderstände von R_{15} = 220 V/0,068 A = 3230 Ω sowie R_{150} = 220 V/0,68 A = 323 Ω. Ergebnis: Die 15-W-Lampe hat einen zehnfach höheren Innenwiderstand als die 150-W-Lampe.

219 M, S. 132ff.

In einem Stromkreis seien vier gleiche Lampen wie aus der Zeichnung ersichtlich angeordnet.
Was lässt sich über die Helligkeit der Lampen sagen?

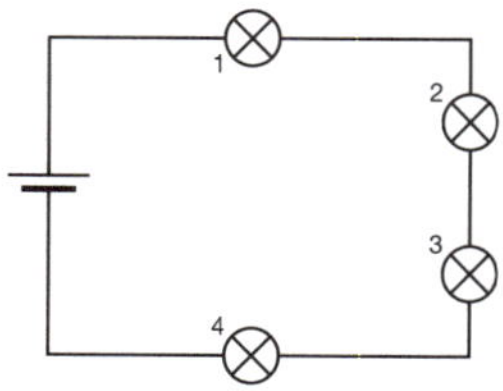

(A) Lampe 1 ist am hellsten.
(B) Lampe 4 ist am hellsten.
(C) Lampe 1 und 4 sind heller als Lampe 2 und 3.
(D) Lampe 2 und 3 sind heller als Lampe 1 und 4.
(E) Alle Lampen sind gleich hell.

220 P, S. 126

In der nebenstehenden Skizze sind an einem Stromknoten die Stromstärken der zu- und abfließenden Ströme eingetragen. Welche Angabe muss an dem noch unbeschrifteten Stromzweig stehen?

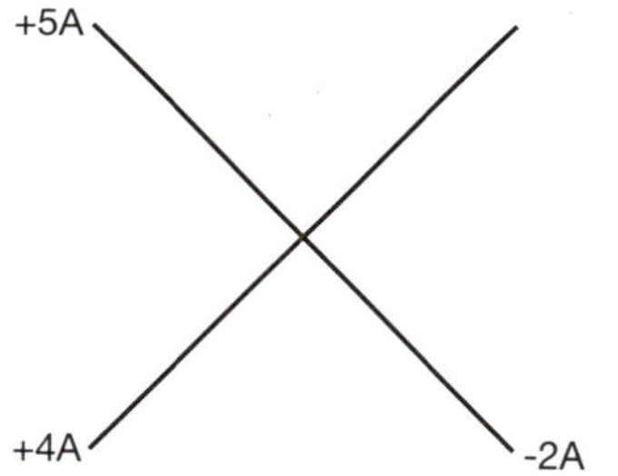

(A) + 11 A
(B) – 2,5 A
(C) – 7 A
(D) – 10 A
(E) – 11 A

221 M, P, S. 127ff.

Die Spannung an dem Widerstand R und der Strom durch den Widerstand R soll mit Drehspulinstrumenten gemessen werden (s. Skizze).

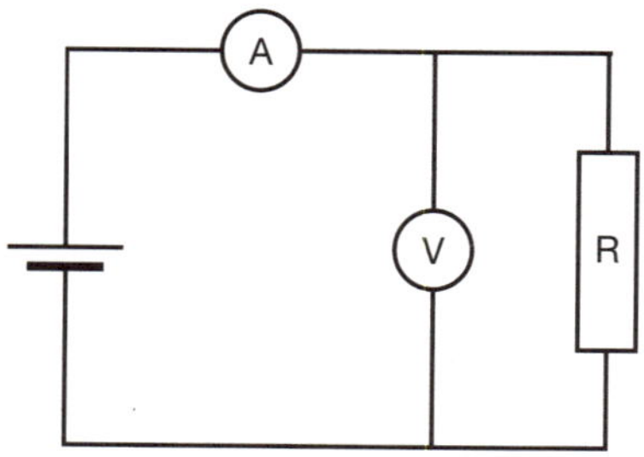

(A) Spannung und Strom werden richtig bestimmt.
(B) Die Spannung wird zu klein, der Strom zu groß bestimmt.
(C) Die Spannung wird richtig, der Strom zu groß bestimmt.
(D) Die Spannung wird zu groß, der Strom richtig bestimmt.
(E) Die Spannung wird zu groß, der Strom zu klein bestimmt.

Deshalb fallen 10/11 der Spannung, also 200 Volt, an der 15-W-Lampe ab, aber nur 1/11, also 20 Volt, an der 150-W-Lampe.

219 (E)

Alle Lampen brennen gleich hell, denn es liegt ein unverzweigter Stromkreis vor, sodass durch alle Lampen dieselbe Stromstärke fließt. Weil alle Lampen gleich sind, besitzen sie denselben Widerstand, woraus folgt, dass an allen Lampen derselbe Spannungsabfall auftritt.

220 (C)

Nach dem ersten kirchhoffschen Gesetz, der sog. Knotenregel, ist an einem Verzweigungspunkt die Summe der zufließenden Ströme (positives Vorzeichen) gleich der Summe der abfließenden Ströme (negatives Vorzeichen).
Die zufließenden Stromstärken betragen 9 A, folglich müssen die abfließenden Stromstärken ebenfalls 9 A betragen, aber mit einem negativen Vorzeichen, also –9A.

221 (C)

Die Spannung wird richtig bestimmt, denn am Voltmeter liegt dieselbe Spannung wie am Widerstand. Die Stromstärke wird als etwas zu hoch bestimmt, denn das Amperemeter misst sowohl den Strom I_R, der durch den Widerstand fließt, als auch den Strom I_V, welcher durch das Voltmeter fließt. Voltmeter haben stets einen hohen Innenwiderstand, sodass der Strom I_V nicht sehr hoch sein dürfte. Wenn jedoch der Widerstand R groß ist, ist I_R ebenfalls klein, sodass der prozentuale Fehler sehr groß sein kann.

222, S. 127ff.

Wie könnte man den Nachteil der Schaltung in Aufgabe 221 beheben?

223 M, S. 127ff.

Strommesser werden

(A) in Serie in den Stromkreis geschaltet, ihr Innenwiderstand soll möglichst groß sein
(B) parallel zum Verbraucher geschaltet, ihr Innenwiderstand soll möglichst groß sein
(C) in Serie in den Stromkreis geschaltet, ihr Innenwiderstand soll möglichst klein sein
(D) parallel zum Verbraucher geschaltet, ihr Innenwiderstand soll möglichst klein sein
(E) parallel zum Verbraucher geschaltet, der Innenwiderstand spielt keine Rolle

224 M, S. 127ff.

Wie viele Instrumente werden bei der nebenstehenden Schaltung zur Spannungsmessung verwendet?

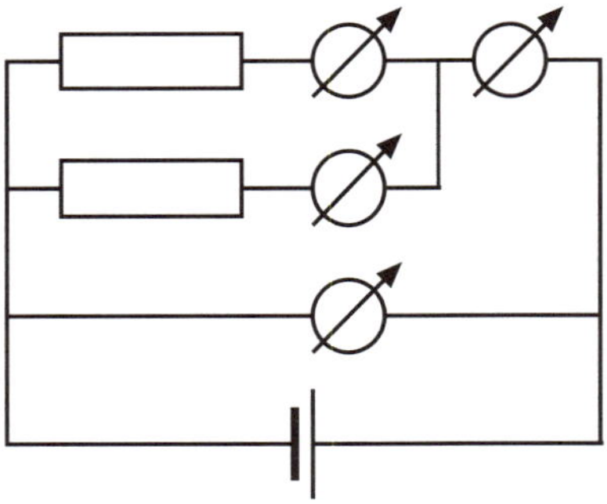

(A) keines
(B) eins
(C) zwei
(D) drei
(E) vier

225 M, S. 127ff.

Welche der angegebenen Schaltungen ist am besten geeignet, die Strom-Spannungs-Kennlinie eines Widerstandes R zu messen, wenn der Widerstand R etwa gleich dem Innenwiderstand R_i des Spannungsmessgerätes und der Innenwiderstand des Strommessgerätes vernachlässigbar klein ist?

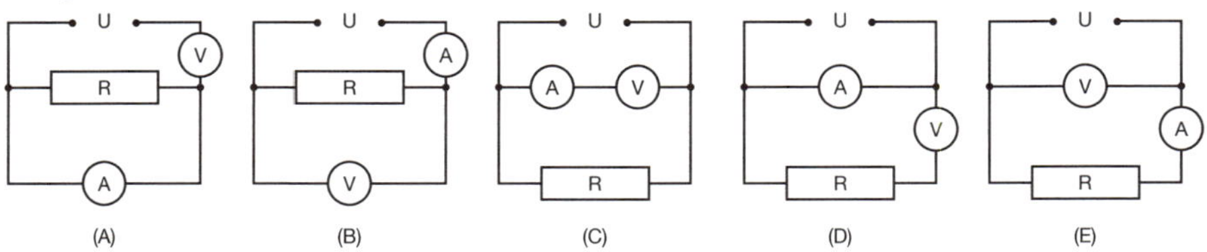

222

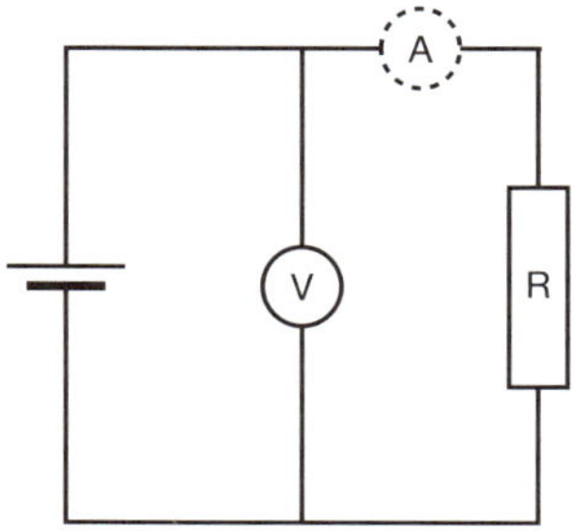

1. Möglichkeit: Man kann das Amperemeter in die gestrichelt eingezeichnete Position bringen. Es misst dort nur den durch den Widerstand fließenden Strom I_R. Allerdings zeigt jetzt das Voltmeter eine höhere Spannung an, als am Widerstand R abfällt, denn auch zwischen den Anschlüssen des Amperemeters besteht ein Spannungsabfall. Die Höhe des Spannungsabfalls am Amperemeter hängt ab vom Verhältnis des Amperemeterinnenwiderstandes (der klein ist) zum Widerstand R. Bei einem niedrigen Widerstand R kann die am Amperemeter abfallende Spannung im Verhältnis zum am Voltmeter gemessenen Gesamtspannungsabfall bedeutsam sein.

2. Möglichkeit: Man misst Strom und Spannung nacheinander.

223 (C)

Strommesser (Amperemeter) werden in Serie zum Verbraucher geschaltet, weil sie den durch den Verbraucher fließenden Strom messen sollen. Ihr Innenwiderstand ist möglichst klein, damit die am Verbraucher anliegende Spannung nicht zu sehr vermindert wird.

224 (B)

Das untere Messgerät, welches parallel zu den beiden Widerständen und den drei Amperemetern geschaltet ist, wird zur Spannungsmessung verwendet.

225 (E)

Sowohl in Schaltung B als auch in Schaltung E sind das Amperemeter in Serie und das Voltmeter parallel geschaltet. Schaltung B ist aber deshalb nicht brauchbar, weil man nicht entscheiden kann, welcher Anteil des vom Amperemeter gemessenen Stroms durch den Widerstand und welcher Teil durch das Voltmeter fließt.
In der Aufgabenstellung heißt es, dass der Innenwiderstand des Strommessgerätes vernachlässigbar klein sei, sodass auch der Spannungsabfall im Strommessgerät „vernachlässigbar klein“ sein dürfte, zumal R etwa so groß ist wie der Innenwiderstand des Voltmeters.

226 M, S. 127ff.

In den Schaltungen A bis E werden bei einer Spannung U = 6 V und einem Widerstand R = 5 Ω Messinstrumente mit den folgenden Daten benutzt:

Messbereich 1 A, Innenwiderstand 0,2 Ω
Messbereich 10 V, Innenwiderstand 10 kΩ

Durch welche Schaltung wird ein Messgerät unzulässig (über den Messbereich hinaus) überlastet?

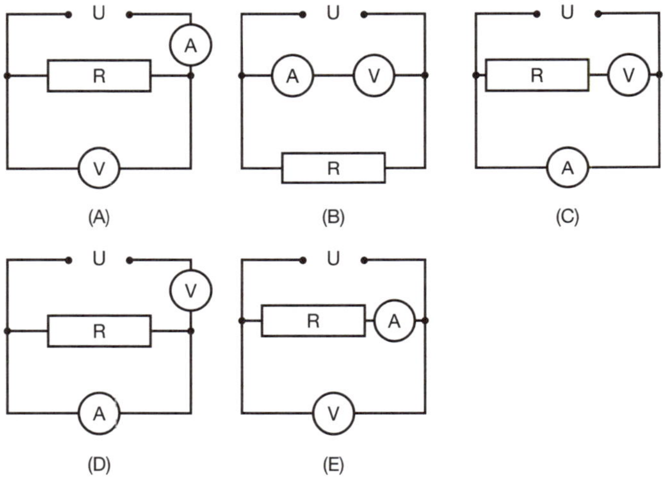

227 P, S.130

Welchen Aussagen stimmen Sie zu? Mit der poggendorffschen Kompensationsmethode soll eine unbekannte Spannung U_x bestimmt werden. Die Spannung der Vergleichsspannungsquelle beträgt 2,0 V. Bei der Messung

(1) darf die zu bestimmende Spannung U_x nicht größer als 2,0 V sein
(2) muss das Potenziometer so eingestellt werden, dass das Nullinstrument stromlos ist
(3) darf der Potenziometerwiderstand nicht mehr als 2,0 Ω betragen

(A) nur 2
(B) nur 1 und 2
(C) nur 1 und 3
(D) nur 2 und 3
(E) 1 bis 3 (alle)

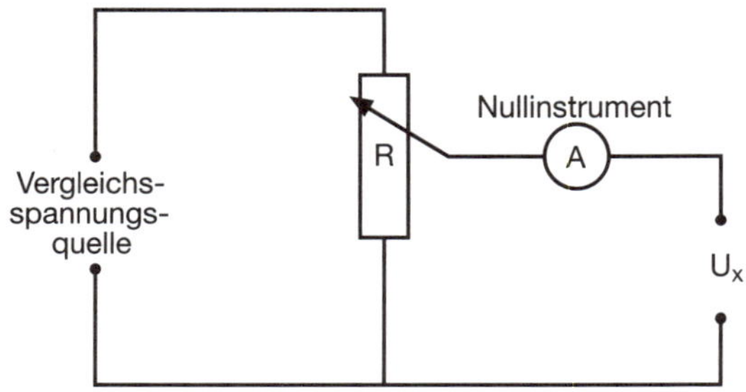

226 (C)

In Schaltung (C) ist das Amperemeter parallel geschaltet. Rechnerisch ergibt sich bei 6 V und 0,2 Ω eine Stromstärke von 30 Ampere, die den Messbereich von 1 A unzulässig überschreitet. In Wirklichkeit wird jedoch die Stromstärke unter 30 A liegen, weil auch die Spannungsquelle einen Innenwiderstand besitzt.
Auch in Schaltung (D) ist das Amperemeter unsinnigerweise parallel zum Verbraucher geschaltet, aber hier wird das Amperemeter nicht überlastet, denn wegen des hohen Widerstands des Voltmeters beträgt die Stromstärke $I = U/R = 6V/10\,000\ \Omega$ weniger als 1 mA.
Bei Schaltung (A) ist eine Stromstärke von etwas mehr als 1 A zu erwarten, der genaue Wert hängt vom Innenwiderstand der Spannungsquelle ab. Das Amperemeter wird hierdurch jedoch nicht unzulässig überlastet.

227 (B)

Das Potenziometer R ist ein veränderbarer Widerstand, der so eingestellt wird, dass das Nullinstrument stromlos wird. Dann ist die am Potenziometer abgegriffene Spannung gleich der zu messenden Spannung U_x.
Die Höhe der abgegriffenen Spannung kann man an einer am Potenziometer angebrachten Skala ablesen. Sie kann jedoch niemals höher als die Vergleichsspannungsquelle (2 V) sein, weshalb Aussage (1) zutrifft.
Der Vorteil der poggendorffschen Kompensationsmethode liegt darin, dass bei richtig eingestelltem Potenziometer kein Strom fließt und dass deshalb die in Aufgabe 221 und 222 besprochenen Probleme nicht auftreten.

228 M, S. 127ff.

Vier Bleiakkumulatoren gleicher Spannung U = 2 V sind wie in nebenstehender Abbildung geschaltet.
Die Spannung U_x beträgt

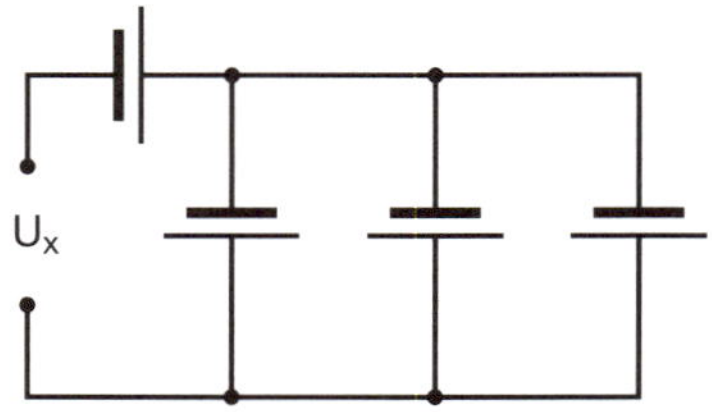

(A) $U_x = 8$ V
(B) $U_x = 6$ V
(C) $U_x = 4$ V
(D) $U_x = 2$ V
(E) $U_x = (2 + 2/3)V = 8/3$ V

229 M, P, S. 131

Eine wheatstonesche Brückenschaltung, die im unteren Zweig einen homogenen Leiter der Länge 64 cm besitzt, sei abgeglichen (s. Skizze). Der verschiebbare Abgriff auf dem homogenen Leiter sei 16 cm vom linken Ende des Leiters entfernt. Der Widerstandswert $R_1 = 60\ \Omega$ sei bekannt. Wie groß ist R_2?

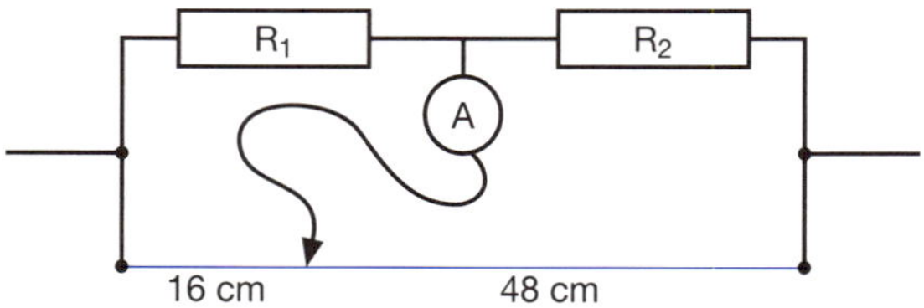

(A) 180 Ohm
(B) 240 Ohm
(C) 15 Ohm
(D) 20 Ohm
(E) 75 Ohm

230 M, P, S. 132f.

Gegeben sei ein elektrisches Heizgerät mit 2200 W, welches mit 220 V Wechselspannung betrieben wird. Wie hoch sind Stromstärke, Widerstand und Energieverbrauch pro Stunde?

231 M, S. 132f.

Welche der folgenden Einheiten kann als Produkt von zwei anderen der aufgeführten Einheiten aufgefasst werden?

(A) Volt
(B) Ampere
(C) Watt
(D) Farad
(E) keine

228 (C)

Die drei rechts angeordneten Akkumulatoren sind parallel geschaltet. Sie erzeugen eine Spannung von 2 V. Zusätzlich ist der Akkumulator links oben in Reihe geschaltet. Seine Polung entspricht der Polung der anderen Akkumulatoren. Deshalb addiert sich seine Spannung von 2 V zu der Spannung der anderen Akkumulatoren zu 4 V.
Wird die Polung des in Reihe geschalteten Akkumulators umgedreht, resultiert eine Gesamtspannung von 0 V.

229 (A)

Wenn die wheatstonesche Brückenschaltung abgeglichen ist, bedeutet dies, dass im Amperemeter kein Strom fließt, d.h. dass die vom Messinstrument verbundenen Punkte keine Spannungsdifferenz aufweisen. In diesem Fall wird die Gesamtspannung vom oberen Widerstandspaar im gleichen Verhältnis geteilt wie vom unteren Widerstandspaar. Das Teilungsverhältnis beim unteren Widerstandspaar beträgt 16/48, also 1/3. Demnach muss der fragliche Widerstand dreimal so hoch sein wie der bekannte Widerstand von 60 Ω: $3 \cdot 60\ \Omega = 180\ \Omega$

230

Die Leistung P ergibt sich als Produkt der Effektivwerte von Stromstärke und Spannung: $P = I_{eff}\ U_{eff}$. Bei P = 2200 W und $U_{eff} = 220$ V erhalten wir für $I_{eff} = 10$ A.
Der Widerstand R ist der Quotient aus Spannung U und Stromstärke I.
R = 220 V/10 A = 22 Ω.
Der Energieverbrauch pro Stunde beträgt 2200 W · 1 Stunde = 2,2 kWh oder – multipliziert mit der Zahl der in 1 Stunde vorhandenen Sekunden – 2200 W · 3600 s = 7,92 MWs = 7,92 MNm = 7,92 MJ.

231 (C)

Die elektrische Leistung ergibt sich als Produkt von Spannung und Stromstärke. In gleicher Weise ergibt sich die Einheit der elektrischen Leistung als Produkt der Einheiten von Spannung und Stromstärke:

$$1\ \text{Watt} = 1\ \text{Volt} \cdot 1\ \text{Ampere}$$

232 M, S. 132f.

Ein elektrisches Gerät nimmt eine Leistung P = 200 W auf, wenn man es an eine Spannung U = 200 V anschließt. Dann beträgt der Widerstand R des Gerätes

(A) R = 1/2 Ω
(B) R = 2 Ω
(C) R = 200 Ω
(D) R = 400 Ω
(E) R = 20 Ω

233 M, S. 132f.

Ein Stromkreis mit der üblichen technischen Spannung des Haushaltes ist mit 16 A abgesichert. Welche Leistung kann diesem Stromkreis maximal längerfristig entnommen werden?

(A) 3,5 kW
(B) 16 VA
(C) 220 W
(D) 3 500 J
(E) 4 900 Ws

234 P, S. 132f.

Welche Größe wird beim Strom ablesen gemessen?

(A) Arbeit
(B) Leistung
(C) Spannung
(D) Strom
(E) Frequenz

235 M, S. 133f.

Die spezifische elektrische Leitfähigkeit ist abhängig von

(1) Stoff
(2) Temperatur
(3) Abmessungen des Leiters
(4) spezifischer Wärmekapazität

(A) nur 1 und 2 sind richtig
(B) nur 2 und 4 sind richtig
(C) nur 3 und 4 sind richtig
(D) nur 2, 3 und 4 sind richtig
(E) 1 bis 4 = alle sind richtig

236 M, S. 133f.

Welche Aussage zur elektrischen Stromleitung trifft nicht zu?

(A) Das Fließen eines elektrischen Stromes ist immer mit dem Entstehen eines Magnetfeldes verbunden.
(B) In Metallen erfolgt der Ladungstransport durch Elektronen.
(C) In Elektrolyten erfolgt der Ladungstransport durch Ionen.
(D) In Metallen steigt der Widerstand mit zunehmender Temperatur.
(E) In Elektrolyten sinkt die Leitfähigkeit mit zunehmender Temperatur.

232 (C)

Wenn bei U = 200 V die Leistung P = U · I = 200 W beträgt, so hat I den Wert von I = 1 A.
Der Widerstand R errechnet sich als

$$R = U/I = 200\ V/1\ A = 200\ \Omega.$$

233 (A)

Die elektrische Leistung ergibt sich als Produkt von Spannung und Stromstärke. Bei U = 220 V und I = 16 A ergibt sich die Leistung P als P = 220 V · 16 A = 3520 VA = 3520 W = 3,52 kW.

234 (A)

Beim Stromverbrauch wird nicht der Strom selber – die Elektronen –, sondern die Energie verbraucht, die die Elektronen antreibt. Man sagt, dass elektrische Energie eine sehr hochwertige Energieform sei, und meint damit, dass man sie mit sehr hohem Wirkungsgrad in andere Energieformen (mechanische Energie, Licht, Schall usw.) überführen kann. Dies ist insbesondere bei der Wärmeenergie – wie im Kompendium auf Seite 85 besprochen wird – nicht der Fall; bei der Umwandlung von Wärmeenergie in mechanische und dann elektrische Energie geht ca. 2/3 als Abwärme verloren. Deshalb sind elektrische Heizungen energiepolitisch höchst bedenklich.

235 (A)

Die *spezifische* elektrische Leitfähigkeit ist eine Materialkonstante und ist deshalb von den Abmessungen des Leiters unabhängig. Die elektrische Leitfähigkeit bzw. der Kehrwert davon, der elektrische Widerstand, sind sehr wohl von den Abmessungen des Leiters abhängig.
Die Wärmekapazität hat nichts mit der elektrischen Leitfähigkeit zu tun.

236 (E)

In Elektrolytlösungen findet die elektrische Leitung statt, indem sich die Ionen zur gegennamigen Elektrode bewegen. Mit zunehmender Temperatur nimmt die Beweglichkeit der Ionen zu und damit auch die elektrische Leitfähigkeit der Elektrolytlösung.

237 P, S. 136ff.

Welchen der folgenden Aussagen stimmen Sie zu? Für das Magnetfeld eines Stabmagneten gilt:

(1) Das Magnetfeld außerhalb des Magneten ist homogen
(2) Das Magnetfeld außerhalb des Magneten ist inhomogen
(3) Außerhalb des Magneten verlaufen die Feldlinien vom Nordpol (N) zum Südpol (S)
(4) Die magnetische Feldstärke H lässt sich angeben in der Einheit A/m

(A) nur 1 und 2
(B) nur 1 und 4
(C) nur 2 und 3
(D) nur 1, 3 und 4
(E) nur 2, 3 und 4

238 P, S. 137ff.

Welche Aussage trifft zu? Die Permeabilitätszahl von paramagnetischen Stoffen ist

(A) negativ
(B) positiv, aber sehr klein gegen 1
(C) etwas kleiner als 1
(D) etwas größer als 1
(E) groß gegen 1

239 M, S. 139

Der elektrische Strom hat

	magnetische Wirkung	chemische Wirkung	Wärmewirkung
(A)	stets	stets	stets
(B)	meistens	meistens	meistens
(C)	stets	manchmal	stets
(D)	stets	manchmal	meistens
(E)	meistens	manchmal	stets

237 (E)
Das Magnetfeld ist inhomogen, denn es ist an den Polen, wo die Feldlinien ein- und austreten, besonders stark. (4) wird im Kompendium auf Seite 141 besprochen.

238 (D)
Die Permeabilitätszahl bzw. relative Permeabilität μ gibt an, um wie viel der betreffende Stoff die magnetische Feldstärke gegenüber dem Vakuum erhöht. Paramagnetische Stoffe wie Aluminium oder Platin sammeln die Feldlinien, sodass diese Stoffe stärker vom Magnetfeld durchflutet werden als die Umgebung. Diese sammelnde Wirkung ist jedoch nur sehr gering, sodass μ nur etwas größer ist als 1.
Bei ferromagnetischen Stoffen wie Eisen, Nickel oder Kobalt ist μ keine Konstante und hängt von den vorausgegangenen magnetischen Einwirkungen ab. μ ist hier erheblich größer als 1 und kann im Extremfall Werte bis 300 000 annehmen.

239 (C)
Die Bewegung elektrischer Ladungsträger hat stets eine magnetische Wirkung zur Folge. Eine chemische Wirkung tritt nur in Elektrolytlösungen auf, wozu auch Batterien und Akkumulatoren gehören. Eine Wärmewirkung ist stets vorhanden, denn jeder elektrische Leiter hat einen Widerstand. Widerstand bedeutet, dass beim Stromfluss eine Spannungsdifferenz zwischen den Enden des Leiters vorliegen muss. Diese Spannungsdifferenz bedeutet einen Verlust an elektrischer Energie. Die „verloren gehende“ Energie verwandelt sich in Wärme.
Lediglich unter den sehr speziellen Bedingungen der Supraleitung ist ein Stromfluss ohne ohmschen Widerstand und ohne dadurch verursachte Wärmewirkung möglich. Deshalb könnte man sich auf den Standpunkt stellen, dass neben Lösung (C) zusätzlich Lösung (D) richtig sei.

240 M, P, S. 140f.

Welche Aussage trifft zu?

Ein gerader zylindrischer Leiter werde von einem elektrischen Strom durchflossen.

(A) Außerhalb des Leiters gibt es kein magnetisches Feld
(B) Außerhalb des Leiters befindet sich ein Magnetfeld, das die gleiche Richtung hat wie der Strom
(C) Außerhalb des Leiters befindet sich ein homogenes zirkuläres Magnetfeld
(D) Außerhalb des Leiters befindet sich ein zirkuläres Magnetfeld, dessen Feldstärke mit wachsendem Abstand vom Leiter abnimmt
(E) Außerhalb des Leiters befindet sich ein radiales magnetisches Feld

241 P, S. 140f.

Welche Aussagen treffen für die magnetische Feldstärke in der Mitte einer von Gleichstrom durchflossenen geraden Spule zu?

(1) Kann in A/m gemessen werden
(2) Ist proportional der Windungszahl
(3) Ist proportional der Stromstärke
(4) Ist umgekehrt proportional der Länge

(A) nur 1 und 2
(B) nur 1, 2 und 4
(C) nur 2 und 3
(D) nur 1, 2 und 3
(E) 1 bis 4

242 P, S. 144ff.

Welche Aussage trifft zu? Eine Spule (Querschnittsfläche A) mit n Windungen wird von einem magnetischen Feld der Flussdichte B senkrecht zur Windungsfläche durchsetzt. Das Induktionsgesetz ergibt für die am Messgerät feststellbare Spannung U_{ind}:

(A) $U_{ind} = -n^2 A\, dB/dt$
(B) $U_{ind} = -n/A \cdot dB/dt$
(C) $U_{ind} = -n\, \mu_0\, dB/dt$
(D) $U_{ind} = -n/A\, \mu_0 \cdot dB/dt$
(E) $U_{ind} = -nA\, dB/dt$

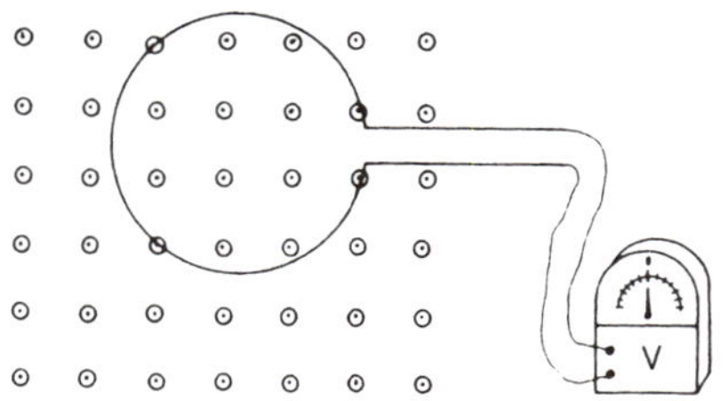

240 (D)

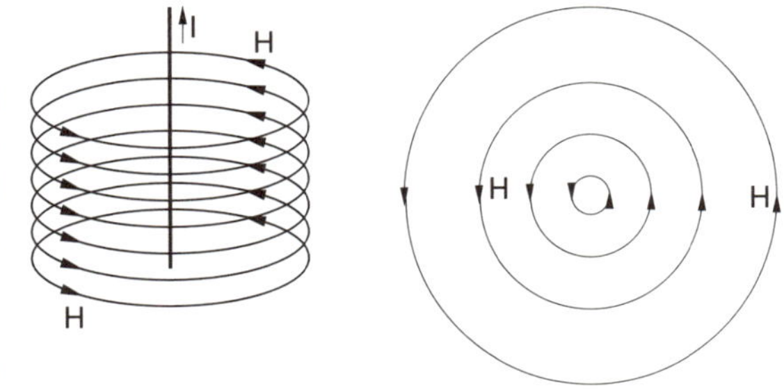

Die nebenstehenden Abbildungen geben das Feld einmal in perspektivischer Darstellung und einmal im Querschnitt senkrecht zum Leiter wieder.
Bei der perspektivischen Darstellung wurden nur die Feldlinien berücksichtigt, die eine ganz bestimmte Entfernung zum Leiter haben, damit das Bild übersichtlich bleibt.

241 (E)

Die magnetische Feldstärke H im Innern einer langen, von Gleichstrom durchflossenen Spule errechnet sich als

$$H = \frac{n\,I}{l}$$

wobei I die Stromstärke, n die Windungszahl und l die Länge ist. Die Einheit im SI beträgt A/m.

242 (E)

Die induzierte Spannung ist proportional der Änderung des Kraftflusses dΦ pro Zeiteinheit dt und proportional der Windungszahl n:

$$U_{ind} = -n\,\frac{d\Phi}{dt} \qquad (\Phi\text{: sprich phi})$$

Der Kraftfluss Φ ergibt sich als Skalarprodukt aus dem Spulenquerschnitt $\vec{A}$ und der Kraftflussdichte $\vec{B}$

$$\Phi = \vec{A}\,\vec{B}$$

243 M, P, S. 147f.

Welche der gezeichneten zeitlichen Spannungsverläufe haben den gleichen Effektivwert?

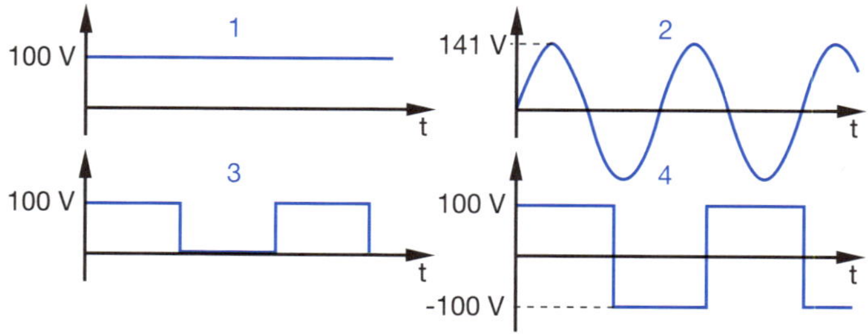

(A) nur 1 und 2
(B) nur 1 und 3
(C) nur 2 und 3
(D) nur 1, 2 und 4
(E) 1 bis 4 (alle)

244 P, S. 147f.

Welche Aussage trifft zu? Das unten stehende Diagramm soll eine Wechselspannung $U = U_0 \sin \omega t$ darstellen. ($\omega = 2 \pi f$)

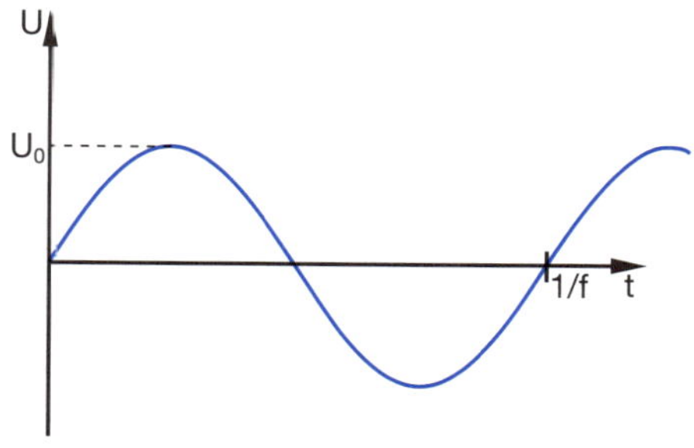

(A) An der Abszisse muss 1/f durch $1/\omega$ ersetzt werden
(B) An der Ordinate muss U_0 durch die Effektivspannung U_{eff} ersetzt werden
(C) Für den Zusammenhang zwischen Scheitelwert U_0 und Effektivwert gilt $U_0 = 1/\sqrt{2}\ U_{eff}$
(D) Bei technischem Wechselstrom ist $\omega = 220$ Hz
(E) Keine der vorstehenden Aussagen trifft zu

243 (D)

Unter den Effektivwerten von Strom und Spannung eines Wechselstromes versteht man die Werte, die ein Gleichstrom annehmen muss, um in einem ohmschen Leiter dieselbe Wärmewirkung zu erzielen. Bei sinusförmigen Strom- und Spannungsverläufen ergeben sich die Effektivwerte durch Division der Scheitelwerte durch $\sqrt{2} = 1{,}41$, d.h. die Effektivwerte betragen das 0,71-fache der Scheitelwerte. Die üblichen Messgeräte für Wechselstrom sind auf Effektivwerte geeicht.

244 (E)

Keine der vorstehenden Antworten trifft zu. Erläuterung:

(A) Der Wert $1/f = T$ gibt die Schwingungsdauer T an und ist richtig eingetragen.

(B) und (C): Die Effektivspannung U_{eff} erhält man durch Division des Scheitelwerts U_0 durch $\sqrt{2}$:

$$U_{eff} = U_0/\sqrt{2}$$

D) Technischer Wechselstrom hat eine Spannung von 220 V bis 230 V und eine Frequenz f = 50 Hz.
Die Kreisfrequenz ω errechnet sich als

$$\omega = 2\,\pi\,f = 2\,\pi/T.$$

245 M, S. 148

Welche der folgenden Gleichungen beschreibt den Zusammenhang zwischen der Effektivspannung U_{eff} und der Scheitelspannung U_0 einer rein sinusförmigen Wechselspannung richtig?

(A) $U_{eff} = U_{Scheitel}/2$
(B) $U_{eff} = U_{Scheitel}/\sqrt{2}$
(C) $U_{eff} = U_{Scheitel}$
(D) $U_{eff} = \sqrt{2} \cdot U_{Scheitel}$
(E) $U_{eff} = 2 \cdot U_{Scheitel}$

246 M, S. 148

Eine Gleichspannung und eine Sinusspannung werden überlagert. Die Abbildung zeigt die Spannungen vor der Überlagerung auf einem Oszillografenschirm. Die Empfindlichkeit der y-Achse beträgt 2 V/cm. Nach der Überlagerung ergibt sich als maximaler und minimaler Spannungswert:

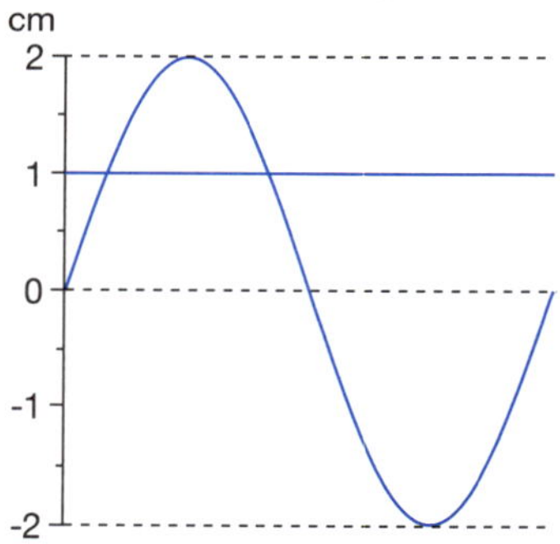

(A) 3 V und -1 V
(B) 4 V und -4 V
(C) 4 V und -2 V
(D) 6 V und -2 V
(E) 6 V und -1 V

247 P, S. 148f.

Eine Spule mit der Induktivität L = 2 H (Henry) und vernachlässigbarem Gleichstromwiderstand ist in Serie mit einem Widerstand R = 5 Ω geschaltet (vgl. Schaltung). Zur Zeit t = 0 wird der Schalter S geschlossen. Welches der folgenden Diagramme stellt die charakteristische Zeitabhängigkeit des in dem Kreis fließenden Stromes I dar?

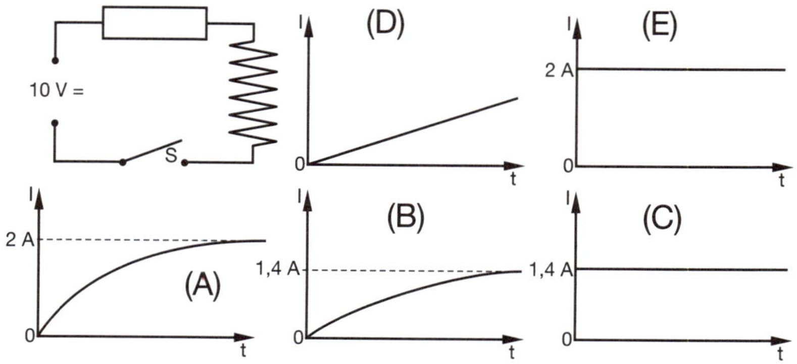

245 (B)

Bei einem sinusförmigen Wechselstrom ergeben sich die Effektivwerte von Strom und Spannung, indem man ihre Scheitelwerte durch $\sqrt{2}$ teilt.

246 (D)

Wenn der Maßstab der y-Achse 2 Volt pro Zentimeter beträgt, so pendelt die Wechselspannung zwischen +4 V und –4 V hin und her. Nach Überlagerung mit der Gleichspannung in Höhe von +2 V bewegt sich die Wechselspannung zwischen –2 und +6 Volt.

247 (A)

In dieser Aufgabe versucht die Spannung von 10 V sofort nach dem Einschalten, den Strom in seiner späteren Stromstärke I = 10 V/5 Ω = 2 A fließen zu lassen, demnach ist die zeitliche Änderung der Stromstärke dI/dt sehr hoch. In der Spule wird deshalb eine hohe Gegenspannung induziert, sodass im ersten Augenblick nur eine geringe Stromstärke fließt. Im Laufe der Zeit wird die zeitliche Änderung der Stromstärke geringer. Demnach nimmt die induzierte Gegenspannung ab und erreicht schließlich den Wert Null. Jetzt wird der Stromfluss nur noch vom ohmschen Widerstand (5 Ω) und der Spannungsquelle (10 V) bestimmt und beträgt 2 A.

Die Induktivität L einer Spule bezieht sich auf ihre Eigenschaft der Selbstinduktion. Die Induktivität L gibt an, wie hoch die Selbstinduktionsspannung U_{ind} bei einer gegebenen Änderung der Stromstärke dI/dt ist:

$$U_{ind} = -L\,\frac{dI}{dt}$$

Zur Lösung dieser Aufgabe ist die Angabe L = 2 H nicht erforderlich; bei einer höheren Induktivität würde es länger dauern, bis die Stromstärke auf ihren endgültigen Wert angestiegen ist.

248 M, P, S. 150ff.

Welche Aussage trifft zu?

Wenn in einem Wechselstromkreis die Spannung gegenüber dem Strom um genau 90° vorauseilt, so gilt für die Wirkleistung P_W und die Scheinleistung P_S

(A) $P_W = P_S > 0$
(B) $P_W > P_S > 0$
(C) $P_S < P_S > 0$
(D) $P_W = 0$
(E) $P_S = 0$

249 M, S. 150f.

Die Phasendifferenz zweier Sinusschwingungen ist

(A) die Differenz der Kreisfrequenzen
(B) die Differenz der Schwingungsdauern T
(C) der Unterschied der beiden Amplituden
(D) ein Winkel
(E) die Differenz der Frequenzen f

250 M, S. 148 und S. 150ff.

Eine Wechselspannung (U_{eff} = 220 V, f = 50 Hz) liege an einem rein ohmschen Widerstand. Wie groß ist dann die Phasenverschiebung zwischen Strom und Spannung? (Positives Vorzeichen besagt: Strom eilt vor).

(A) $-\pi/2$
(B) zwischen $-\pi/2$ und 0
(C) 0
(D) zwischen 0 und $+\pi/2$
(E) $+\pi/2$

251 M, S. 148 und S. 150ff.

Für sinusförmige Wechselspannungen und Wechselströme gilt:

(A) Der Effektivwert ist halb so groß wie der Scheitelwert
(B) Die Kreisfrequenz ist der Kehrwert der Periodendauer
(C) An einem Kondensator erreicht die Spannung den Maximalwert früher als der Strom
(D) Der Wechselstromwiderstand wird in Analogie zum Gleichstromwiderstand als Verhältnis Stromstärke zu Spannung definiert
(E) Die Wirkleistung hängt von der Phasenverschiebung zwischen Spannung und Stromstärke ab

248 (D), 249 (D), 250 (C)

Wenn ein Wechselstrom durch eine Spule fließt, tritt die in der vorigen Aufgabe besprochene Selbstinduktion in Erscheinung: Beim Anwachsen der Stromstärke wird eine Gegenspannung induziert, beim Abfall der Stromstärke versucht die induzierte Gegenspannung den Stromfluss aufrechtzuerhalten. Deshalb kann die Stromstärke der Spannung in einer Selbstinduktionsspule nur mit einer Verzögerung folgen. Sofern kein ohmscher Widerstand vorliegt, beträgt diese Verzögerung 1/4 der Schwingungsdauer T; dies entspricht dem Winkel 90° oder $\pi/2$.
In dieser eben besprochenen Situation, in welcher die Phasenverschiebung genau $\pi/2$ beträgt, wird die Stromstärke in gleichem Maße von der ursprünglichen Spannung wie von der induzierten Spannung beeinflusst; dies bedeutet, dass die gesamte elektrische Energie, die zum Aufbau des magnetischen Feldes aufgebracht wurde, beim Zerfall des magnetischen Feldes auf dem Weg der Selbstinduktion wiedergewonnen wird. Deshalb ist die tatsächlich umgesetzte Leistung, die Wirkleistung, gleich Null. Da man jedoch Strom- und Spannungswerte messen kann, liegt scheinbar die Scheinleistung $I_{eff} \cdot U_{eff}$ vor. Es gilt:

$$\text{Wirkleistung} = \text{Scheinleistung} \cdot \cos \varphi = I_{eff} \cdot U_{eff} \cdot \cos \varphi$$

Die Phasenverschiebung φ (sprich phi) beträgt in einer Spule ohne ohmschen Widerstand 90°, in einem rein ohmschen Widerstand 0° und nimmt in einer Spule mit ohmschem Widerstand einen Wert zwischen 0° und 90° an (cos 90° = 0, cos 0° = 1).

251 (E)

Die Beziehung zwischen Phasenverschiebung φ, Wirkleistung und Scheinleistung wurde bereits in der vorigen Aufgabe erläutert. – Bei (A) müsste es heißen: ist $1/\sqrt{2} = 0{,}71$ mal so groß..., bei (B) müsste es heißen: die Frequenz, bei (C) und (D) müssten die Worte „Strom“ und „Spannung“ vertauscht werden.

252 M, P, S. 152f.

Für einen Experimentiertransformator stehen fünf Spulen (1) bis (5) mit verschiedenen Windungszahlen zur Verfügung. Welche Kombination zweier Spulen ist geeignet, die Netzwechselspannung (220 V) auf 11 V herunterzutransformieren?

(1) 500
(2) 1 000
(3) 1 200
(4) 10 000
(5) 26 000

(A) 1 und 4 sind geeignet
(B) 1 und 5 sind geeignet
(C) 2 und 4 sind geeignet
(D) 2 und 5 sind geeignet
(E) 3 und 5 sind geeignet

253 M, S. 152f.

Ein (idealer, verlustfreier) Labortransformator mit primärseitig 920 Windungen wird an 230 Volt Wechselspannung angeschlossen und soll (unbelasted) sekundärseitig 10 V liefern.
Wie viele Windungen sind sekundärseitig erforderlich?

(A) 23
(B) 40
(C) 65
(D) 80
(E) 92

254 P, S. 153ff.

Nebenstehend ist die Feldverteilung eines aufgeladenen Plattenkondensators skizziert. Die drei Punkte 1, 2, 3 sollen alle im homogenen Bereich des elektrischen Feldes liegen. Dann gilt für die elektrischen Feldstärken E_1, E_2, E_3 in diesen Punkten:

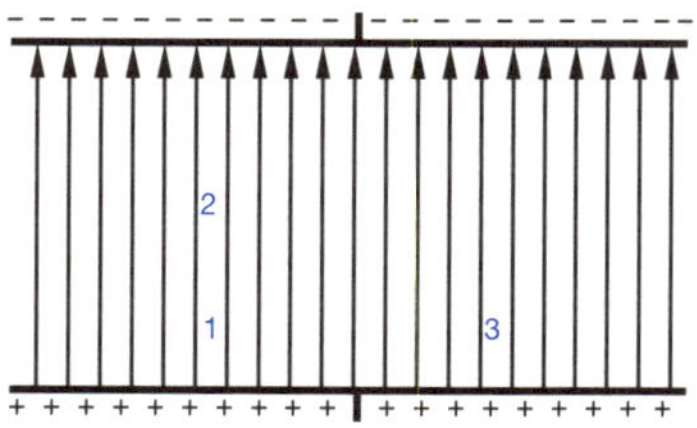

(A) $E_1 = E_2 < E_3$
(B) $E_1 = E_3 < E_2$
(C) $E_1 = E_3 > E_2$
(D) $E_1 = E_2 > E_3$
(E) $E_1 = E_2 = E_3$

255 M, P, S. 153ff.

Welche Aussage trifft zu? Unter der Kapazität eines Kondensators versteht man

(A) den Quotienten Ladung durch Spannung
(B) das Produkt Ladung mal Spannung
(C) den Quotienten Stromstärke durch Spannung
(D) das Produkt Stromstärke mal Spannung
(E) keine der genannten Größen

252 (A)

Bei einem Transformator gilt im Idealfall

$$\frac{\text{Spannung der Primärspule}}{\text{Spannung der Sekundärspule}} = \frac{\text{Windungszahl der Primärspule}}{\text{Windungszahl der Sekundärspule}}$$

Da das gewünschte Spannungsverhältnis 1 zu 20 beträgt, müssen wir ein Spulenpaar aussuchen, bei dem die Windungszahlen ebenfalls ein Verhältnis von 1 zu 20 aufweisen. Dies ist bei Kombination (A) der Fall, denn $20 \cdot 500 = 10\,000$.

253 (B)

Die Spannung soll um den Faktor 23 herunter transformiert werden. Deshalb muss die Zahl der sekundärseitigen Windungen um den Faktor 23 kleiner sein als primärseitig:

$$920/23 = 40$$

254 (E)

Grafisch wird das elektrische Feld durch Feldlinien dargestellt, deren Dichte der Feldstärke E proportional ist. Die drei Punkte 1, 2, 3 liegen im homogenen Bereich des elektrischen Feldes, was daran zu erkennen ist, dass die Feldlinien überall dieselbe Dichte, also denselben Abstand voneinander haben.

255 (A)

Ein Kondensator hat die Fähigkeit, elektrische Ladung zu speichern. Die Kapazität C (C = Capacity) ist ein Maß für das Speichervermögen des Kondensators und sagt aus, welche Ladung Q bei einer gegebenen Spannung U gespeichert wird:

$$C = \frac{Q}{U}$$

Die Einheit der Kapazität im SI lautet: 1 F (Farad) = 1 As/1 V.
Die Kapazität eines Kondensators ist eine feststehende Größe, die von der Bauart und den Abmessungen des Kondensators abhängt. Es gibt allerdings bestimmte Kondensatoren, sog. Drehkondensatoren, deren Kapazität verändert werden kann (Anwendung: Sendereinstellung bei einfachen Radios).
Weil die Kapazität C eine konstante Größe ist, ergibt sich: Je höher die am Kondensator liegende Spannung U, desto größer die gespeicherte Ladung Q und umgekehrt.

256 M, S. 153ff.

Welche Aussage trifft zu?
Ein Kondensator mit der Kapazität C = 100 µF wird auf die Spannung U = 8 V aufgeladen. Nach Beendigung des Aufladungsvorgangs enthält der Kondensator die Ladung

(A) Q = 8 mC
(B) Q = 0,8 C
(C) Q = 800 C
(D) Q = 0,8 mC
(E) Q = 0,08 C

257 M, P, S. 153ff.

Ein Kondensator nimmt bei einer angelegten Spannung von 200 V eine Ladung von 0,4 mC auf. Die Kapazität des Kondensators ist dann:

(A) 2 µF
(B) 2 mF
(C) 80 mF
(D) 500 mF
(E) 80 F

258 M, P, S. 154f.

Die Kapazität eines Plattenkondensators hängt ab von

(1) der Fläche der Platten
(2) dem Abstand der Platten voneinander
(3) der Dielektrizitätskonstanten des Materials zwischen den Platten
(4) dem Wert der zwischen den Platten angelegten elektrischen Spannung

(A) nur 1, 2 und 3 sind richtig
(B) nur 1, 2 und 4 sind richtig
(C) nur 1, 3 und 4 sind richtig
(D) nur 2, 3 und 4 sind richtig
(E) 1 bis 4 = alle sind richtig

259 M, P, S. 154f.

Ein Plattenkondensator wird mit einer Spannungsquelle auf U = 10 V aufgeladen. Er wird von der Spannungsquelle getrennt, und dann werden die Kondensatorplatten auf den doppelten Abstand gebracht. Dabei ändert sich die Spannung bzw. die Ladung wie folgt:

(A) Ladung und Spannung ändern sich nicht
(B) die Spannung steigt auf den Wert U = 20 V
(C) die Spannung sinkt auf den Wert U = 5 V
(D) die Ladung steigt auf den doppelten Wert
(E) die Ladung sinkt auf den halben Wert

256 (D)

Es gilt: $C = Q/U$, sodass $Q = C\,U$. Für unsere Aufgabe ergibt sich:
$Q = 100\ \mu F \cdot 8\ V = 800\ \mu C = 0{,}8\ mC$.

257 (A)

Die Kapazität C eines Kondensators ergibt sich als Quotient aus gespeicherter Ladung Q und anliegender Spannung U:

$$C = Q/U = 0{,}4\ mC/200\ V = 0{,}002\ mF = 2\ \mu F$$

258 (A)

Ein Plattenkondensator besteht aus parallelen Platten, die sich im Abstand d gegenüberstehen. Die Kapazität lässt sich nach folgender Formel errechnen:

$$C = \varepsilon\ \varepsilon_0\ \frac{\text{Plattenfläche A}}{\text{Plattenabstand d}}$$

Hierbei ist ε_0 die absolute Dielektrizitätskonstante oder elektrische Feldkonstante mit dem Wert $\varepsilon_0 = 8{,}85 \cdot 10^{-10}\ C\ V^{-1}\ m^{-1}$.
ε ist die relative Dielektrizitätskonstante des Mediums zwischen den Platten und gibt an, um welchen Faktor das elektrische Feld durch die Anwesenheit des Mediums abgeschwächt wird.

259 (B)

Durch die Verdoppelung des Plattenabstandes des Kondensators wird gemäß der Erläuterung zur vorigen Aufgabe die Kapazität C des Kondensators halbiert. Die auf den Kondensatorplatten befindliche Ladung Q bleibt beim Auseinanderziehen der Platten bestehen, weil die Kontakte zur Spannungsquelle vorher gelöst wurden. Es liegt folgende Situation vor:

$$\varepsilon\ \varepsilon_0 \frac{A}{d} = C = \frac{Q}{U}, \qquad \text{sodass} \qquad \frac{1}{d} \sim C \sim \frac{1}{U}$$

Nach der Halbierung der Kapazität steht der Kondensator bei der Speicherung derselben Ladung unter der doppelten Spannung. Der Kondensator hat jetzt auch die doppelte elektrische Energie gespeichert. Woher stammt der Energiezuwachs? Die ungleichnamig aufgeladenen Kondensatorplatten üben anziehende Kräfte aufeinander aus. Beim Auseinanderziehen der Platten muss man mechanische Arbeit leisten, die dann in Form elektrischer Energie im Kondensator gespeichert ist.

260 M, S. 154f.

Wenn man bei einem Plattenkondensator (ohne Dielektrikum) der Kapazität C_1 die anliegende Spannung halbiert und den Plattenabstand verdoppelt, so hat die neue Kapazität C_2 den Wert

(A) $C_2 = 4\,C_1$
(B) $C_2 = 2\,C_1$
(C) $C_2 = C_1$
(D) $C_2 = C_1/2$
(E) $C_2 = C_1/4$

261 M, S. 154f.

Zwischen zwei elektrischen Ladungen im Abstand r voneinander wird im Vakuum die Kraft F_0 gemessen und nach Eintauchen in eine Flüssigkeit der Dielektrizitätszahl (relativen Dielektrizitätskonstanten) ε_r die Kraft F_1.

Für das Verhältnis F_1/F_0 gilt:

(A) $F_1/F_0 = \varepsilon_r^{2}$
(B) $F_1/F_0 = \varepsilon_r$
(C) $F_1/F_0 = 1$
(D) $F_1/F_0 = \varepsilon_r^{-1}$
(E) $F_1/F_0 = \varepsilon_r^{-2}$

262, 263 P, S. 155

Ordnen Sie bitte den in Liste 1 dargestellten Schaltungen die zugehörige Gesamtkapazität aus Liste 2 zu. Jeder einzelne Kondensator hat eine Kapazität von 2 μF.

Liste 1

262 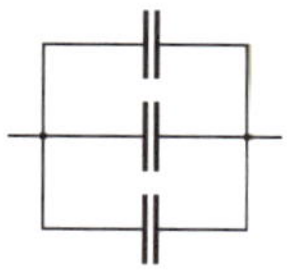

263 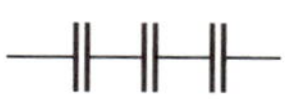

Liste 2

(A) 6 μF
(B) 2 μF
(C) 1 μF
(D) 2/3 μF
(E) 3/2 μF

264 M, S. 156f.

Ein Kondensator entlädt sich über einen Widerstand. Welche der mit (A) bis (E) bezeichneten Kurven gibt den zeitlichen Verlauf der Kondensatorspannung richtig wieder?

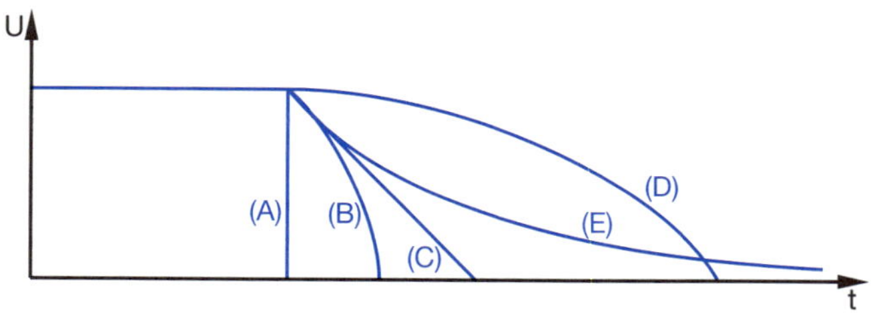

260 (D)

Die Kapazität C eines Plattenkondensators errechnet sich als

$$C = \varepsilon\, \varepsilon_0 \frac{A}{d}$$

Bei einer Verdoppelung des Plattenabstandes d wird die Kapazität deshalb halbiert.

Die anliegende Spannung U ist proportional zur jeweils auf dem Kondensator befindlichen Ladung Q. Der Proportionalitätsfaktor ist die Kapazität C, denn

$$Q = C\, U$$

261 (D)

Die Dipole des Dielektrikums richten sich im elektrischen Feld aus, und zwar in Gegenrichtung zum Feld, sodass das elektrische Feld geschwächt wird.

Der Faktor ε sagt aus, um welchen Faktor die Kapazität eines Kondensators durch die Anwesenheit des Dielektrikums steigt. Um denselben Faktor wird das elektrische Feld geschwächt und um denselben Faktor werden die elektrischen Kräfte geschwächt:

$$F_1 = F_0/\varepsilon \qquad \text{sodass} \qquad F_1/F_0 = 1/\varepsilon$$

262 (A)

Bei der Parallelschaltung von Kondensatoren addieren sich die Kapazitäten, denn die Wirkung ist dieselbe, als wenn man einen Kondensator mit entsprechend größerer Plattenfläche verwendet.

263 (D)

Bei der Hintereinanderschaltung von Kondensatoren ergibt sich der Kehrwert der Gesamtkapazität als Summe der Einzelkehrwerte:

$$\frac{1}{C_{ges}} = \frac{1}{C_1} + \frac{1}{C_2} + \ldots$$

In unserer Aufgabe:

$$\frac{1}{C_{ges}} = \frac{1}{2\ \mu F} + \frac{1}{2\ \mu F} + \frac{1}{2\ \mu F} = \frac{3}{2\ \mu F} \qquad \text{sodass} \qquad C_{ges} = \frac{2}{3}\ \mu F$$

264 (E)

Der Kondensator entlädt sich in Form einer e-Funktion, denn die Spannungsänderung am Kondensator ist proportional der Stromstärke und damit proportional der jeweils vorliegenden Spannung.

265 M, S. 156f.

Wird ein Kondensator der Kapazität C = 1 μF über einen Widerstand R = 10 kΩ entladen, so sinkt die Spannung am Kondensator nach einer Exponentialfunktion der Zeit ab. Der Bruchteil 1/e = 36,8 % der Anfangsspannung ist erreicht nach der Zeit

(A) 100 ps
(B) 10 μs
(C) 10 ms
(D) 10 s
(E) 100 s

266 M, S. 156f.

Die Spannung U an einem Kondensator nehme in Abhängigkeit von der Zeit t bei der Entladung über einen Widerstand wie folgt ab: Wie groß ist die Zeitkonstante der Schaltung etwa?

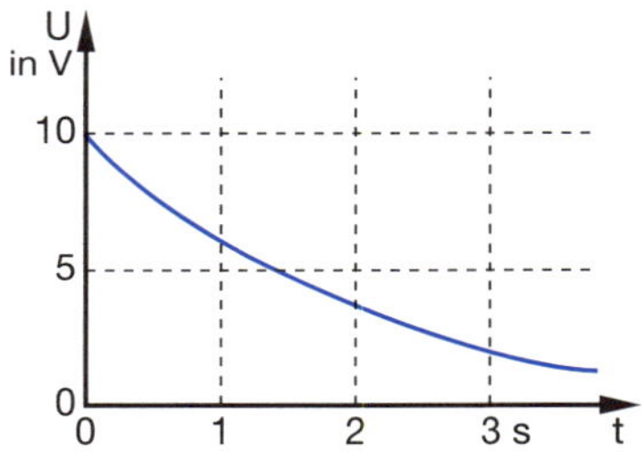

(A) 0,5 s
(B) 1 s
(C) 1,5 s
(D) 2 s
(E) 3 s

267 M, P, S. 156f.

Der Wechselstromwiderstand eines ohmschen Leiters ... (s. Aufgabe 269)

268 M, P, S. 156f.

Der Wechselstromwiderstand einer Spule ... (s. Aufgabe 269)

269 M, P, S. 156f.

Der Wechselstromwiderstand eines Kondensators

(A) hat ein Maximum bei der Resonanzfrequenz
(B) nimmt mit wachsender Frequenz ab
(C) nimmt mit wachsender Frequenz zu
(D) ist frequenzunabhängig
(E) hat ein Minimum bei der Resonanzfrequenz

270 P, S. 158f.

Auf welche Weise können die Elektronen in der Vakuum-Fotozelle aus dem Metallverband austreten?

265 (C)
Die Zeitkonstante R·C gibt an, nach welcher Zeit die Kondensatorspannung auf den e-ten Teil des Anfangswertes abgefallen ist:

$$R \cdot C = 10\ k\Omega \cdot 1\mu F = 10\ ms$$

Nach 10 Millisekunden hat sich der Kondensator auf den e-ten Teil der Anfangsspannung entladen.

266 (D)
Die Zeitkonstante gibt an, nach welcher Zeit die Kondensatorspannung auf den e-ten Teil des Ausgangswertes, hier also auf ca. 3,7 Volt, abgefallen ist.

267 (D)
Der Wechselstromwiderstand eines ohmschen Leiters ist frequenzunabhängig. In einem rein ohmschen Leiter besteht keine Phasenverschiebung zwischen Strom und Spannung.

268 (C)
Der Wechselstromwiderstand einer Spule steigt mit **zunehmender** Frequenz, denn er wird durch Selbstinduktion hervorgerufen. Gleichzeitig erfolgt eine Phasenverschiebung: die Spannung eilt dem Strom voraus.

269 (B)
Der Wechselstromwiderstand eines Kondensators steigt mit **abnehmender** Frequenz, der Gleichstromwiderstand ist im Idealfall unendlich. Gleichzeitig erfolgt eine Phasenverschiebung: der Strom eilt der Spannung voraus.

270
Hier liegt der Fotoeffekt zugrunde, durch welchen die Elektronen die zum Austritt notwendige Energie erhalten. Ein Elektron erhält die Austrittsarbeit von nur einem Lichtquant, weshalb nur Lichtquanten den Fotoeffekt auslösen können, deren Energie h ν mindestens gleich der Austrittsarbeit ist.

271 M, S. 161ff.
Welche Beziehungen sind für das Prinzip des Oszillografen von unmittelbarer Bedeutung?

(1) Kraft = Masse · Beschleunigung
(2) Kraft = Ladung · Feldstärke
(3) Kraft = Druck · Fläche

(A) nur 1 ist richtig
(B) nur 2 ist richtig
(C) nur 1 und 2 sind richtig
(D) nur 1 und 3 sind richtig
(E) keine der Aussagen ist richtig

272 M, P, S. 161f.
Die Geschwindigkeit der Horizontalablenkung eines getriggerten Oszillografen entspricht 3 ms/cm. Die auf dem Oszillografenbild dargestellte Schwingung hat die Schwingungsdauer T und die Frequenz f mit den Werten

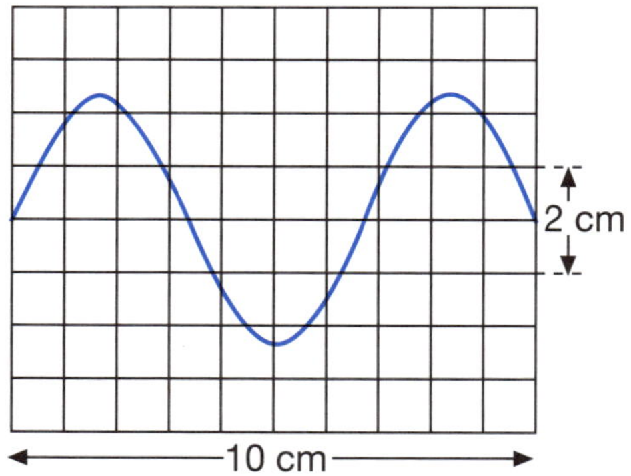

(A) T = 2 ms; f = 500 Hz
(B) T = 2 ms; f = 0,5 Hz
(C) T = 20 ms; f = 50 Hz
(D) T = 20 ms; $f = 5 \cdot 10^{-2}$ Hz
(E) T = 30 ms; f = 1/3 kHz

273 M, S. 161ff.
In der vorigen Aufgabe sei die Vertikalablenkung auf 10 V/cm eingestellt. Wie hoch ist der Scheitelwert der dargestellten Wechselspannung?

271 (C)

Ein Oszillograf dient zur Sichtbarmachung eines Spannungsverlaufes. In der Bildröhre (auch braunsche Röhre genannt) werden durch Glühemission Elektronen emittiert, die dann mittels elektrischer Felder gebündelt, beschleunigt und abgelenkt werden. Wenn man in die Beziehung (2) als Ladung die Ladung eines Elektrons (Elementarladung) einsetzt, ergibt sich die auf ein Elektron wirkende Kraft in Abhängigkeit von der Feldstärke. Nach (1) kann man die durch die Kraft bewirkte Beschleunigung errechnen. Masse ist hier die Masse eines Elektrons.

272 (C)

Wir können ablesen, dass 1,5 Schwingungen sich über 10 cm erstrecken. Demnach erstreckt sich eine volle Schwingung über 6,66 cm. Da 1 cm Horizontalablenkung 3 ms entspricht, beträgt die Schwingungsdauer $6{,}66 \cdot 3\ \text{ms} = 20\ \text{ms}$.
Die Frequenz f ergibt sich als f = 1/Schwingungsdauer in Sekunden, in unserem Beispiel also $f = 1/20\ \text{ms} = 1/0{,}02\ \text{s} = 50\ \text{Hz}$.

273

Die Amplitude (Scheitelwert) der dargestellten Sinusschwingung beträgt ca. 2,3 cm, der Scheitelwert der Wechselspannung hat demnach den Wert $2{,}3\ \text{cm} \cdot 10\ \text{V/cm} = 23\ \text{V}$.

274 M, S. 162f.

Auf dem Schirm eines Oszilloskops sei das abgebildete EKG zu sehen (Zeitbasis 200 ms/cm, Empfindlichkeit 1 mV/cm, Nulllinie bei Marke 0 V).

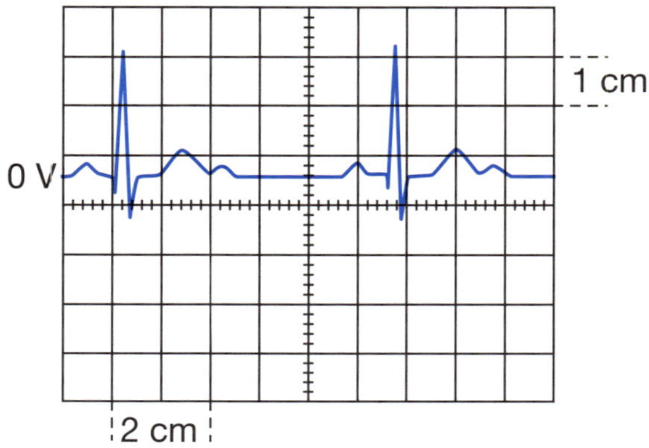

Die Herzfrequenz beträgt etwa

(A) 40 min^{-1}
(B) 60 min^{-1}
(C) 90 min^{-1}
(D) 120 min^{-1}
(E) 150 min^{-1}

275 M, S. 162f.

Auf dem Bildschirm eines Elektronenstrahloszillografen erscheint das folgende Bild zweier Schwingungen I und II. Gemeinsame Zeitachse: 1 Skalenteil ≙ 10 ms

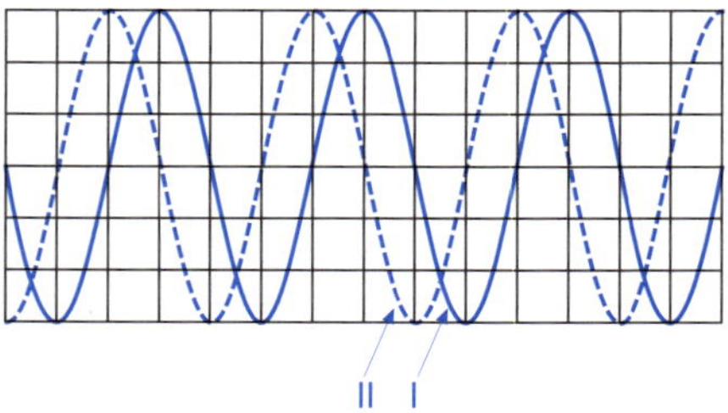

(1) Die Schwingungsdauern beider Schwingungen sind gleich.
(2) Die Frequenzen beider Schwingungen betragen 40 Hz.
(3) Die zeitliche Verschiebung der Schwingung II gegen die Schwingung I beträgt 10 ms.
(4) Schwingung II hat eine niedrigere Frequenz als Schwingung I.

(A) nur 1 ist richtig
(B) nur 2 ist richtig
(C) nur 1 und 3 sind richtig
(D) nur 2 und 3 sind richtig
(E) nur 3 und 4 sind richtig

274 (B)

Der Abstand der beiden „R-Zacken" beträgt etwas mehr als 5 Kästchen, also geringfügig mehr als 1000 ms = 1 s.
Demnach beträgt die Herzfrequenz etwa 1 Hz = 60 min^{-1}.
Die Empfindlichkeit der y-Achse spielt bei der Frequenzbestimmung keine Rolle.

275 (C)

Die Aussagen (1) und (3) sind richtig.
Zu (2): Die Schwingungsdauern beider Schwingungen betragen 40 ms. Die Frequenz errechnet sich als 1/Schwingungsdauer, also als 1/ 0,04 s = 25 Hz.

276 M, P, S. 164f.

Zwei Kupferelektroden tauchen in eine wässrige $CuSO_4$-Lösung und sind mit einer Spannungsquelle verbunden, sodass durch den Elektrolyten ein Strom fließt.

(1) Im Elektrolyten wird Wärme entwickelt
(2) In der Flüssigkeit fließt ein Elektronenstrom
(3) In der Flüssigkeit fließt ein Ionenstrom
(4) Die Masse der Kathode nimmt zu
(5) Die Masse der Anode nimmt zu

(A) keine der Aussagen ist richtig
(B) nur 2 ist richtig
(C) nur 1 und 4 sind richtig
(D) nur 1, 3 und 4 sind richtig
(E) nur 1, 3 und 5 sind richtig

277 P, S. 156f. und S. 116

Welche Aussage trifft zu? Bei der Elektrolyse einer wässrigen Kupfer(II)-sulfat-Lösung fließt rund 24 000 s lang ein Strom von 2 A. An der Kathode werden ungefähr abgeschieden: (Faradaykonstante $F = 9{,}65 \cdot 10^4$ As/mol)

(A) 4 mol Cu
(B) 2 mol Cu
(C) 1 mol Cu
(D) 0,5 mol Cu
(E) 0,25 mol Cu

278 M, P, S. 166f. und S. 83

Welche der folgenden Effekte werden bei der Temperaturmessung mit einem üblichen Thermoelement ausgenutzt?

(1) Die Temperaturabhängigkeit der Kontaktspannung zwischen zwei Metallen
(2) Die Temperaturabhängigkeit des elektrischen Widerstandes von Metalldrähten
(3) Die thermische Ausdehnung von Metallen

(A) nur 1 ist richtig
(B) nur 2 ist richtig
(C) nur 3 ist richtig
(D) nur 2 und 3 sind richtig
(E) 1 bis 3 = alle sind richtig

276 (D)

Die positiven Kupferionen wandern zur negativen Kathode. Dort werden auf jedes Cu^{++}-Ion zwei Elektronen übertragen, wobei sich die Kupferionen entladen und auf der Kathode als metallisches Kupfer abscheiden. An der positiven Anode gehen Kupferionen in Lösung.

277 (E)

Es fließt insgesamt ein Strom von 48 000 As.
Die Faradaykonstante gibt an, dass ein Mol Elektronen ($6{,}02 \cdot 10^{23}$ Elektronen) die Ladung von $9{,}65 \cdot 10^4$ As = 96 500 As besitzen.
In den 24 000 Sekunden sind etwa ein halbes Mol Elektronen geflossen.
Weil Kupfer zweiwertig ist, sind für 1 Mol ($6{,}02 \cdot 10^{23}$ Atome) Kupfer 2 Mol Elektronen erforderlich.
Weil nur ein halbes Mol Elektronen geflossen ist, hat sich nur 1/4 Mol Kupfer an der Elektrode abgeschieden.

278 (A)

Das Thermoelement basiert auf der Temperaturabhängigkeit der Kontaktspannung zwischen zwei verschiedenen Metallen. Eine Kontaktstelle wird einer genau definierten Temperatur ausgesetzt (z.B. Eiswasser), während die andere Kontaktstelle als Messfühler wirkt. Die Spannungsdifferenz wird über ein hochohmiges Voltmeter gemessen. Weitere Möglichkeiten der Temperaturmessung beruhen auf den unter (2) (Metall- oder Halbleiterfühler) und (3) (Bimetallthermometer) genannten Prinzipien; man spricht dann aber nicht von Thermoelement.

279 M, S. 167ff.

Welche der folgenden Aussagen über die Ionenkonzentrationen auf beiden Seiten der Membran einer Muskelzelle ist grob falsch?

(A) Die Natriuminnenkonzentration ist 10-mal geringer als die Natriumaußenkonzentration
(B) Die Natriuminnenkonzentration ist etwa 100 mmol/1
(C) Die Chloridinnenkonzentration ist 30-mal geringer als die Chloridaußenkonzentration
(D) Die Kaliuminnenkonzentration ist 30-mal höher als die Kaliumaußenkonzentration
(E) Die Gesamtionenkonzentration in der Zelle ist gleich der in der Außenlösung

280 M, S. 164

Welche Aussage trifft zu?
Das hyperpolarisierende Nachpotenzial einer markhaltigen Nervenfaser entspricht

(A) einer verzögerten Inaktivierung des Na^+-Systems
(B) einer gesteigerten Membran-Erregbarkeit
(C) dem verstärkten Arbeiten der Na^+-Pumpe nach der Erregung
(D) einer überdauernden K^+-Permeabilitätssteigerung
(E) dem Abklingen der relativen Refraktärphase

281 M, S. 165

Welche der folgenden elektrischen Spannungen ist mit Sicherheit noch ungefährlich, wenn man zufällig mit beiden Händen die Pole der Spannungsquelle berührt?

(1) 55 V
(2) 110 V
(3) 220 V
(4) 380 V

(A) keine der Antworten ist richtig
(B) nur 1 ist richtig
(C) nur 1 und 2 sind richtig
(D) nur 1, 2 und 3 sind richtig
(E) 1 bis 4: alle sind richtig

279 (B)
Die Natriuminnenkonzentration beträgt ca. 12 mmol/l. Sie ist – wie aus (A) hervorgeht – erheblich geringer als außerhalb der Zelle. Dies ist eine notwendige Voraussetzung für die Depolarisation, welche durch einen massiven Natriumeinstrom in die Zelle ausgelöst wird.

280 (D)
Im Anschluss an die Depolarisation findet ein verstärkter Kaliumausstrom aus der Zelle statt, welcher die Zelle repolarisiert. Dieser Kaliumausstrom hält in der Regel etwas länger an, als zur Repolarisation notwendig wäre, und führt zu einer Hyperpolarisation der Membran.

281 (A)
Ein beidhändiger Kontakt ist besonders gefährlich, weil der Strom dabei durch den Brustkorb fließt und eventuell Herzflimmern auslösen kann. Weil der Hautwiderstand im Verhältnis zum Widerstand des Körpers sehr hoch ist, kommt es entscheidend darauf an, wie groß die Kontaktfläche mit den spannungsführenden Teilen ist und ob die Hände nass oder trocken sind. Bei großflächigem Kontakt, nassen Händen und einer Neigung zu Herzrhythmusstörungen können 55 V durchaus tödlich sein, unter weniger ungünstigen Bedingungen sind 55 V relativ harmlos. 220 V bedeutet die vierfache Spannung und damit die vierfache Stromstärke und die 16-fache Leistung.
Anmerkung: Das Telekomtelefon wird mit 60 V betrieben.

Struktur der Materie

282 P, S. 181f.
Welche der folgenden Aussagen über das bohrsche Atommodell trifft nicht zu?

(A) Die Atomkerne sind positiv geladen
(B) Die Masse der Atomkerne stimmt nahezu mit der gesamten Atommasse überein
(C) Atomkerne enthalten stets Neutronen
(D) Atomkerne enthalten stets Protonen
(E) Die Hülle des Atoms besteht aus Elektronen

283 P, S. 181f.
Welche Aussage trifft zu? Ionisation eines Atoms bedeutet:

(A) Emission eines γ-Quants aus dem Kern
(B) Abgabe eines Neutrons aus dem Kern
(C) Elastischer Stoß eines energiereichen Elektrons mit einem Atom
(D) Anregung eines Elektrons auf die nächsthöhere bohrsche Kreisbahn
(E) Ablösung eines oder mehrerer Elektronen aus der Elektronenhülle eines Atoms

284 M, P, S. 184f.
Zwei Nuklide bezeichnet man als Isotope, wenn sie die folgenden Eigenschaften besitzen:

(1) Gleiche Protonenzahl, verschiedene Neutronenzahl
(2) Gleiche Masse der Atomkerne
(3) Verschiedene relative Atommasse, gleiche Kernladungszahl
(4) Gleiche Nukleonenzahl, gleiche Elektronenzahl

(A) nur 1 ist richtig
(B) nur 1 und 3 sind richtig
(C) nur 2 und 4 sind richtig
(D) nur 3 und 4 sind richtig
(E) nur 1, 2 und 4 sind richtig

285 M, P, S. 184f.
Welche Aussage zum Begriff „Isotope eines Elementes“ trifft nicht zu?

(A) Isotope haben gleiche Kernladungszahlen
(B) Isotope haben gleiche relative Atommassen (Atomgewichte)
(C) Isotope stehen an gleicher Stelle im Periodensystem
(D) Isotope haben unterschiedliche Anzahl von Neutronen im Kern
(E) Isotope haben gleiche Struktur in ihren Elektronenhüllen

282 (C)

Der Kern des Wasserstoffatoms ^{1}H besteht aus nur einem Proton. Jedoch wurden gerade am Emissionsspektrum des Wasserstoffatoms die bohrschen Postulate bestätigt.

283 (E)

Ionisation eines Atoms bedeutet, dass das Atom zum Ion wird. Dies kann durch Ablösung eines oder mehrerer Elektronen aus der Atomhülle geschehen (wie bei Metallionen, z.B. Cu^{++}) oder durch Aufnahme eines oder mehrerer zusätzlicher Elektronen in die Atomhülle (wie bei Halogenen, z.B. Cl^{-}). In der Medizin ist die Ionisation durch ionisierende Strahlung besonders bedeutsam, denn die Ionisation ist neben der Bildung von freien Radikalen eine wichtige Ursache der Gewebeschäden durch radioaktive Strahlung. Zur ionisierenden Strahlung gehören α-, β-, γ-, Neutronen- und Protonenstrahlung.

284 (B), 285 (B)

Die chemischen Eigenschaften eines Atoms werden vom Aufbau seiner Atomschale bestimmt; diese wiederum richtet sich nach der Kernladungszahl, also nach der Zahl der im Kern vorhandenen Protonen. Die Kernladungszahl wird auch Ordnungszahl genannt, weil sie für die chemischen Eigenschaften und damit für die Einordnung in das Periodensystem bestimmend ist. Atome mit gleicher Kernladungszahl werden als isotope Nuklide oder kurz als Isotope (iso = gleich, topos = Ort) bezeichnet, weil sie am selben Ort des Periodensystems stehen. Sie lassen sich mit chemischen Methoden nicht trennen.
Isotope unterscheiden sich durch die Anzahl der Neutronen im Kern. Von den Neutronen gehen Kernkräfte aus, die für den Zusammenhalt des Atomkerns notwendig sind. Damit ein Atomkern stabil ist, muss ein bestimmtes „Mischungsverhältnis" zwischen Protonen und Neutronen vorhanden sein.
Der Kohlenstoff z.B. besteht aus den drei Isotopen ^{12}C, ^{13}C und ^{14}C mit 6, 7 und 8 Neutronen und jeweils 6 Protonen. Das Nuklid ^{14}C hat demnach ein oder zwei Neutronen zu viel und ist instabil. Es zerfällt mit einer Halbwertszeit von 5760 Jahren. Die Masse der Protonen und Neutronen ist ungefähr gleich groß, und zwar fast 2000-mal so groß wie die Masse eines Elektrons. Es gilt:

Massenzahl = Anzahl der Nukleonen
= Kernladungszahl + Zahl der Neutronen

286 M, S. 184f.
Von den folgenden Teilchen hat die kleinste Ruhemasse das

(A) α-Teilchen
(B) Elektron
(C) Neutron
(D) Proton
(E) Deuterium

287 M, S. 185
Der Kern eines Nuklids besteht aus zwei Protonen und zwei Neutronen. Welche symbolische Schreibweise für dieses Nuklid trifft zu?

(A) $^{2}_{2}H$
(B) $^{4}_{2}H$
(C) $^{2}_{2}He$
(D) $^{2}_{4}He$
(E) $^{4}_{2}He$

288 M, S. 185
Isotope sind

(1) physikalisch verschiedene Nuklide ein und desselben chemischen Elementes
(2) Nuklide mit gleicher Kernladungszahl, aber verschiedener Nukleonenzahl (Massenzahl)
(3) Nuklide gleicher Nukleonenzahl (Massenzahl), aber verschiedener Kernladungszahl

(A) nur 1 ist richtig
(B) nur 2 ist richtig
(C) nur 3 ist richtig
(D) nur 1 und 2 sind richtig
(E) nur 1 und 3 sind richtig

289 M, S. 185
Die Nuklide Tritium ^{3}H und Helium ^{3}He

(1) haben die gleiche Zahl von Nukleonen
(2) sind Isotope
(3) besitzen eine unterschiedliche Zahl von Elektronen

(A) nur 1 ist richtig
(B) nur 3 ist richtig
(C) nur 1 und 2 sind richtig
(D) nur 1 und 3 sind richtig
(E) nur 2 und 3 sind richtig

286 (B)
Das Neutron und Proton sind etwa gleich schwer und etwa 2000-mal so schwer wie ein Elektron. Das α-Teilchen ist ein Heliumkern und besteht aus zwei Protonen und zwei Neutronen. Das Deuterium ist der Kern eines Wasserstoffatoms, welches zusätzlich zum Proton ein Neutron besitzt.

287 (E)
Bei einem Kern mit zwei Protonen handelt es sich um Helium, welches mit He abgekürzt wird. Die Ordungszahl (Zahl der Protonen) steht unten, die Massenzahl (Summe aus der Zahl der Protonen und der Zahl der Neutronen) oben. Deshalb kommt nur (E) in Frage.

288 (D)
Die physikalischen Unterschiede zwischen den verschiedenen Isotopen eines Elements kommen vor allem in der Stabilität des Kerns, d.h. in der Halbwertszeit des Isotops, zum Ausdruck. Es kann aber durchaus sein, dass alle Isotope eines Elementes stabil sind, z.B. gilt dies für die drei Sauerstoffisotope ^{16}O, ^{17}O und ^{18}O. Auch beim Beschuss mit Neutronen können sich verschiedene Isotope eines Elementes unterschiedlich verhalten, z.B. Uran 335 und Uran 338.

289 (D)
Die hochgestellte Zahl gibt die Anzahl der Nukleonen an, die tiefgestellte Zahl die Kernladungszahl. Es gibt beispielsweise drei Wasserstoffisotope, den normalen Wasserstoff ^{1}H, das Deuterium ^{2}H und das Tritium ^{3}H. Helium kommt in Form der Isotope ^{2}He und ^{3}He vor. Wenn nur die Nukleonenzahl oder Massenzahl von Interesse ist, kann man die Kernladungszahl auch weglassen, so wie es hier in der Aufgabe geschehen ist. Aussage (2), dass ^{3}H und ^{3}He Isotope seien, ist zu verneinen, weil sie nicht Isotope desselben Elementes sind, ^{3}H und ^{3}He stehen nicht am „selben Platz" (iso topos) im Periodensystem. Man würde zwei Leute aus verschiedenen Familien auch dann nicht als „Brüder" bezeichnen, wenn beide zahlreiche Geschwister haben.

290 P, S. 185

Welche Aussage trifft zu? Die Masse eines Atoms des Nuklids ^{12}C beträgt etwa (Loschmidt- oder Avogadro-Konstante: $6{,}02 \cdot 10^{23} mol^{-1}$)

(A) $2 \cdot 10^{-23}$ g
(B) $6 \cdot 10^{-23}$ g
(D) $2 \cdot 10^{-22}$ g
(E) $6 \cdot 19^{-22}$ g
(C) $12 \cdot 10^{-23}$ g

291, 292, 293 M, P, S. 188

Welche Aussage trifft zu? (mehrere Antworten sind möglich)

Liste 1

291 α-Strahlen sind

292 β-Strahlen sind

293 γ-Strahlen sind

Liste 2

(A) in magnetischen Feldern ablenkbar
(B) in elektrischen Feldern ablenkbar
(C) Heliumkerne
(D) Elektronen hoher Energie
(E) Protonen
(F) Neutronen
(G) energiereiche Lichtquanten

294, 295, 304 M, P, S. 179f. und S. 188

Wie ändern sich Nukleonenzahl A und Kernladungszahl Z bei Emission von

Liste 1

294 α-Strahlung

295 β-Strahlung

296 γ-Strahlung

Liste 2

(A) A und Z ändern sich nicht
(B) A nimmt um 4 ab, Z nimmt um 2 ab
(C) A nimmt um 4 ab, Z nimmt um 2 zu
(D) A nimmt um 1 zu, Z ändert sich nicht
(E) A ändert sich nicht, Z nimmt um 1 zu

297 M, S. 190

Die Einheit der Aktivität einer radioaktiven Substanz ist

(A) Hertz (Hz)
(B) Tesla (T)
(C) Becquerel (Bq)
(D) Gray (Gy)
(E) Henry (H)

290 (A)

Die Avogadro-Konstante gibt an, wie viele Moleküle sich in einem Mol eines Stoffes befinden. Das Nuklid $^{12}_{6}C$ hat die Massenzahl 12, d.h. im Kern befinden sich 12 Protonen oder Neutronen. Damit beträgt die Molmasse dieses Nuklids 12 g. Ein Atom hat demnach die Masse 12 g/6 $\cdot 10^{23}$ = 2 $\cdot 10^{-23}$ g.
Der Index 6 des Isotopes $^{12}_{6}C$ gibt die Ordnungszahl, also die Anzahl der im Kern vorhandenen Protonen an.

291 (A), (B), (C); 294 (B)

α-Strahlen sind Heliumkerne, d.h. sie bestehen aus zwei Protonen und zwei Neutronen. Damit tragen sie die Ladung von –2e (e = Elementarladung) und sind in elektrischen und magnetischen Feldern ablenkbar. Der Kern verliert bei der Emission von α-Strahlen zwei Protonen, sodass die Kernladungszahl um 2 abnimmt und ein Atom eines anderen Elementes entsteht. Zusätzlich werden zwei Neutronen abgegeben, sodass die Nukleonenzahl um insgesamt 4 abnimmt.

292 (A), (B), (D); 295 (E)

β-Strahlen sind Elektronen hoher Energie, d.h. Geschwindigkeit. Sie sind in elektrischen und magnetischen Feldern ablenkbar, weil es sich um elektrisch geladene Teilchen handelt. Der Atomkern emittiert ein Elektron, wenn sich ein Neutron in ein Proton umwandelt. Die Gesamtzahl der Nukleonen wird hierdurch nicht verändert. Die Kernladungszahl nimmt um 1 zu, sodass ein Atom eines neuen Elements entsteht. Im Gegensatz zu diesem auch als Beta-minus-Zerfall bezeichneten Vorgang gibt es bei künstlich erzeugten Atomkernen einen Beta-plus-Zerfall, der in der Aussendung eines sog. Positrons (Masse des Elektrons, Ladung +1e) besteht und mit der Umwandlung eines Protons in ein Neutron verbunden ist.

293 (G); 296 (A)

γ-Strahlung ist eine elektromagnetische Welle hoher Frequenz und damit Energie, sie ist weder in magnetischen noch in elektrischen Feldern ablenkbar. γ-Quanten dienen dazu, die beim α- oder β-Zerfall frei werdende Energie aus dem Kern „abzutransportieren". Da γ-Strahlung sowohl beim α- als auch beim β-Zerfall auftritt, kann man der γ-Strahlung keine bestimmte Änderung von Nukleonen- und Ordnungszahl zuordnen.

297 (C)

Seit Tschernobyl gehört Becquerel fast zur Umgangssprache. Becquerel ist die Einheit der radioaktiven Aktivität und liegt vor, wenn pro Sekunde ein Kernzerfall erfolgt. Da sich Becquerel als 1/Sekunde ohne Umrechnungs-

298 M, S. 190ff.

Der genaue Zeitpunkt des Zerfalls eines bestimmten instabilen („radioaktiven“) Atomkerns

(A) wird durch das Zerfallsgesetz bestimmt
(B) ist durch die Halbwertszeit eindeutig festgelegt
(C) ist durch die „mittlere Lebensdauer“ bestimmt
(D) kann nicht vorausgesagt werden
(E) hängt gesetzmäßig mit dem Zerfall der Gesamtheit der Kerne einer radioaktiven Substanz zusammen

299 M, P, S. 190ff.

Wie viel ihrer ursprünglichen Aktivität besitzt eine radioaktive Substanz nach 25 Jahren, wenn die Halbwertszeit fünf Jahre beträgt?

(A) 1/5
(B) 1/25
(C) 1/32
(D) 1/125
(E) bereits nach 10 Jahren gleich Null

300 M, S. 190ff.

Die Halbwertszeit des Radionuklids ^{42}K beträgt 12 Stunden. Nach welcher Zeit ist die Aktivität eines ^{42}K-Präparates der Aktivität 1 mCi auf ungefähr 1 μCi abgesunken?

(A) nach 24 Stunden
(B) nach 48 Stunden
(C) nach 120 Stunden
(D) nach 10 Tagen
(E) nach 20 Tagen

301 M, S. 190ff.

Zum Zeitpunkt $t = 0$ wird für die Aktivität eines radioaktiven Präparates mit der Halbwertszeit $T_{1/2} = 3$ min der Wert $A = 2{,}4 \cdot 10^4$ Bq gemessen.
Wie groß ist die Aktivität nach $t = 6$ min?

(A) $A = 1{,}2 \cdot 10^4$ Bq
(B) $A = 8 \cdot 10^3$ Bq
(C) $A = 6 \cdot 10^3$ Bq
(D) $A = 4 \cdot 10^3$ Bq
(E) $A = 0$

faktor aus der Sekunde als Grundgröße des SI ableitet, ist es die kohärente Einheit des SI.
Früher wurde Curie = $3{,}7 \cdot 10^{10}$ Becquerel als Einheit verwendet. 1 Curie entspricht der in einem Gramm Radium stattfindenden Zerfallsrate.
Das Ehepaar P. und M. Curie erhielt 1903 gemeinsam mit ihrem Landsmann H. Becquerel den Nobelpreis für die Entdeckung der Radioaktivität.

298 (D)
Durch das Zerfallsgesetz kann nur vorausgesagt werden, wie viele Kerne in einem bestimmten Zeitraum zerfallen, nicht jedoch welche.

299 (C)
Nach 5 Jahren ist die Aktivität auf die Hälfte abgesunken, nach 10 Jahren auf $1/2 \cdot 1/2 = 1/4$, nach 15 Jahren auf $1/4 \cdot 1/2 = 1/8$, nach 20 Jahren auf $1/8 \cdot 1/2 = 1/16$ und nach 25 Jahren auf $1/16 \cdot 1/2 = 1/32$.

300 (C)
1 µCi ist 1/1000 von 1 mCi. Wenn die Aktivität auf 1/1000 des Ausgangswertes abgesunken ist, bedeutet dies, dass nur noch 1/1000 der ursprünglich vorhandenen Menge ^{42}K vorhanden ist. Dies ist nach etwa 10 Halbwertszeiten der Fall, denn $(1/2)^{10} = 1/1024$.
Um so eine Aufgabe zu lösen, nimmt man am besten die Faust, streckt den Daumen raus und sagt „1/2“ (1 Halbwertszeit = 1/2 Substanzmenge), dann streckt man den Zeigefinger heraus und erhält „1/4“. Nach 8 weiteren Stufen (1/8, 1/16, 1/32 usw.) erhält man 1/1024, d.h. nach 10 Halbwertszeiten ist noch 1/1024 der ursprünglich vorhandenen radioaktiven Substanz vorhanden.

301 (C)
Nach der doppelten Halbwertszeit ist die Aktivität auf $1/2 \cdot 1/2 = 1/4$ der ursprünglichen Aktivität abgefallen. Es gilt: $2{,}4 \cdot 10^4$ Bq = $24 \cdot 10^3$ Bq, sodass $0{,}25 \cdot 2{,}4 \cdot 10^4$ Bq = $6 \cdot 10^3$ Bq.

302 M, P, S. 191ff.

Eine anfänglich vorhandene Menge N_0 eines radioaktiven Stoffes zerfällt wie auf der Zeichnung wiedergegeben. Welcher Zeitpunkt ist identisch mit der mittleren Lebensdauer?

(A) t_1
(B) t_2
(C) t_3
(D) t_4
(E) t_5

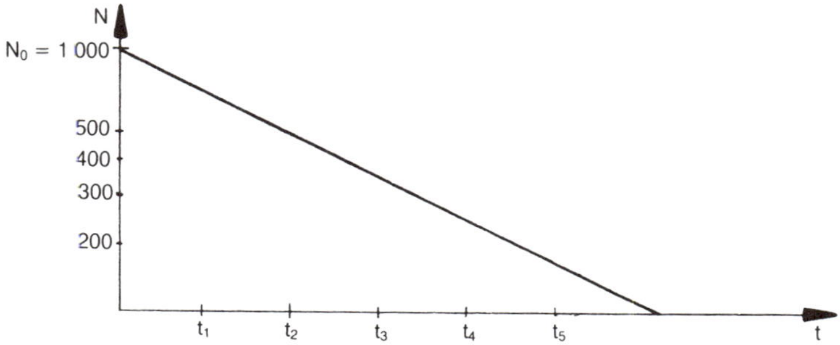

303 M, S. 191ff.

Welcher Zeitpunkt ist in der Abbildung identisch mit der Halbwertszeit?

304 M, S. 191ff.

Welche Ausage trifft zu?
Es gilt: $N = N_0 \exp.(-\lambda t)$. Zwischen Zerfallskonstante λ, mittlerer Lebensdauer τ und Halbwertszeit $T_{1/2}$ besteht folgender Zusammenhang:

(A) $T_{1/2} = \tau \ln 2$
(B) $\tau\, T_{1/2} = 1$
(C) $T_{1/2} = \ln \tau$
(D) $\lambda \cdot \tau = T_{1/2}$
(E) $T_{1/2} = 2\,\tau$

305 M, S. 191ff.

Im Diagramm ist der radioaktive Zerfall von Jod 133 halblogarithisch dargestellt. N_0 ist die Anzahl der Jod-133-Atome zum Zeitpunkt t = 0.

Wie groß etwa ist die Zerfallskonstante λ?

(A) 0,035/h
(B) 0,05/h
(C) 0,07/h
(D) 20/h
(E) 29/h

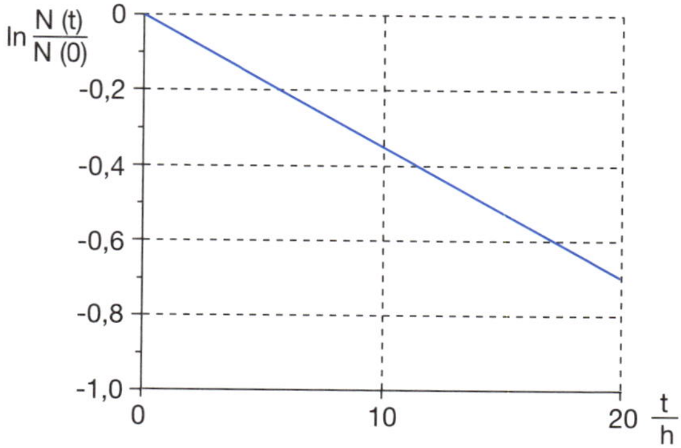

302 (C)

Unter der mittleren Lebensdauer τ (sprich tau) versteht man das arithmetische Mittel der Lebensdauer der einzelnen Atomkerne. Das arithmetische Mittel ist größer als die Halbwertszeit, denn diejenigen Kerne, die die Halbwertszeit „überleben“, sind z.T. noch nach vielen weiteren Halbwertszeiten vorhanden. Man kann mathematisch zeigen, dass die mittlere Lebensdauer mit der Zeit identisch ist, nach der noch der e-te Teil der ursprünglich vorhandenen Kerne anwesend ist (e = eulersche Zahl = 2,7182.) In unserer Aufgabe ist die mittlere Lebensdauer aller Kerne erreicht, wenn von den 1000 Kernen noch 1000/e = 368 anwesend sind. Wie im Kompendium auf S. 192f. gezeigt wird, bestehen folgende Beziehungen zwischen der mittleren Lebensdauer τ, der Zerfallskonstanten λ und der Halbwertszeit t_H:

$$\tau = 1/\lambda \qquad \text{sowie} \qquad t_H = 0{,}693\ \tau$$

303 (B)

Bei t_2 sind von den ursprünglich 1000 Kernen noch 500 vorhanden.

304 (A)

Zwischen der durchschnittlichen Lebensdauer τ, der Zerfallskonstanten λ und der Halbwertszeit $T_{1/2}$ gelten folgende Beziehungen:

$$T_{1/2} = \tau \ln 2 = 0{,}693\ \tau$$

$$\lambda = \tau^{-1}$$

Anmerkung: Während es bei Schwingungen einheitlich so gehandhabt wird, dass die Zeit mit einem kleinen „t“ abgekürzt wird und die Schwingungsdauer mit einem großen „T“, wird die Halbwertszeit manchmal mit $t_{1/2}$, manchmal mit t_H, manchmal mit $T_{1/2}$ und manchmal mit T_H bezeichnet.

305 (A)

Das Zerfallsgesetz lautet:

$$N = N_0\ e^{-\lambda t}$$

$$N/N_0 = e^{-\lambda t}$$

$$\ln N/N_0 = -\lambda t$$

Für t = 10 h lesen wir im Diagramm einen Wert für $\ln N/N_0$ von etwa –0,35 ab. Eingesetzt ergibt sich:

$$-0{,}35 = -\lambda \cdot 10\ \text{h}$$

$$\lambda = 0{,}035\ \text{h}^{-1}$$

306 M, S. 191f.

Die Abhängigkeit der Anzahl N der noch nicht zerfallenen Kerne eines radioaktiven Nuklids wird durch folgende Kurve beschrieben.

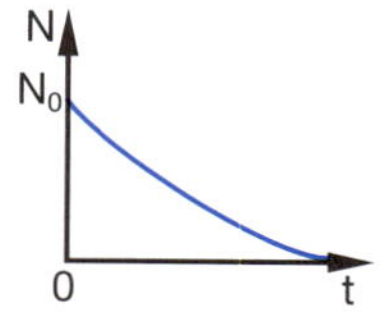

Wie sieht die Kurve für die Anzahl M der insgesamt zerfallenen Kerne aus (Koordinatenachsen sind linear geteilt)?

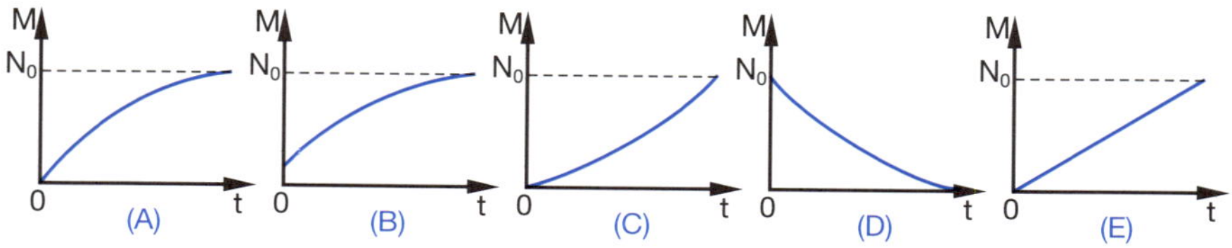

307 M, S. 194f.

Durch Neutroneneinfang entstehen in natürlichem Silber radioaktive Kerne mit den Massenzahlen 108 und 110.
Welche Nukleonenzahlen haben die beiden Isotope, aus denen natürliches Silber besteht?

(A) 107 und 109
(B) 108 und 110
(C) 109 und 111
(D) 110 und 112
(E) keine der vorstehenden Angaben ist richtig

308 M, S. 194f.

Welches weitere Teilchen X ist an der Kernreaktion

$$^{6}_{3}Li + ^{1}_{0}n \longrightarrow X + ^{3}_{1}H$$

beteiligt? ($^{3}_{1}H$ = Tritiumkern)

X ist ein

(A) α-Teilchen
(B) Elektron
(C) Neutron
(D) Proton
(E) Deuteron

306 (A)

Zum Zeitpunkt t = 0 sind keine Kerne zerfallen, anfänglich zerfallen viele Kerne, später wenige.
Deshalb muss die gesuchte Kurve durch den Nullpunkt gehen und anfänglich eine große, später eine kleine Steigung aufweisen.

307 (A)

Künstliche Kernumwandlungen können vorgenommen werden, indem man Atomkerne mit Neutronen, α-Teilchen, Protonen und anderen Reaktionspartnern beschießt. Beim Neutroneneinfang erhöht sich die Nukleonenzahl, die Kernladungszahl bleibt bestehen, sodass ein Isotop desselben Elementes entsteht. In dieser Aufgabe liegen folgende Kernumwandlungen vor:

$$^{107}_{47}Ag + ^{1}_{0}n \longrightarrow ^{108}_{47}Ag, \qquad ^{109}_{47}Ag + ^{1}_{0}n \longrightarrow ^{110}_{47}Ag$$

Die meisten der durch künstliche Kernumwandlungen erzeugten Kerne sind radioaktiv, weil das „Mischungsverhältnis“ zwischen Protonen und Neutronen nach der Kernumwandlung nicht mehr ausgewogen ist.

308 (A)

Die beschriebene Kernreaktion wird erzwungen, indem Lithium mit Neutronen beschossen wird. Hierbei entsteht Tritium sowie das gesuchte Teilchen X.
Anhand der Reaktionsgleichung kann man ablesen, dass Lithium sechs Nukleonen besitzt. Zusammen mit dem Neutron sind auf der linken Seite der Reaktionsgleichung sieben Nukleonen vertreten. Tritium besitzt drei Nukleonen, demnach muss X vier Nukleonen aufweisen.
In Bezug auf die Protonen gilt dieselbe Überlegung: Lithium besitzt drei Protonen, Tritium eins, also muss X zwei Protonen aufweisen.
Wenn zwei Protonen vorhanden sind, handelt es sich um Helium. Der Heliumkern entspricht dem α-Teilchen.

309 M, P, S. 200ff.

Welche Aussage über Röntgenröhren trifft nicht zu?

(A) Aus der Oberfläche der Glühkathode treten bei genügend hoher Temperatur Elektronen aus.
(B) Zwischen Kathode und Anode wird Hochspannung angelegt, um die Ladungsträger auf die erforderliche kinetische Energie zu bringen.
(C) Der Anodenstrom besteht überwiegend aus Ionen, die zwischen Kathode und Anode durch Stoßionisation erzeugt werden.
(D) Beim Auftreffen auf die Anode wird nur ein kleiner Bruchteil der kinetischen Energie der Ladungsträger in Röntgenstrahlung umgesetzt.
(E) Die Wellenlängen der emittierten Linien des charakteristischen Spektrums hängen vom Material (Ordnungszahl) der Anode ab.

310 M, S. 200f.

Die Einheit Elektronenvolt (eV) ist eine Einheit der

(A) Spannung
(B) Ladung
(C) Energie
(D) Ionendosis
(E) Energiedosis

311 M, P, S. 202

Welches der unten stehenden Diagramme gibt die spektrale Verteilung der Bremsstrahlung einer Röntgenröhre am besten wieder? (p = spektr. Strahlungsleistung, λ = Wellenlänge)

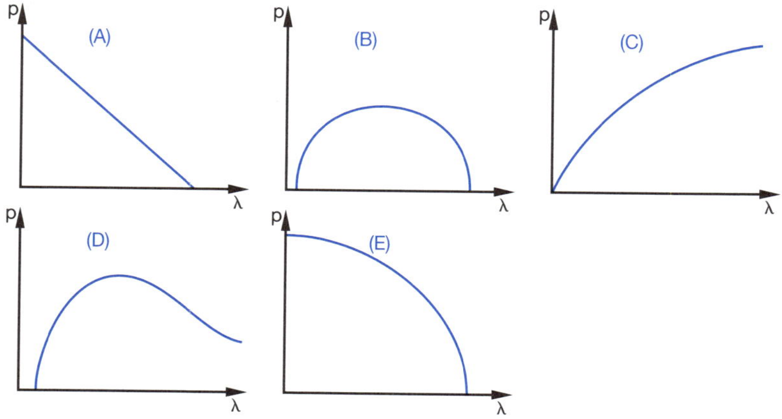

309 (C)

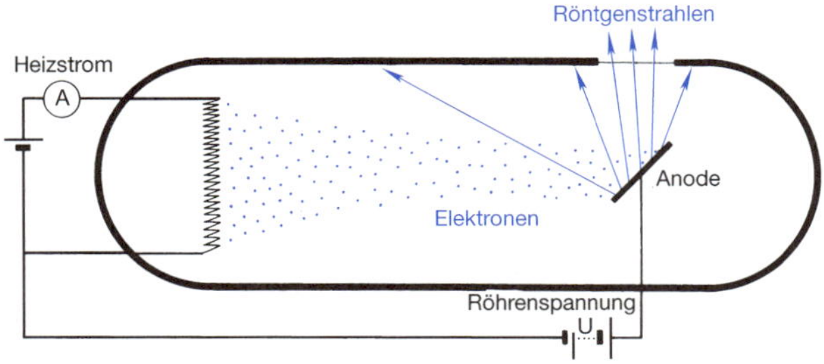

Im Inneren der Röntgenröhre herrscht Vakuum, deshalb gibt es dort auch keine Atome, die durch Stoßionisation ionisiert werden könnten. Der Anodenstrom besteht ausschließlich aus den Elektronen, die in der Glühkathode auf dem Weg der Glühemission ausgetreten sind.

310 (C)

Die Einheit Elektronenvolt gibt die Energie an, mit der ein Elektron auf die Anode einer Röntgenröhre auftrifft. Die kinetische Energie E, mit der ein einzelnes Elektron auf die Anode auftrifft, errechnet sich als Produkt der Ladung e eines einzelnen Elektrons mit der Spannungsdifferenz U_0 zwischen Anode und Kathode: $E = U_0 \cdot e$.
Da alle Elektronen dieselbe Ladung e besitzen, und da für alle Elektronen dieselbe Spannung U_0 besteht, treffen alle Elektronen mit gleicher Energie auf die Anode.
Einige wenige Elektronen rufen sofort beim Aufprall die Aussendung eines Röntgenquanten hervor. Diese Quanten haben dann die Energie $h\,\nu = U_0\,e$, d.h. die Frequenz $\nu_{max} = U_0\,e/h$. (h = plancksches Wirkungsquantum)
Die Einheit Elektronenvolt wird aber auch in anderen Fällen, etwa in der Atomphysik, verwendet, wenn relativ kleine Energien gemessen oder berechnet werden.

311 (D)

Die meisten der auf die Anode auftreffenden Elektronen verwandeln einen Teil ihrer kinetischen Energie in Wärmeenergie, bevor sie die Aussendung eines Röntgenquants auslösen. Sie können dann nur noch ihre Restenergie auf das Röntgenquant übertragen, das dann eine kleinere Frequenz λ, d.h. längere Wellenlänge λ besitzt. Man bezeichnet das Röntgenbremsspektrum deshalb als kontinuierliches Spektrum mit kurzwelliger Grenze.

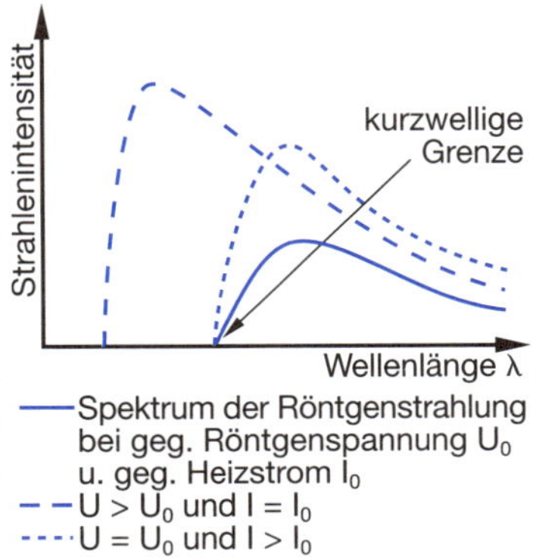

312 M, S. 202

Welche Aussage trifft zu?
Die Grenzwellenlänge einer Röntgenbremsstrahlung wird erniedrigt durch

(A) Verwendung eines Anodenmaterials mit größerer Ordnungszahl
(B) Verwendung eines weniger stark absorbierenden Fensters
(C) Erhöhung des Heizstromes der Röntgenröhre
(D) Vergrößerung des Abstandes zwischen Kathode und Anode
(E) Erhöhung der Anodenspannung der Röntgenröhre

313 M, S. 202

Etwa welche kinetische Energie erreicht in einer Röntgenröhre ein aus der Kathode austretendes Elektron (mit einer Anfangsgeschwindigkeit in Richtung Anode von Null und der Ladung $1{,}6 \cdot 10^{-19}$ C) beim Auftreffen auf die Anode, wenn die Spannung zwischen Kathode und Anode der Röhre 100 kV beträgt?

(A) $1{,}6 \cdot 10^{-24}$ J
(B) $6 \cdot 10^{-21}$ J
(C) $6 \cdot 10^{-18}$ J
(D) $1{,}6 \cdot 10^{-17}$ J
(E) $1{,}6 \cdot 10^{-14}$ J

314 M, S. 202

Die Wellenlängen der charakteristischen Röntgenstrahlung hängen ab von

(A) dem Kathodenmaterial
(B) dem Anodenmaterial
(C) der Anodenspannung
(D) dem Emissionsstrom
(E) dem Anodenstrom

315 M, S. 202

In welcher Größenordnung liegt die elektrische Spannung zwischen Anode und Kathode einer Röntgenröhre für die medizinische Diagnostik?

(A) 0,1 µV
(B) 0,1 mV
(C) 0,1 VC
(D) 0,1 kV
(E) 0,1 MV

316 P, S. 202

Welche Aussage trifft zu? Die Härte der Strahlung einer Röntgenröhre hängt ab von

(A) der Anodenstromstärke
(B) der Heizspannung
(C) der Anodenspannung
(D) dem Kathodenmaterial
(E) der Kathodentemperatur

312 (E)
Niedrigere Wellenlänge bedeutet höhere Energie der Röntgenstrahlen. Die höhere Energie wird dadurch möglich, dass die auftreffenden Elektronen wegen der höheren Anodenspannung eine höhere Geschwindigkeit und damit eine höhere kinetische Energie besitzen. Vergleichen Sie auch das Diagramm zur Frage 311.

313 (E)
Die kinetische Energie errechnet sich allgemein als

$$\text{Energie} = \text{transportierte Ladung} \cdot \text{Spannung}$$

Für die Energie eines Elektrons ergibt sich deshalb

$$1{,}6 \cdot 10^{-19}\,\text{C} \cdot 100.000\ \text{V} = 1{,}6 \cdot 10^{-14}\ \text{J}$$

314 (B)
Die charakteristische Röntgenstrahlung entsteht dadurch, dass die mit hoher Geschwindigkeit auf die Anode treffenden Elektronen Elektronen aus inneren Bahnen des Anodenmaterials auf höhere Bahnen bringen, also die getroffenen Atome in einen angeregten Zustand versetzen. Bei der Rückkehr auf die alte Bahn sendet das entsprechende Elektron seine überschüssige Energie als γ-Quant aus, es entsteht ein Linienspektrum. Die Lage der Linien hängt ausschließlich vom Anodenmaterial ab.

315 (E)
Die in der medizinischen Diagnostik verwendeten Röntgenröhren arbeiten bei Spannungen von ca. 50 000 V bis 150 000 V, also 50 bis 150 kV.
Es gilt:
je höher die die Spannung,

desto höher Energie und Frequenz,
desto größer die Eindringtiefe,
desto geringer die Absorption,
desto größer die Streuung.

Röntgenstrahlen werden in Weichteilen überwiegend durch Streuung, im Knochen durch Absorption geschwächt. Deshalb wird bei der Darstellung von Weichteilen (Lunge, Abdomen) eher hochfrequente und bei der Darstellung von Knochen niederfrequente Strahlung benutzt (Hartstrahl- bzw. Weichstrahltechnik).

316 (C)
Vergleichen Sie die Erläuterung zu Frage 310 und das Diagramm in der Erläuterung zu Frage 311. Hochfrequente Strahlung wird als harte,

317 M, S. 204ff.

Zu den Wechselwirkungen von Röntgenstrahlung und Materie gehören im gesamten Bereich von beliebig hoher bis zu beliebig niedriger Energie stets die folgenden Prozesse:

(1) Schwächung der Röntgenstrahlung beim Durchgang durch eine Materieschicht
(2) Streuung der Röntgenstrahlung beim Durchgang durch eine Materieschicht
(3) Kernprozesse, z.B. Erzeugung künstlicher Radioaktivität
(4) Energieübertragung auf die Materie
(5) Bildung von Elektron-Positron-Paaren

(A) nur 1 und 2 sind richtig
(B) nur 1 und 4 sind richtig
(C) nur 1, 2 und 4 sind richtig
(D) nur 2, 4 und 5 sind richtig
(E) 1 bis 5 = alle sind richtig

318 M, S. 204ff.

Die Wechselwirkungsprozesse von Röntgenstrahlen und Materie, die im Bereich der Röntgendiagnostik (Röntgenröhrenspannung $\approx$ 100 kV) auftreten, führen zu folgenden Erscheinungen:

(1) Schwächung der Röntgenstrahlung beim Durchgang durch eine Materieschicht
(2) Streuung der Röntgenstrahlung beim Durchgang durch eine Materieschicht
(3) Kernprozesse, z.B. Erzeugung künstlicher Radioaktivität
(4) Energieübertragung auf die Materie
(5) Bildung von Elektron-Positron-Paaren

(A) nur 1 und 2 sind richtig
(B) nur 1 und 4 sind richtig
(C) nur 1, 2 und 4 sind richtig
(D) nur 2, 4 und 5 sind richtig
(E) 1 bis 5 = alle sind richtig

niederfrequente als weiche Strahlung bezeichnet. Weiche Strahlung, die – wie oben gesagt – gut absorbiert wird, kann genauso gefährlich sein wie harte Strahlung, die den Körper besser durchdringen kann. Es kommt auf die Dosis, d.h. auf die absorbierte Intensität und die Einwirkungsdauer an. Wie wir gesehen haben, werden bei gegebener Röhrenspannung stets Röntgenquanten mit verschiedenen Frequenzen emittiert, d.h. auch bei Verwendung einer hohen Röhrenspannung werden neben harter Röntgenstrahlung ganz weiche Strahlen ausgesendet. Diese weichen Strahlen würden im Körper fast völlig absorbiert werden und könnten deshalb nicht zur Filmschwärzung beitragen. Dieser weiche Anteil der Strahlung wird deshalb durch ein vor die Röntgenröhre gesetzes Filter (z.B. aus Aluminiumblech) abgefangen.

317 (C)

Die unter (3) und (5) genannten Prozesse treten nur bei sehr kurzwelliger γ-Strahlung auf und sind bei normaler Röntgenstrahlung nicht zu beobachten.

Zu (1): Die *Absorption steigt ungefähr mit der dritten Potenz der Ordnungszahl* der durchstrahlten Materie. Deshalb ist Blei mit der Ordnungszahl 82 ein gutes Material zur Abschirmung. Die *Absorption sinkt ungefähr mit der dritten Potenz der Frequenz* der Röntgenstrahlung. Deshalb hat härtere Strahlung eine größere Eindringtiefe.

Zu (2): Im Gegensatz dazu *steigt die Streuung mit der vierten Potenz der Frequenz* und ist *unabhängig von der Ordnungszahl* des durchstrahlten Materials.

Zu (3): Kernprozesse, also künstliche Kernumwandlungen, können durch Beschuss mit sehr harter γ-Strahlung auftreten. Röntgenstrahlen sind hierfür nicht energiereich genug, sodass der Patient nicht zu befürchten braucht, durch eine Röntgenuntersuchung radioaktiv zu werden.

Zu (4): Energieübertragung findet hauptsächlich bei Absorption statt.

Zu (5): Mindestenergie des γ-Quanten: 2 x 510 KeV = 1,02 MeV.

318 (C)

Nur γ-Quanten mit einer Energie von mehr als 6 MeV können Kernprozesse auslösen.

319 M, P, S. 205f.

Infolge Schwächung der Röntgenstrahlung beträgt die Ionendosis J hinter einem Absorber der Dicke d: $J = J_0 \exp(-\mu d) = J_0\, e^{-\mu d}$, wobei J_0 die Ionendosis ohne Absorber und μ der Schwächungskoeffizient ist. Welches Diagramm gibt dieses Absorptionsverhalten qualitativ wieder? (Abszisse und Ordinate sind linear geteilt)

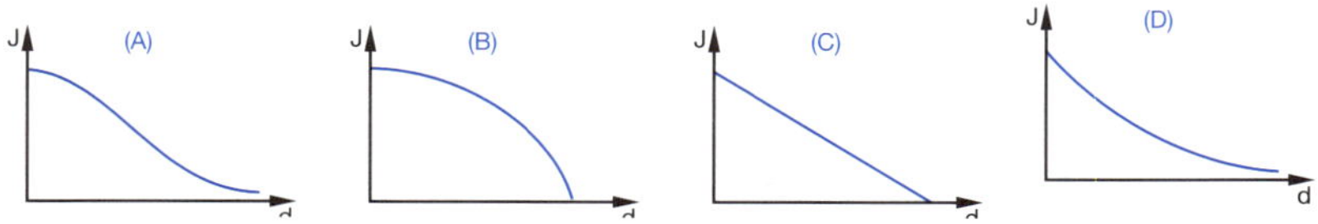

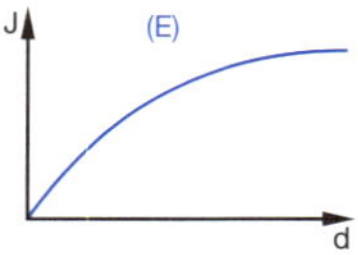

320 M, S. 190f., S. 205f. und S. 260f.

Gemeinsames Kennzeichen des Zerfallsgesetzes für radioaktive Stoffe, des Schwächungsgesetzes für Röntgenstrahlen und des lambert-beerschen Gesetzes ist

(A) Darstellbarkeit durch eine Exponentialfunktion
(B) Abhängigkeit von der Zeit
(C) Abhängigkeit von der Schichtdicke
(D) Beschreibung eines unter allen Umständen mit Photonenstrahlung verbundenen Vorganges
(E) Beschreibung des Durchganges von Strahlung durch Materie

321 P, S. 207

Welche Aussage trifft zu?
Die Fähigkeit von α- , β- und γ-Strahlen, Materie zu durchdringen, ist bei

(A) α-Strahlen am größten, bei β-Strahlen am kleinsten
(B) α-Strahlen am größten, bei γ -Strahlen am kleinsten
(C) β-Strahlen am größten, bei α-Strahlen am kleinsten
(D) γ -Strahlen am größten, bei α-Strahlen am kleinsten
(E) γ -Strahlen am größten, bei β-Strahlen am kleinsten

319 (D)

Diagramm (D) gibt den typischen Verlauf einer e-Funktion im linear geteilten Koordinatensystem wieder. Aus den Erläuterungen zur vorletzten Aufgabe kann man entnehmen, dass der Schwächungskoeffizient μ sowohl vom durchstrahlten Material als auch von der Frequenz der Röntgenstrahlung abhängt.

$$J = J_0 \, e^{-\mu d}$$

320 (A)

Für das Zerfallsgesetz gilt: (A) und (B).
Für das Schwächungsgesetz für Röntgenstrahlen gilt: (A), (C), (D) und (E).
Für das lambert-beersche Gesetz gilt: (A), (C), (D) und (E).

321 (D)

Grob vereinfacht kann man sagen, dass die Halbwertsdicke in Wasser oder in Gewebe für α-Strahlen unterhalb eines Millimeters, für β-Strahlen im Bereich von Zentimetern und für γ-Strahlen im Bereich von Dezimetern liegt. Die genauen Werte hängen von der Energie der Strahlung ab.

322 M, S. 208

Durch welche der folgenden Strahlen kann Luft ionisiert werden?

(1) α-Strahlen
(2) β-Strahlen
(3) γ -Strahlen
(4) Röntgenstrahlen

(A) nur 3 ist richtig
(B) nur 1, 2 und 3 sind richtig
(C) nur 1, 2 und 4 sind richtig
(D) nur 2, 3 und 4 sind richtig
(E) 1 bis 4 = alle sind richtig

323 M, S. 208

Die Energiedosis ionisierender Strahlung ist definiert als

(A) die auf einen Patienten eingestrahlte Energie ionisierender Teilchen
(B) die in einem Tumor absorbierte Energie ionisierender Teilchen
(C) Quotient aus der in einem Volumen auf Materie übertragenen Energie ionisierender Teilchen und der Masse des Volumens
(D) Produkt aus der in einem Volumen absorbierten Energie ionisierender Teilchen und der Masse des Volumens
(E) die Anzahl der durch Strahlung in einem Luftvolumen erzeugten Ionen

324, 325 M, S. 208 und S. 190

Ordnen Sie den physikalischen Größen der Liste 1 die Einheiten der Liste 2 zu!

Liste 1

324 Radioaktivität
325 Energiedosis

Liste 2

(A) kg
(B) Bq (Becquerel)
(C) mol (Mol)
(D) As/kg
(E) Gy (Gray)

326 P, S. 208

Welchen der folgenden Aussagen stimmen Sie zu?
Ohne Kenntnis der Belichtungszeit ist die Schwärzung einer Fotoplatte (Film) ein Maß für die

(1) Dosisleistung einer Röntgenstrahlung
(2) Dosis einer Röntgenstrahlung
(3) Dosisleistung einer UV-Strahlung
(4) Dosis einer UV-Strahlung

(A) nur 1
(B) nur 2
(C) nur 1 und 2
(D) nur 1 und 3
(E) nur 2 und 4

322 (E)
Alle die genannten Strahlenarten sind in der Lage, Luft zu ionisieren, weil ihre Energie groß genug ist, Elektronen aus der Atomschale herauszuschlagen.

323 (C)
Die Energiedosis gibt an, welche Energie pro Kilogramm durchstrahlter Masse absorbiert wird. Die kohärente Einheit des SI ist das Gray (Gy):

$$1 \text{ Gy} = 1 \text{ Ws/kg}$$

Die natürliche Strahlenbelastung des Menschen liegt bei etwa 2,5 mSv (Millisievert) pro Jahr, für beruflich strahlenexponierte Personen gilt eine Belastung von 50 mSv als zumutbar. Das sind – sofern es sich um Beta- und Gamma-Strahlen handelt – 50 mGy.

324 (B)
Becquerel (Bq) ist die kohärente SI-Einheit der Radioaktivität. Sie ist definiert als Zahl der Zerfallsakte pro Sekunde. Gelegentlich wird noch die frühere Einheit Curie (Ci) verwendet, die 37 Milliarden Zerfallsakten pro Sekunde entspricht, sodass 1 Ci = 37 000 000 000 Bq.

325 (E)
Gray (Gy) ist die kohärente SI-Einheit für die Energiedosis. Ein Gray liegt vor, wenn pro Kilogramm durchstrahlte Masse die Energie ein Joule absorbiert wird: 1 Gy = 1 J/kg = 1 Ws/kg.
Die Einheit der Ionendosis ist As/kg.

326 (E)
Dosisleistung ist definiert als Dosis pro Zeit. Unter Dosis ist die gesamte Strahlenmenge zu verstehen, die auf den Film eingewirkt hat.
Bei ionisierenden Strahlen gibt es zwei Einheiten für die Dosis, die sich auf die entstandenen Ionen bzw. auf die absorbierte Energie beziehen:

$$\text{Ionendosis} = \frac{\text{durch Ionisation entstandene Ladung}}{\text{durchstrahlte Masse}} \qquad \text{Einheit: As/kg}$$

$$\text{Energiedosis} = \frac{\text{absorbierte Energie}}{\text{durchstrahlte Masse}} \qquad \text{Einheit: Gray (Gy) mit 1 Gy = 1 Ws/kg}$$

Die Umrechnungsfaktoren zwischen Ionen- und Energiedosis sowie der Filmschwärzung hängen von der Art des durchstrahlten Materials und von der Art und Energie der Strahlung ab.

327 P, S. 209

Welche Aussage über Geiger-Müller-Zählrohre trifft nicht zu?

(A) Zählrohre sind möglichst gut evakuiert.
(B) Nach der Ionisation werden Elektronen zum positiven Draht gezogen.
(C) Der kurzzeitige Stromfluss erzeugt durch den Spannungsabfall am äußeren Arbeitswiderstand einen Spannungsimpuls.
(D) Die Zahl der Elektronen wird durch weitere Stoßionisationsprozesse in Drahtnähe vergrößert.
(E) Mit Zählrohren lassen sich energiereiche, ionisierende Strahlenarten nachweisen.

328 M, S. 209

Die Wirkungsweise eines Zählrohrs für Beta-Strahlung beruht auf

(A) der Lumineszenz
(B) der Kernspaltung
(C) der Ablenkung durch ein magnetisches Feld
(D) der Ionisation des Füllgases
(E) dem Einfang der Strahlung durch die positive Anode

329 P, S. 210ff. und S. 232

Welche Antwort trifft nicht zu? Mit einer Ionisationskammer kann man folgende Strahlenarten nachweisen:

(A) Röntgenstrahlen
(B) harte UV-Strahlen
(C) β-Strahlen
(D) γ-Strahlen
(E) Infrarotstrahlung

330 M, S. 214 und S. 208

An einer Röntgenanlage (Strahlengang in Luft; Luftschwächung vernachlässigbar) wird in 100 cm Fokusabstand eine Energiedosisleistung von 4 Gy/min gemessen. In welchem Fokusabstand würde sich unter Annahme eines punktförmigen Röntgenfokus die Energiedosisleistung 1 Gy/min ergeben?

(A) 25 cm
(B) 50 cm
(C) 200 cm
(D) 250 cm
(E) 2500 cm

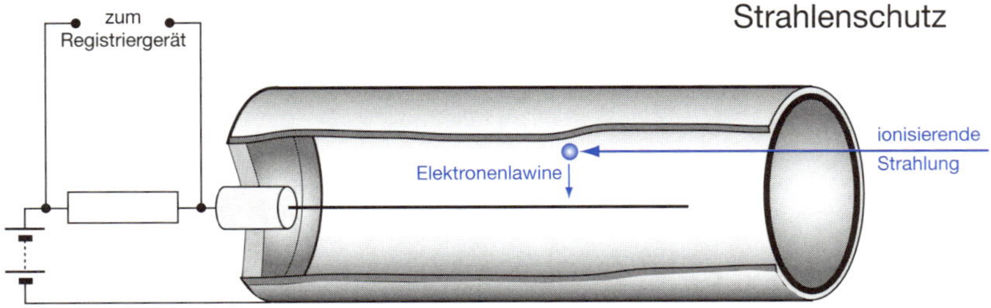

327 (A)

Im Geiger-Müller-Zählrohr befindet sich ein Gas. Eintretende α-, β- oder γ-Strahlung ionisiert einige Moleküle. Das weitere Geschehen wird von (B) bis (E) erläutert. Zu (E) ist noch anzumerken, dass jedes α-, β- oder γ-Teilchen einen kurzen Spannungsimpuls auslöst und einzeln registriert werden kann.

328 (D)

Die zu messende β-Strahlung ionisiert einige Moleküle des Füllgases. Diese Ionen werden im elektrischen Feld beschleunigt und erzeugen durch Stoßionisation weitere Ionen. Hierdurch entsteht ein kurzer Stromstoß, der stark genug ist, um im angeschlossenen Messgerät registriert werden zu können.

329 (E)

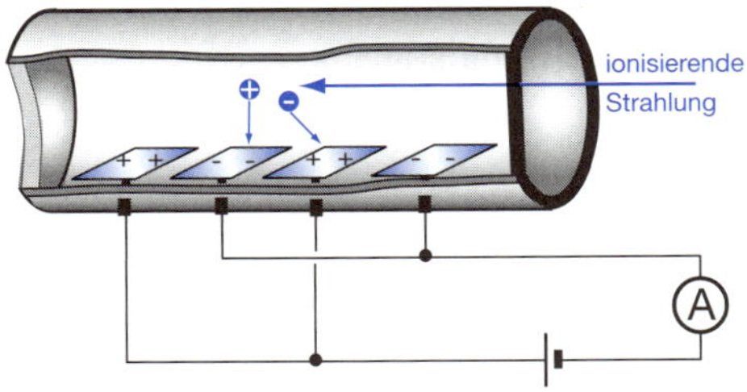

In der Ionisationskammer kann man messen, welche Ionenmenge durch die Strahlung entstanden ist. Voraussetzung ist, dass es sich überhaupt um ionisierende Strahlung handelt. Die einzelnen γ-Quanten müssen bei der Ionisierung eines Atoms oder Moleküls Arbeit leisten, die – je nach Atom oder Molekül – in der Größenordnung von 30 bis 60 eV liegt. Dies entspricht ungefähr der Grenze zwischen UV-Licht und sehr weicher Röntgenstrahlung. – Die Quanten des infraroten Lichtes haben eine Energie von weniger als 1 eV (s.S. 232 im Kompendium) und können die Ionisierungsenergie nicht aufbringen.

330 (C)

Hier gilt das quadratische Abstandsgesetz: Die Intensität der Strahlung nimmt mit dem Quadrat des Abstandes von der Strahlenquelle ab. Bei einer Verdoppelung des Abstandes sinkt die Strahlungsleistung um den Faktor $2^2 = 4$. Bei einer Verdreifachung des Abstandes wäre nur noch 1/9 der Strahlungsleistung vorhanden, denn $3^2 = 9$.

331 M, S. 214

Im Abstand 1 m von einem punktförmigen, radioaktiven α-Strahler beträgt die Dosisleistung in Luft 8 μJ $kg^{-1}h^{-1}$. Wie groß ist etwa die aufgenommene Dosis bei 2 m Abstand und 5-stündigem Aufenthalt? (Die Schwächung durch die 1 m bzw. 2 m dicke Luftschicht sei vernachlässigbar klein.)

(A) 5 μJ kg^{-1}
(B) 10 μJ kg^{-1}
(C) 20 μJ kg^{-1}
(D) 40 μJ kg^{-1}
(E) 80 μJ kg^{-1}

332 M, S. 214, S. 191 und S. 260f.

Die mit einem Zählrohr gemessene Absorption von γ-Strahlen von ^{60}Co durch Aluminium möge den auf dem halblogarithmischen Papier gezeichneten Verlauf haben (unterste dicke Gerade). Die bei der Messung ursprünglich vorhandene konstante Untergrundrate von 500 Impulsen/min wurde bereits abgezogen. Welchen Verlauf hat die nicht korrigierte Impulsrate?

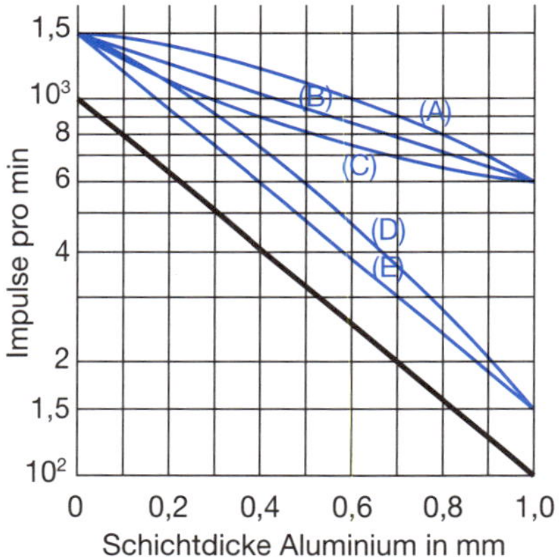

333 M, S. 214f.

Ein Gramm natürliches Kalium emittiert wegen seines Gehaltes an radioaktivem ^{40}K im Mittel pro Sekunde 3,0 Gammaquanten von 1,5 MeV.

Etwa wie viel Gramm an natürlichem Kalium enthält ein Mensch, für den pro Sekunde 78 Gammaquanten von 1,5 MeV gemessen werden, wenn der Detektor nur 20 Prozent der vom ganzen Körper emittierten Gammaquanten erfassen kann und keine weitere 1,5 MeV-Strahlung emittiert wird?

(A) 16 g
(B) 26 g
(C) 78 g
(D) 130 g
(E) 200 g

331 (B)

Nach dem quadratischen Abstandsgesetz beträgt die Dosisleistung in 2 m Entfernung 2 μJ kg^{-1} h^{-1}. Bei einer Einwirkungsdauer von fünf Stunden ergibt sich eine Dosis von 10 μJ kg^{-1}.

332 (C)

Hier liegt eine Schwächung der γ-Strahlung durch Absorption vor. Das lambert-beersche-Gesetz (s. im Kompendium S. 260) beschreibt die exponentielle Abhängigkeit von der Schichtdicke, die die im Diagramm unten dargestellte Gerade ergibt.
Diese Gerade deckt den Bereich von 1000 bis 100 Impulsen pro Minute ab. Die unkorrigierte Kurve muss deshalb im Bereich von 1500 bis 600 Impulsen pro Minute liegen. Demnach kämen (A), (B) oder (C) in Frage.
Bei 0,4 mm Aluminium weist die korrigierte Kurve einen Wert von 400 Impulsen auf, die unkorrigierte muss bei 900 liegen, sodass nur (C) richtig sein kann.

333 (D)

Wenn 78 Quanten gemessen werden und wenn dies nur 20 Prozent der emittierten Quanten sind, so werden $5 \cdot 78 = 390$ Quanten emittiert.
Pro Gramm Kalium werden 3,0 Quanten emittiert. Insgesamt sind deshalb 390 g/3 = 130 g Kalium vorhanden.

Schwingungen und Wellen

334 P, S. 217ff.
Welche Aussage trifft nicht zu?
Für harmonische Schwingungen einfacher Systeme gilt:

(A) während des Schwingungsvorgangs wechselt Energie stets zwischen verschiedenen Energieformen.
(B) bei eindimensionalen mechanischen Schwingungen tritt eine Rückstellkraft auf, die proportional der Auslenkung aus der Ruhelage ist.
(C) bei Drehschwingungen tritt ein rücktreibendes Moment auf, das proportional der Drehung aus der Ruhelage ist.
(D) die Schwingungsdauer ist der reziproke Wert der Frequenz.
(E) die Schwingungsdauer hängt von der Amplitude der Schwingung ab.

335 M, S. 217f.
Ein Fadenpendel führe eine ungedämpfte Schwingung aus. Dann ist

(A) die potenzielle Energie zeitlich konstant
(B) die kinetische Energie zeitlich konstant
(C) die kinetische Energie immer gleich der potenziellen Energie
(D) die Summe aus potenzieller und kinetischer Energie konstant
(E) Keine der obigen Antworten ist richtig

336 P, S. 218 und S. 40
Beim Durchgang durch die Ruhelage (gestrichelt gekennzeichnet) einer harmonisch schwingenden Masse gilt für die Beträge der Geschwindigkeit v und der Beschleunigung a:

(A) a und v sind maximal
(B) a = 0 und v = 0
(C) a ist maximal und v = 0
(D) a = 0 und v ist maximal
(E) a und v nehmen gerade die Hälfte ihrer Maximalwerte an

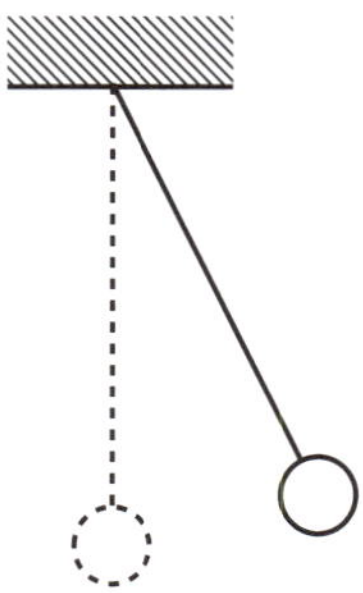

334 (E)

Unter der Amplitude versteht man die maximale Auslenkung der schwingenden Größe, z.B. einer Gitarrensaite. Wenn man die Gitarrensaite stärker anzupft, schwingt diese mit einer größeren Amplitude, ändert aber ihre Frequenz, d.h. Tonhöhe, nicht.
Unter einer harmonischen Schwingung versteht man eine sinusförmige Schwingung, deren Auslenkung s in folgender Abhängigkeit von der Amplitude s_0 steht:

$$s = s_0 \sin 2\pi\, t/T = s_0 \sin 2\pi\, \nu\, t = s_0 \sin \omega\, t$$

Hierbei ist T = Schwingungsdauer,
$\nu = 1/T$ die Frequenz
$\omega = 2\, \pi\, \nu$ die Kreisfrequenz.

335 (D)

Bei mechanischen Schwingungen wird die Schwingungsenergie abwechselnd in kinetische und potenzielle Energie überführt. Hierbei treten stets zwei Kräfte auf:

1) Eine Rückstellkraft F (z.B. Federkraft), die die schwingende Masse m beschleunigt oder abbremst.
2) Die Trägheitskraft $F = m\, a$, welche der beschleunigenden (oder abbremsenden) Rückstellkraft entgegenwirkt. Deshalb ist die Schwingungsdauer umso kürzer, je größer die „die Schwingung antreibende" Rückstellkraft F ist, z.B. je „härter" die Feder ist. Die Schwingungsdauer ist umso länger, je größer die Trägheitskraft F ist, die bei der Schwingung überwunden werden muss.

336 (D)

Die Beschleunigung a ist gleich Null, denn bis zum Durchgang durch die Ruhelage wird die Masse immer schneller (a ist positiv), danach wieder langsamer (a ist negativ).
Aus demselben Grund sind in dieser Position auch v und $E_{kin} = (m/2)\, v^2$ maximal.

337 M, P, S. 217ff.

Wann gilt für die ungedämpfte Schwingung eines Fadenpendels die Beziehung zwischen kinetischer Energie E_{kin} und potenzieller Energie E_{pot}

$$E_{kin} + E_{pot} = \text{const.} \quad ?$$

(A) nur in den Umkehrpunkten
(B) nur im Durchgang durch die Ruhelage
(C) nur im Moment des halben Vollausschlages
(D) nie
(E) immer

338 P, S. 217ff.

Für ein Uhrenpendel, dessen Antrieb ausgesetzt hat, trifft folgender zeitlicher Verlauf der kinetischen Energie zu:

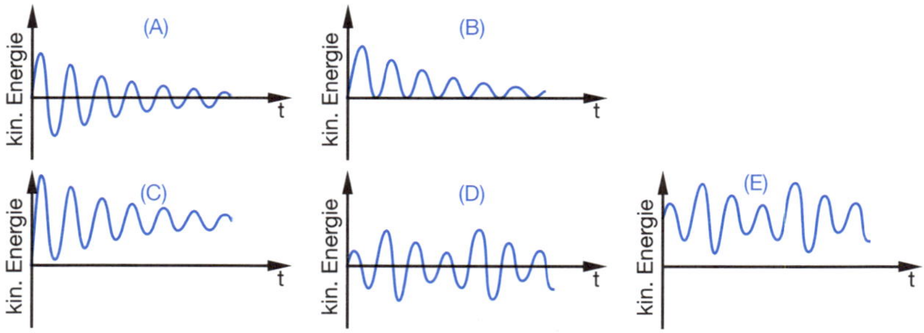

339 M, S. 218f.

Ein Massestück m hänge an einer Feder und schwinge harmonisch hin und her. Das s-t-Diagramm sehe wie folgt aus:

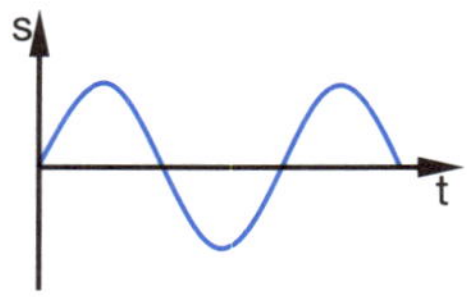

Nur welches der folgenden Diagramme kann die Abhängigkeit der kinetischen Energie des Massestückchens von der Zeit t wiedergeben (die Diagramme haben bezüglich Nullpunkt und Maßstab gleiche Zeitachsen wie das s-t-Diagramm)?

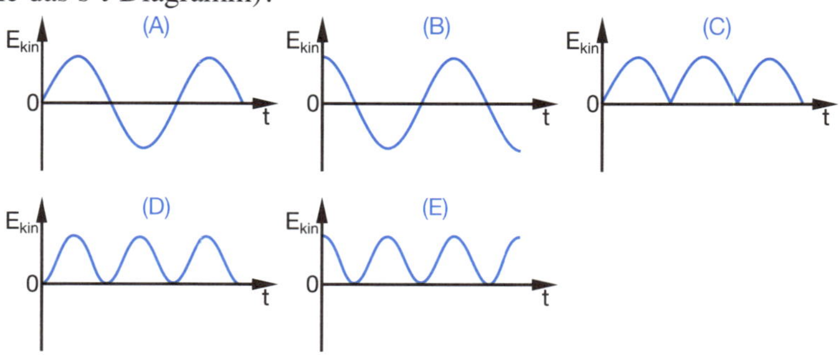

337 (E)

Bei einer ungedämpften Schwingung ist die Summe aus kinetischer und potenzieller Energie zu jedem Zeitpunkt gleich. Bei einer gedämpften Schwingung nimmt die Schwingungsenergie und damit auch die Amplitude im Laufe der Zeit exponentiell ab.

338 (B)

Die Auslenkung des Uhrenpendels wird vom Diagramm (A) wiedergegeben, denn es gibt sowohl eine negative wie eine positive Auslenkung.
Der Verlauf der kinetischen Energie ist in (B) dargestellt, denn die Energie ist stets positiv. Die Gesamtenergie hat keinen sinusförmigen Verlauf, sondern den Verlauf einer normalen e-Funktion mit negativem Exponenten.

339 (E)

Die kinetische Energie weist beim Durchgang durch den Nullpunkt ihren Maximalwert auf. Der Durchgang durch den Nullpunkt liegt beispielsweise zur Zeit $t = 0$ vor. Deshalb kommen Lösung (B) und (E) in Frage.
Weil die kinetische Energie stets nur positiv sein kann, ist Lösung (B) nicht möglich.
Die kinetische Energie erreicht bei jeder Schwingung zweimal ihren Maximalwert und zweimal ihren Minimal(Null)wert, und zwar jeweils beim Durchgang durch die Ruhelage und beim Erreichen der maximalen Auslenkung. Deshalb ist die Schwingungsdauer im E_{kin}-t-Diagramm nur halb so lang wie im s-t-Diagramm.

340 M, P, S. 220f. und S. 147f. und S. 162f.

Auf dem Bildschirm eines Elektronenstrahloszillografen erscheint das folgende Bild dreier Schwingungen I, II und III.
Gemeinsame Zeitachse: 1 Skalenteil = 10 ms

(1) die Schwingungsdauern aller Schwingungen sind gleich
(2) die Frequenzen aller Schwingungen betragen 40 Hz
(3) die zeitliche Verschiebung der Schwingung II gegen die Schwingung I beträgt 10 ms
(4) alle Schwingungen haben dieselbe Amplitude

(A) nur 1 ist richtig
(B) nur 2 ist richtig
(C) nur 1 und 3 sind richtig
(D) nur 2 und 3 sind richtig
(E) nur 3 und 4 sind richtig

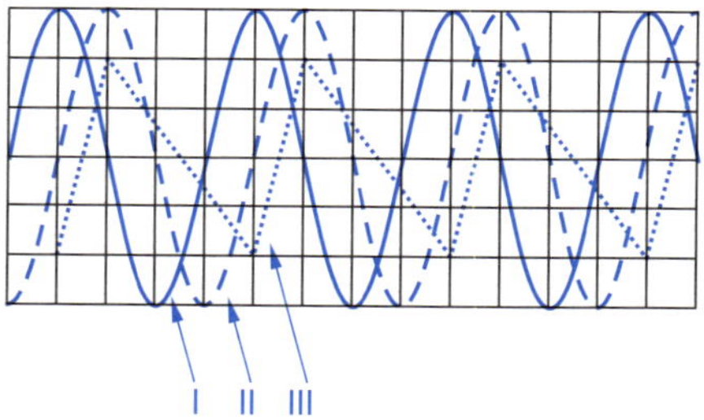

341 M, P, S. 221 und S. 150f.

Eine harmonische Schwingung kann durch die Formel $U = U_0 \sin(\omega t + \varphi)$ beschrieben werden. Welche der folgenden Angaben über die Bedeutung der benutzten Symbole trifft nicht zu?

(A) U = Elongation
(B) U_0= Amplitude
(C) ω = Kreisfrequenz
(D) t = Schwingungsdauer
(E) φ = Phasenwinkel

342 M, S. 221 und S. 147f.

Die Abbildung zeigt das Oszillografenbild der technischen Wechselspannung. Diese besitzt eine Frequenz von 50 Hz.
Welche gesamte Zeitspanne wird in der Abbildung dargestellt?

(A) 0,015 s
(B) 0,02 s
(C) 0,03 s
(D) 0,15 s
(E) 0,3 s

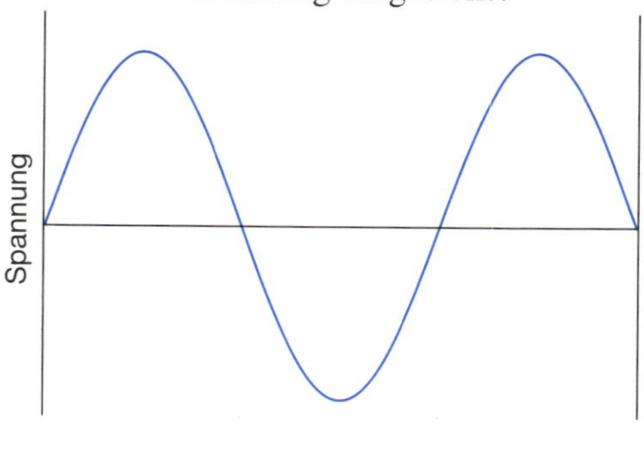

340 (C)

Zu (1): Die Schwingungsdauer gibt den zeitlichen Abstand zweier gleicher Schwingungszustände oder Phasen an, z.B. den zeitlichen Abstand von zwei benachbarten Maxima oder Minima. In unserer Aufgabe zeigen alle drei Schwingungen, auch die nicht harmonische Schwingung III, dieselbe Schwingungsdauer.
Zu (2): Die Frequenz ν ergibt sich als 1/T, wobei die Schwingungsdauer T in Sekunden angegeben wird. In unserer Aufgabe: $\nu = 1/40$ ms = 1/0,04 s = 25 Hz.
Zu (3): Diese Aussage trifft zu, jede Phasenlage wird von Schwingung I stets 10 ms früher eingenommen als von Schwingung II.
Zu (4): Die Amplituden von Schwingung I und II sind gleich, die Amplitude der nicht harmonischen Schwingung ist kleiner.

341 (D)

t ist das Symbol für die Zeit. Die Gleichung ermöglicht es auszurechnen, wie groß die Elongation U (Auslenkung U) zum Zeitpunkt t ist.
Die Schwingungsdauer T ist bereits in der Kreisfrequenz ω enthalten, denn $\omega = 2\,\pi\,\nu = 2\,\pi/T$.
Der Phasenwinkel φ gibt die Phasenverschiebung der Sinuskurve gegenüber dem Zeitpunkt t = 0 an, d.h. der Phasenwinkel φ bekommt den Wert, der für die Sinusfunktion zum Zeitpunkt t = 0 gilt: Die dargestellte Sinusfunktion hat zum Zeitpunkt t = 0 den „Vorsprung" von t_0. Sie wird dargestellt durch die Funktion $U = U_0 \sin(\omega t + \omega t_0) = U_0 \sin(\omega t + \varphi)$

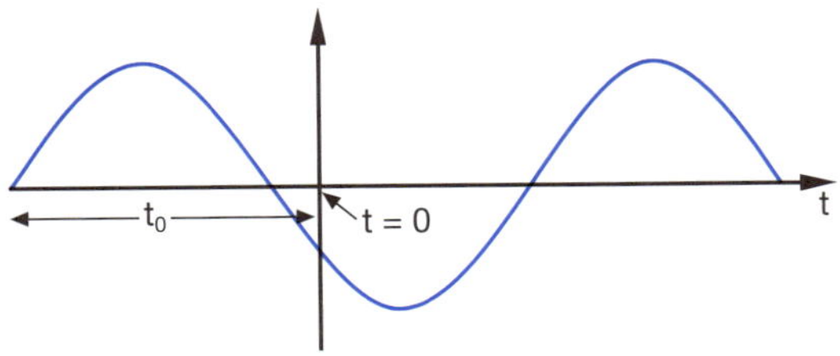

342 (C)

Die Schwingungsdauer T beträgt T = 1/f = 1/50 Hz = 0,02 s. In der Abbildung werden 1,5 volle Schwingungsdauern dargestellt, die Abbildung umfasst deshalb einen Zeitraum von 0,03 Sekunden.

343 P, S. 220f.

Welchen der folgenden Aussagen für eine gedämpfte Schwingung in einem elektrischen Schwingkreis stimmen Sie zu?

(1) die Schwingungsdauer bleibt konstant
(2) die Energie pendelt (unter Verlusten) zwischen Kondensator und Spule
(3) die Schwingung ist harmonisch (rein sinusförmig)
(4) der Scheitelwert nimmt fortlaufend ab

(A) nur 4
(B) nur 2 und 3
(C) nur 3 und 4
(D) nur 1, 2 und 4
(E) 1 bis 4 (alle)

344 M, S. 223ff.

Die Amplitude einer Welle ist gleich

(A) dem Abstand zwischen maximaler positiver und negativer Auslenkung
(B) dem Abstand zwischen zwei Knoten
(C) dem Abstand zwischen zwei Maxima
(D) der maximalen Auslenkung aus der Ruhelage
(E) dem Abstand der Welle vom Sender

345 P, S. 224ff.

Welche Aussage trifft zu? Die Schallgeschwindigkeit beträgt in Luft etwa 300 m/s und in Wasser etwa 1500 m/s. Pflanzt sich eine ebene Schallwelle der Frequenz 500 Hz in beiden Medien fort, so gilt für die Wellenlänge in Wasser λ_w und Luft λ_l,

(A) $\lambda_w/\lambda_l = 0{,}2$
(B) $\lambda_w/\lambda_l = 0{,}6$
(C) $\lambda_w/\lambda_l = 1{,}0$
(D) $\lambda_w/\lambda_l = 1{,}6$
(E) $\lambda_w/\lambda_l = 5{,}0$

346 M, S. 224ff.

Wie groß ist die Periodendauer T bei einer Welle mit der Schallgeschwindigkeit c und der Frequenz ν?

(A) $c\,\nu$
(B) $\nu\,c^{-1}$
(C) $c\,\nu^{-1}$
(D) ν^{-1}
(E) $(\nu\,c)^{-1}$

343 (D)

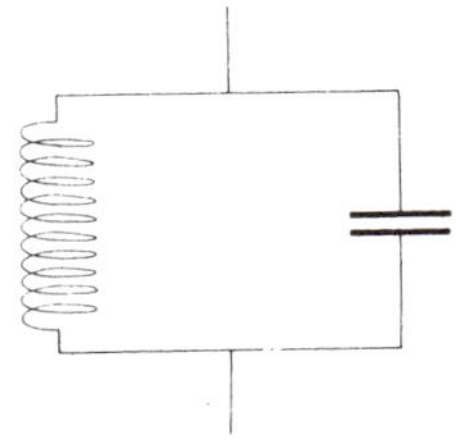

Der Schwingkreis besteht aus einem Kondensator und einer Selbstinduktionsspule, die parallel geschaltet sind. Bei der Entladung des Kondensators über die Induktionsspule wird in dieser ein magnetisches Feld erzeugt. Bei der Beendigung des Kondensatorentladungsstromes bricht das magnetische Feld in der Spule zusammen, wodurch in der Spule eine Spannung induziert wird, die den Kondensator erneut auflädt, jedoch mit umgekehrten Vorzeichen. Danach wiederholt sich der eben skizzierte Vorgang von neuem. – Wegen der Dämpfung nimmt die Amplitude der Kondensatorspannung exponentiell ab:

$$U = e^{-kt}\, U_0 \sin(\omega t)$$

344 (D)

Unter der Amplitude versteht man die maximale Auslenkung.

345 (E)

Die Ausbreitungsgeschwindigkeit c ergibt sich als Produkt aus Frequenz ν und Wellenlänge λ:

$$c = \lambda\, \nu, \qquad \text{sodass} \qquad \lambda = c/\nu.$$

Die Wellenlänge λ_w beträgt demnach $\lambda_w = \dfrac{1500 \text{ m/s}}{500 \text{ Hz}} = 3 \text{ m}$

Die Wellenlänge λ_l beträgt $\lambda_l = \dfrac{300 \text{ m/s}}{500 \text{ Hz}} = 0{,}6 \text{ m}$

Die Wellenlänge λ_w im Wasser ist fünfmal so groß wie die Wellenlänge λ_l in der Luft. Auch die Schallgeschwindigkeit im Wasser ist fünfmal so groß wie in der Luft, d.h. Wellenlänge und Ausbreitungsgeschwindigkeit sind proportional zueinander. Der Proportionalitätsfaktor wird durch die Frequenz ν gegeben: $c = \lambda\, \nu$.

346 (D)

Frequenz ν und Schwingungsdauer T sind Kehrwerte: $T = 1/\nu$

347 M, S. 224ff.

Welche Wellenlänge haben Schallwellen von 30 Hz in Luft bei einer Schallgeschwindigkeit von 330 m/s?

(A) 0,10 mm
(B) 9,1 cm
(C) 99 cm
(D) 9,9 m
(E) 11 m

348 M, S. 224ff.

Welche Wellenlänge hat Ultraschall der Frequenz 10 MHz im Gewebe, wenn seine Ausbreitungsgeschwindigkeit dort 1,5 km/s beträgt?

(A) 0,15 mm
(B) 0,67 mm
(C) 1,5 mm
(D) 6,7 mm
(E) 15 mm

349 M, S. 224ff.

Die folgende Abbildung zeigt verkleinert einen Ausschnitt einer auf Papier registrierten Pulskurve. 1 Zentimeter auf dem Papier entsprechen 0,05 Sekunden. Wie groß ist die Periodendauer?

(A) 0,08 s
(B) 0,3 s
(C) 0,8 s
(D) 3 s
(E) 8 s

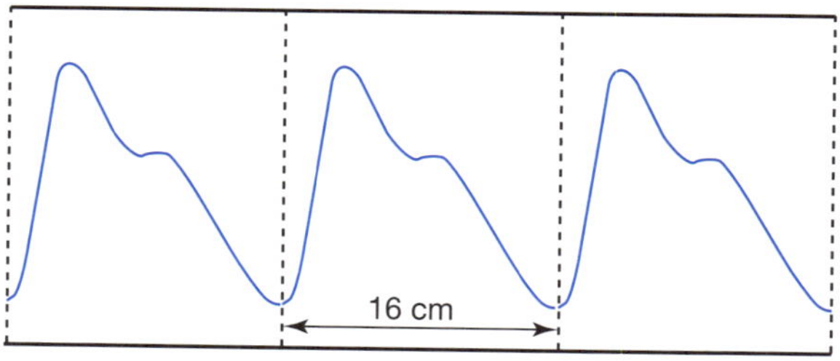

350 M, S. 226ff.

Wie groß ist die Pulsfrequenz in Aufgabe 349?

(A) 31 min^{-1}
(B) 48 min^{-1}
(C) 60 min^{-1}
(D) 75 min^{-1}
(E) 125 min^{-1}

351 M, S. 226f.

Wenn die Schallstärke (gemessen in W/cm^2) einer Schallwelle durch einen Schalldämmstoff um 20 db (20 Dezibel) verringert wird, dann bedeutet dies eine Abnahme der Schallstärke um einen Faktor

(A) 2
(B) 10
(C) 20
(D) 100
(E) 400

347 (E)
Die Ausbreitungsgeschwindigkeit c errechnet sich als Produkt aus Frequenz ν und Wellenlänge λ:

$$c = \lambda\ \nu$$

Hieraus folgt:

$$\lambda = c/\nu = 330\ ms^{-1}/30\ s^{-1} = 11\ m$$

348 (A)
Auch hier errechnet sich die Ausbreitungsgeschwindigkeit c als Produkt aus Frequenz ν und Wellenlänge λ, sodass sich folgende Rechnung ergibt:

$$\lambda = c/\nu = 1500\ ms^{-1}/10.000.000\ s^{-1}$$

$$= 1{,}5\ m/10.000 = 1{,}5\ mm/\ 10 = 0{,}15\ mm$$

349 (C)
Auch die Pulswelle ist eine Welle, für die die Beziehung $c = \lambda\ \nu$ gilt. Hier ist jedoch lediglich nach der Periodendauer, also nach T gefragt. Wenn 1 cm 0,05 s entsprechen, dann entsprechen 16 cm $16 \cdot 0{,}05\ s = 0{,}8\ s$.

350 (D)
Die Pulsfrequenz gibt die Zahl der Herzschläge pro Minute an:
60 s/0,8 s = 75

351 (D)
Die Einheit Dezibel beruht auf dem Vergleich zweier Schallpegel zueinander. Sie ist definiert als:

$$\text{Dezibel} = 10\ \lg \frac{\text{Schallstärkepegel}}{\text{Vergleichspegel}}$$

Um die Bedeutung dieser Einheit zu erfassen, rechnen wir einige Werte des dekadischen Logarithmus aus:

$$\lg \frac{1}{1} = 0, \quad \lg \frac{10}{1} = 1, \quad \lg \frac{100}{1} = 2, \quad \lg \frac{1000}{1} = 3, \quad \lg \frac{10\,000}{1} = 4 \quad \text{usw.}$$

Wenn der Schallstärkepegel 100-mal so groß ist wie der Vergleichspegel, erhalten wir einen dekadischen Logarithmus von 2 und damit 20 Dezibel.

352 M, S. 226ff.

Bei einem Patienten wird eine Hörminderung von 20 dB festgestellt, d.h. die Hörschwelle liegt bei ihm 20 dB höher als beim Normalhörenden.

Um welchen Faktor ist die Schwellenschallintensität (Energiestromdichte des Schalls bei der Hörschwelle) bei ihm höher als beim Normalhörenden?

(A) 10
(B) 20
(C) 100
(D) 400
(E) 1000

353 M, S. 226ff.

Welche Aussage trifft zu? Ein Patient mit einem Hörverlust von 80 dB benötigt zur Wahrnehmung eines Tones gegenüber einem Gesunden den

(A) 80-fachen Schalldruck
(B) 100-fachen Schalldruck
(C) 8 000-fachen Schalldruck
(D) 10 000-fachen Schalldruck
(E) 80 000-fachen Schalldruck

354 M, S. 226ff.

Bei einem Patienten wurde bei der Schwellenaudiometrie ein Hörverlust von 40 dB gemessen. Um welchen Faktor ist der Schalldruck bei der Schwelle höher als beim Gesunden?

(A) 20
(B) 40
(C) 80
(D) 100
(E) 160

355 M, S. 228

Zwei unabhängig voneinander strahlende Geräuschquellen (z.B. zwei gleiche PKWs) rufen in einer bestimmten Entfernung die Schall(intensitäts)-Pegel $P_1 = 80$ dB und $P_2 = 80$ dB hervor. Wie groß ist der Schall(intensitäts)-Pegel, der von beiden Schallquellen gemeinsam in der gleichen Entfernung hervorgerufen wird?

(A) 160 dB
(B) 100 dB
(C) 86 dB
(D) 83 dB
(E) 80 dB

352 (C)

Wie in der letzten Aufgabe erläutert liegt hier die Schwellenschallintensität um den Faktor 100 höher, denn 20 Dezibel sind 2 Bel, sodass sich folgende Rechnung ergibt: $10^2 = 100$.

353 (D)

Analog zu den letzten beiden Aufgaben bedeutet ein Hörverlust von 80 dB, dass der Patient die $10^8 = 100\,000\,000$-fache Schallstärke benötigt wie ein Gesunder, um einen Ton als gleich laut wahrzunehmen.
In dieser Aufgabe wird jedoch nach dem Schalldruck und nicht nach der Schallstärke gefragt. Unter dem Schalldruck ist der Schallwechseldruck (s.S. 224 im Kompendium) zu verstehen.
Die Schallenergie und damit Schallstärke steigt proportional mit dem Quadrat des Schalldrucks an; ebenso wie die zur Auslenkung einer Feder aufgewandte Energie proportional mit dem Quadrat der Kraft ansteigt (s.S. 37). Wenn also der Schalldruck um den Faktor 10^4 höher ist, ist die Schallstärke um den Faktor $10^4 \cdot 10^4 = 10^8$ größer.

354 (D)

Wenn der Schalldruckpegel 100-mal so hoch ist wie der Vergleichspegel, ergibt sich:

$$\text{Schalldruck in Dezibel} = 20 \lg 100/1 = 20 \lg 10^2 = 20 \cdot 2 = 40 \text{ dB.}$$

Die zugehörige Schallstärke ist um den Faktor $100 \cdot 100 = 10\,000$ größer.
In Dezibel ergibt sich: $10 \lg 10\,000/1 = 10 \lg 10^4 = 10 \cdot 4 = 40$ dB.

355 (D)

Die Schallintensität verdoppelt sich. Die Dezibelzahl ergibt sich allgemein als

$$\text{Schallstärke in Dezibel} = 10 \lg \frac{\text{Schallstärkepegel}}{\text{Vergleichspegel}}$$

Bei einer Lärmquelle erhalten wir:

$$\text{Schallstärke in Dezibel} = 10 \lg 100\,000\,000 = 80 \text{ dB}$$

Bei zwei Lärmquellen ergibt sich:

$$\text{Schallstärke in Dezibel} = 10 \lg 200\,000\,000 = 83 \text{ dB}$$

denn $\lg 200\,000\,000 = 8{,}3$.

356 M, S. 227ff.

Welche Aussage trifft zu? Zwei Töne mit den Schallfrequenzen 100 Hz und 500 Hz empfindet der Gesunde als gleich laut, wenn sie

(A) gleiche dB-Werte haben
(B) die gleiche Schwingungsamplitude haben
(C) gleiche Schalldruckwerte haben
(D) im gleichen Abstand vom Kopf des Hörenden mit gleicher Schallleistung ausgelöst werden
(E) Keine der Aussagen trifft zu

357 M, S. 227ff.

Das Bild stellt ein Hörfeld dar mit logarithmischer Auftragung von Frequenz und Schalldruck. Im Bild sind drei Isophone eingetragen. Weiterhin sind 7 Töne (1 bis 7) markiert. Welche Töne werden von einer gesunden Versuchsperson als gleich laut empfunden?

(A) 1, 2 und 3
(B) 1, 4 und 7
(C) 2, 4 und 6
(D) 3, 4 und 5
(E) 5, 6 und 7

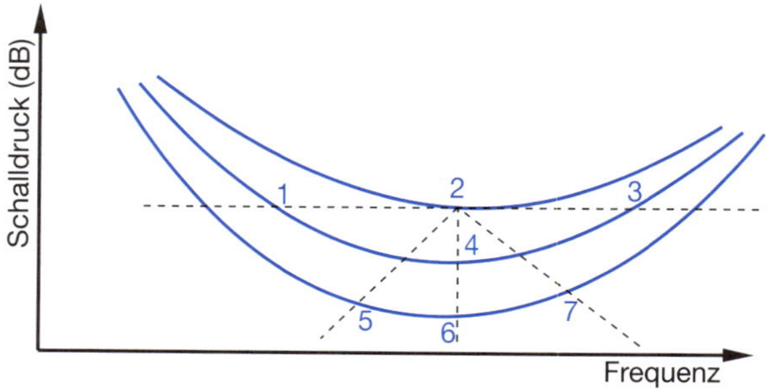

358 M, S. 227ff.

Welche Aussage trifft zu? Im skizzierten Hörfeld sind drei Isophone und ein Vergleichston V eingetragen. Für welchen der Töne A bis E gilt im Vergleich zu V: Er hat geringeren Schalldruckpegel und wird von einer gesunden Versuchsperson als lauter und höher empfunden?

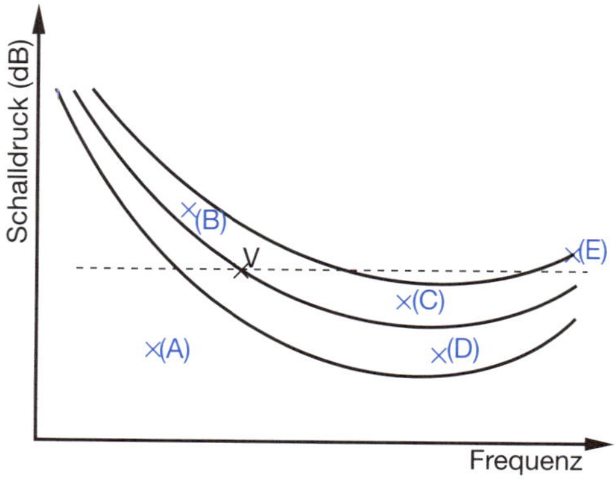

356 (E)
Richtig wäre: „Wenn sie die gleichen Phon-Werte haben“.

357 (E)
Die subjektiv empfundene Lautstärke hängt neben dem Schalldruck von der Frequenz ab. Ein Isophon ist eine Kurve gleicher Lautstärke, d.h. eine Linie im Schalldruck-Frequenz-Diagramm, deren Punkte von einer Person mit normalem Hörvermögen als gleich laut empfunden werden.
So liegen die Punkte 5, 6 und 7 auf einem Isophon. Auf einem Isophon größerer Lautstärke liegen die Punkte 1, 4 und 3.
Die Punkte 1, 2 und 3 haben denselben Schalldruck und die Punkte 2, 4 und 6 haben dieselbe Frequenz.

358 (C)
Einen geringeren Schalldruck als V haben die Töne (A), (C) und (D). Die Töne (B), (C) und (E) werden als lauter empfunden, die Töne (C), (D) und (E) werden als höher empfunden.

359 M, S. 227ff.

Die Kurve gibt Schalldruckpegel an, die bei den verschiedenen Frequenzen gleich laut empfunden werden. Wie wird der Lautstärkepegel an dem mit dem Kreuz bezeichneten Punkt der Kurve angegeben?

(A) 40 dB
(B) 40 Phon
(C) 20 Phon
(D) 40 dB bei 100 Hz
(E) 100 Phon

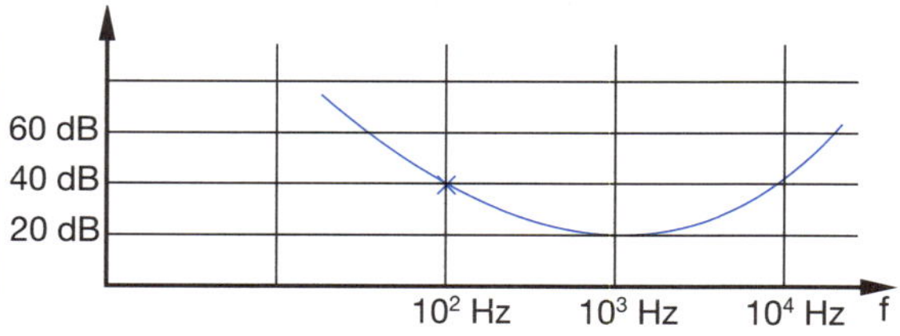

360 M, S. 229

Welche Aussage trifft zu? Ultraschall unterscheidet sich von hörbarem Schall wesentlich durch eine größere

(A) Ausbreitungsgeschwindigkeit
(B) Frequenz
(C) Wechseldruckamplitude
(D) Schwingungsdauer
(E) Wellenlänge

361 M, S. 229

Die obere Frequenzgrenze des Hörbereichs gesunder junger Menschen liegt im Bereich

(A) 1 kHz bis 5 kHz
(B) 6 kHz bis 10 kHz
(C) 11 kHz bis 15 kHz
(D) 16 kHz bis 20 kHz
(E) 21 kHz bis 25 kHz

362 M, S. 229

Bei einer Ultraschalluntersuchung befindet sich im Weg zwischen Schallkopf und Leber lufthaltiger Darm. Was ist der hauptsächliche Grund, dass sich kein verwertbares Bild der Leber ergibt?

(A) Adsorption des Ultraschalls in der Luft
(B) Reflexion des Ultraschalls am Gewebe-Luft-Übergang
(C) Streuung des Ultraschalls in der Luft
(D) Ultraschall-Resonanz im luftgefüllten Raum
(E) Verfälschung durch Ultraschall-Doppler-Effekte

359 (C)
Die Lautstärke eines Tones wird in Phon angegeben. Die Phonskala ist so definiert, dass sie bei 1000 Hz mit der Dezibelskala übereinstimmt, d.h. ein Ton von 1000 Hz hat ebenso viel Phon wie seine Schallstärke oder sein Schalldruck in Dezibel beträgt. Der angekreuzte Ton liegt auf demselben Isophon wie ein Ton von 1000 Hz und 20 dB, er wird also mit einer Lautstärke von 20 Phon empfunden.

360 (B)
Ultraschall ist Schall mit einer Frequenz über 20 kHz. Der hörbare Schall liegt im Frequenzbereich von ca. 20 Hz bis 20 kHz, wobei im Alter die Grenze für die Wahrnehmung hoher Töne auf ca. 10 bis 12 kHz absinkt.
Die Ausbreitungsgeschwindigkeit für Ultraschall und hörbaren Schall ist gleich, die Schwingungsdauer und Wellenlänge des Ultraschalls ist kleiner.
Die Wechseldruckamplitude hängt von der Schallstärke ab.

361 (D)
Schall unter 16 Hz wird als Infraschall, Schall über 20 kHz als Ultraschall bezeichnet. Die menschliche Hörschwelle für Schall liegt bei jungen Leuten bei 20 kHz und sinkt mit zunehmendem Lebensalter ab. Genaue Werte lassen sich nicht angeben, weil die Wahrnehmung u.a. vom Schalldruck abhängig ist.
Auch Infraschall ist nicht hörbar, die untere Hörschwelle liegt also etwa bei 15 bis 20 Hertz.

362 (B)
In Aufgabe 348 wurde bereits gesagt, dass Ultraschall (ähnlich wie hörbarer Schall) im Gewebe eine Ausbreitungsgeschwindigket von 1500 m/s besitzt. Dies ist der wesentliche Grund dafür, dass es an der Grenzfläche zwischen Luft und Gewebe zu starken Reflexionen kommt.
Das Prinzip der Ultraschalluntersuchung besteht darin, dass der Schallkopf Schallwellen in das Gewebe abstrahlt und dass das reflektierte Echo wieder aufgefangen wird. Aus der Laufzeit weiß man, wo Reflexionen stattgefunden haben und anhand der Stärke der Reflexionen kann man auf die Art der dort befindlichen Strukturen schließen. Diese Methode setzt jedoch voraus, dass zwischen dem Schallkopf und den zu untersuchenden Strukturen keine störenden Hindernisse liegen.

363 M, S. 229

Mit der Doppler-Sonographie kann die Blutströmungsgeschwindigkeit aufgrund einer gegenüber dem eingesandten Ultraschallimpuls veränderten Frequenz der reflektierten Welle unter Berücksichtigung des Winkels zwischen Blutströmungs- und Einschallrichtung bestimmt werden.
Bei welchem Winkel zwischen Blutströmungs- und Einschallrichtung erfolgt bei unveränderter Blutströmungsgeschwindigkeit die stärkste Verschiebung zu **tieferen** Frequenzen?

(A) 20° (Schall fällt in flachem Winkel zur Strömungsrichtung ein)
(B) 60° (Schall fällt in steilem Winkel zur Strömungsrichtung ein)
(C) 90° (Schall fällt senkrecht zur Strömungsrichtung ein)
(D) 120° (Schall fällt in steilem Winkel entgegengesetzt zur Strömungsrichtung ein)
(E) 160° (Schall fällt in flachem Winkel entgegengesetzt zur Strömungsrichtung ein)

364 M, P, S. 230

Eine Schallwelle trifft senkrecht auf eine Wand und wird reflektiert. An der Wand entsteht der erste Schwingungsknoten, der nächste Schwingungsknoten entsteht 16 cm vor der Wand. Die Wellenlänge der reflektierten Welle ist dann

(A) 8 cm
(B) 16 cm
(C) 32 cm
(D) 64 cm
(E) ohne Frequenzangabe ist die Berechnung nicht möglich

365 P, S. 231f.

Welche Aussage trifft zu?
Ein verlustfreier Kondensator der Kapazität C sei mit einer Ladung aufgeladen worden und werde plötzlich mit einer Induktivität L, die keinen ohmschen Widerstand habe, überbrückt (Abstrahlung vernachlässigbar).

(A) Die Ladung auf dem Kondensator und die Spannung am Kondensator brechen momentan auf den Wert Null zusammen.
(B) Die Ladung auf dem Kondensator, die Spannung am Kondensator und der Strom in dem Kreis führen eine ungedämpfte harmonische Schwingung mit der Kreisfrequenz $1/\sqrt{LC}$ aus.
(C) Die Ladung auf dem Kondensator, die Spannung am Kondensator ändern sich zeitlich nicht, und es fließt kein Strom in dem Kreis.
(D) Die Ladung auf dem Kondensator, die Spannung am Kondensator und der Strom in dem Kreis fallen exponentiell auf Null ab.
(E) Keine der Möglichkeiten trifft zu.

363 (A)

Der Ultraschallimpuls wird an den Blutkörperchen reflektiert. Unter der Bedingung (A) bewegen sich die Blutkörperchen von der Schallquelle fort. Bei der Reflexion wird ein Teil der Energie auf die Blutkörperchen übertragen. Die reflektierte Welle hat eine geringere Energie und niedrigere Frequenz.

Unter der Bedingung (E) bewegen sich die Blutkörperchen auf die Schallquelle zu. Bei der Reflexion wird ein Teil der Energie von den Blutkörperchen auf die Schallwelle übertragen, ähnlich wie ein Tennisball beschleunigt wird, wenn der Tennisschläger sich auf den Ball zu bewegt. Die reflektierte Welle hat eine höhere Energie und höhere Frequenz.

364 (C)

Pro Wellenlänge gibt es zwei Schwingungsknoten und zwei Schwingungsbäuche. Deshalb entspricht der Abstand zwischen zwei Schwingungsknoten einer halben Wellenlänge.

365 (B)

Es handelt sich hierbei um einen elektrischen Schwingkreis. Weitere Erläuterungen siehe Aufgabe 343.
Die Schwingung ist ungedämpft, weil kein ohmscher Widerstand und keine Abstrahlung vorliegen und deshalb keine Energie verloren geht.

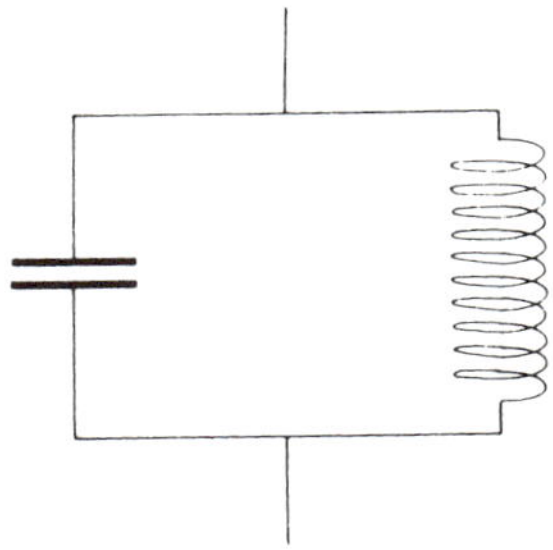

366 M, P, S. 232f.

Wenn eine Welle der Frequenz $\nu = 30$ kHz eine Wellenlänge von $\lambda = 10^4$ besitzt, kann es sich nur handeln um

(A) Ultraschall in Luft
(B) Ultraschall in Wasser
(C) Ultraschall in einem Metall
(D) eine elektromagnetische Welle im Vakuum
(E) eine elektromagnetische Welle in einem Medium mit hoher Brechzahl

367 M, P, S. 232f.

Was schwärzt entsprechend sensibilisierte Filme? (Mehrere Antworten sind möglich, die Frage wurde aus verschiedenen Originalfragen kombiniert)

(A) γ-Strahlen
(B) Röntgenstrahlen
(C) UV-Strahlen
(D) sichtbares Licht
(E) infrarotes Licht
(F) β-Strahlen
(G) Ultraschall
(H) Rundfunkwellen

368 M, P, S. 232f.

Welche der folgenden Strahlenarten gehört zu den „ionisierenden Strahlungen“?

(1) Ultraschall
(2) infrarotes Licht
(3) Ultrakurzwelle

(A) keine
(B) nur 1 ist richtig
(C) nur 2 ist richtig
(D) nur 3 ist richtig
(E) 1 bis 3 = alle sind richtig

366 (D)

Die Ausbreitungsgeschwindigkeit c beträgt:

$$c = \lambda\ \nu = 30\ \text{kHz} \cdot 10^4\ \text{m}$$
$$= 300\ 000\ 000\ \text{m/s} = 300\ 000\ \text{km/s}$$

Es handelt sich hierbei um die Ausbreitungsgeschwindigkeit einer elektromagnetischen Welle im Vakuum. Schallwellen und damit auch Ultraschallwellen haben in Luft eine Ausbreitungsgeschwindigkeit von ca. 300 m/s, in Wasser von ca. 1 500 m/s und in Metallen von ca. 5 000 m/s. Die Brechzahl eines Mediums gibt an, um welchen Faktor die Ausbreitungsgeschwindigkeit einer elektromagnetischen Welle kleiner als im Vakuum ist.

367 (A) bis (F)

Bis auf (G) und (H) können alle der aufgeführten Strahlen entsprechend sensibilisierte Filme schwärzen.

368 (A)

Zu den ionisierenden Strahlen gehören: γ-Strahlen, Röntgenstrahlen, harte UV-Strahlen, β-Strahlen, α-Strahlen, Neutronenstrahlen und Protonenstrahlen.

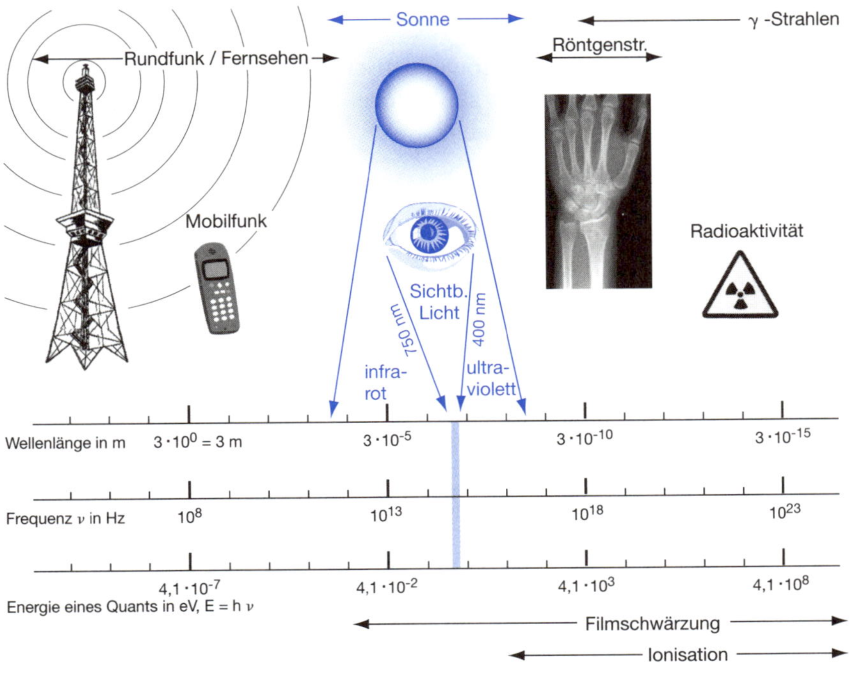

369 M, S. 232f.

Ordnen Sie die folgenden elektromagnetischen Wellen nach ihrer Wellenlänge!

(1) weiche Röntgenstrahlung λ_1
(2) γ-Strahlung λ_2
(3) sichtbares Licht λ_3
(4) Radiokurzwellen λ_4

(A) $\lambda_4 < \lambda_3 < \lambda_2 < \lambda_1$
(B) $\lambda_2 < \lambda_1 < \lambda_3 < \lambda_4$
(C) $\lambda_4 < \lambda_1 < \lambda_2 < \lambda_3$
(D) $\lambda_3 < \lambda_4 < \lambda_2 < \lambda_1$
(E) $\lambda_1 < \lambda_2 < \lambda_3 < \lambda_4$

370 M, S. 232f.

Welche Aussage trifft nicht zu?
Das sichtbare Licht ist nur ein kleiner Teil des Spektrums elektromagnetischer Wellen. Andere Teile dieses Spektrums haben im Vergleich zu sichtbarem Licht

(A) größere Wellenlängen: Radiowellen
(B) kleinere Wellenlängen: Mikrowellen
(C) größere Wellenlängen: infrarotes Licht
(D) kleinere Wellenlängen: ultraviolettes Licht
(E) kleinere Wellenlängen: Röntgenstrahlen

371 M, S. 232f.

Ein Therapiegerät strahlt (elektromagnetische) Dezimeterwellen mit einer Wellenlänge von 69 cm in Luft ab. Welcher der folgenden Werte liegt der zugehörigen Frequenz am nächsten?

(A) 400 kHz
(B) 4 MHz
(C) 40 MHz
(D) 400 MHz
(E) 4 GHz

372 M, S. 232f.

Ein Therapiegerät strahlt elektromagnetische Wellen mit einer Frequenz von 2400 MHz ab. Welcher der folgenden Werte liegt der zugehörigen Wellenlänge in Luft am nächsten?

(A) 1 mm
(B) 1 cm
(C) 1 dm
(D) 1 m
(E) 10 m

369 (B)
Die kürzeste Wellenlänge haben Gammastrahlen, dann folgen weiche Röntgenstrahlen, sichtbares Licht und schließlich Radiowellen.

370 (B)
Mikrowellen werden z.B. in Mikrowellenöfen und in der ärztlichen Praxis zur Erwärmung von Gelenken von „innen her“ angewandt. Die Wellenlänge liegt im Bereich einiger Dezimeter, also zwischen infrarotem Licht und Rundfunkwellen.

371 (D)
Auch hier gilt:

$$c = \lambda \, \nu$$

sodass

$$\nu = c/\lambda = 300.000.000 \text{ ms}^{-1}/0{,}69 \text{ m} = 434 \text{ MHz}$$

Im Kopf würde man die Aufgabe wahrscheinlich folgendermaßen überschlagen: Die Lichtgeschwindigkeit von ca. 300.000 Kilometer pro Sekunde entspricht 300 Millionen m/s. Wenn die Wellenlänge genau einem Meter entsprechen würde, hätte man eine Frequenz von genau 300 Millionen Hertz. Weil die Wellenlänge etwas kleiner ist, muss die Frequenz etwas höher liegen, sodass nur (D) in Frage kommt.

372 (C)
Weil

$$c = \lambda \, \nu$$

gilt:

$$\lambda = c/\nu = 300.000.000 \text{ ms}^{-1}/2.400.000.000 \text{ s}^{-1}$$
$$= 300 \text{ m}/2.400 = 1 \text{ m}/8 = 0{,}125 \text{ m}$$

Überschlagsmäßig kann man folgendermaßen kalkulieren: Bei 300 Millionen Metern pro Sekunde ergibt sich bei 300 Millionen Schwingungen pro Sekunde eine Wellenlänge von einem Meter. Die Frequenz beträgt jedoch 2.400 MHz, sodass die Wellenlänge um den Faktor acht kleiner sein muss.

Optik

373 P, S. 234f.
Wann befinden sich Edelgase im angeregten Zustand?

(A) wenn sie eine Verbindung mit Wasserstoff eingegangen sind
(B) wenn sich ein Elektron auf energiereicherer Bahn befindet
(C) außerhalb der Atmosphäre
(D) in polarisiertem Zustand
(E) wenn man sie in Alkohol löst

374 P, S. 234f. und S. 201f.
Welche der folgenden Aussagen zur Strahlung treffen zu?

(1) leuchtende, verdünnte atomare Gase emittieren Linienspektren
(2) leuchtende Molekülgase emittieren Bandenspektren
(3) glühende Festkörper emittieren kontinuierliche Spektren
(4) Röntgenstrahlung enthält kontinuierliche und diskrete Anteile

(A) nur 1 und 2
(B) nur 1 und 4
(C) nur 2 und 3
(D) nur 2, 3 und 4
(E) 1 bis 4 (alle)

375 P, S. 236f.
Welche der folgenden Aussagen treffen zu?
Das huygenssche Prinzip

(1) lautet: Jeder Punkt einer Wellenfläche ist Ausgangspunkt einer Kugelwelle; die Einhüllende all dieser Kugelwellen ergibt die neue Wellenfläche
(2) kann zur Herleitung der Gesetzmäßigkeit bei der Beugung von Licht an Spalt und Gitter herangezogen werden
(3) ist auch auf longitudinale Wellen (Schallwellen) anwendbar

(A) nur 1
(B) nur 2
(C) nur 1 und 2
(D) nur 2 und 3
(E) 1 bis 3 (alle)

373 (B)

Ein Atom oder Molekül befindet sich im angeregten Zustand, wenn sich ein Elektron auf einer energiereicheren Bahn befindet. Anregung kann erfolgen durch Erhitzung, Stoßionisation oder Einfang eines Lichtquants.

374 (E)

Die Aussendung eines Photons kommt zustande, wenn ein Elektron von einer energiereicheren Bahn auf eine niedrigere Bahn springt. Hierbei wird die Energiedifferenz $E = h\ \nu$ als Photon mit der Frequenz ν ausgesendet. h ist das plancksche Wirkungsquantum. Nach der Gleichung $E = h\ \nu$ hängt die Frequenz ν des emittierten Lichtes von den Energiedifferenzen E zwischen den Elektronenbahnen ab. Für isolierte Atome stehen nach dem bohrschen Atommodell (s.S. 181) nur bestimmte Elektronenbahnen zur Verfügung, sodass nur bestimmte Energiedifferenzen möglich sind. In diesem Fall werden nur bestimmte, genau definierte Frequenzen ausgesendet; es entsteht ein Linienspektrum.
Bei angeregten mehratomigen Gasmolekülen können sich gleichzeitig mit der Änderung der Elektronenenergie die Schwingungs- und Rotationsenergie des emittierenden Moleküls geringfügig ändern, d.h. die Energiedifferenz zwischen den einzelnen Elektronenbahnen ist innerhalb einer bestimmten Bandbreite variabel. Deshalb wird ein Bandenspektrum emittiert.
Bei glühenden Festkörpern können wegen der wechselseitigen Beeinflussung der Elektronenhüllen die Energiedifferenzen zwischen den Elektronenbahnen jeden beliebigen Wert annehmen. Es wird ein kontinuierliches Spektrum emittiert.
Die Röntgenstrahlung besteht aus dem kontinuierlichen Röntgenbremsspektrum (in Abhängigkeit von der Anodenspannung) und aus der charakteristischen Röntgenstrahlung (in Abhängigkeit vom Anodenmaterial). Einzelheiten s.S. 202 im Kompendium.

375 (E)

Ergänzend ist zu erwähnen, dass auch die Brechung, die Totalreflexion und die Reflexion durch das huygenssche Prinzip erklärt werden können.

376 P, S. 237ff.

Ein Beobachter, dessen Augen sich in der Höhe h über dem Fußboden befinden, steht vor einem senkrecht aufgehängten Spiegel. Wie lang muss der Spiegel in der Senkrechten mindestens sein, damit der Beobachter sowohl seine Augen als auch seine Füße sehen kann?

(A) 2 h
(B) h
(C) 3/4 h
(D) 1/2 h
(E) 1/4 h

377 M, S. 237ff.

Ein Amateurfotograf steht vor einem großen, senkrechten Garderobenspiegel und will sein Spiegelbild fotografieren. Dazu stellt er sich selbst in 1,5 m Abstand vor den Spiegel und den Fotoapparat auf einem Stativ 0,5 m vor sich, also in 1 m Abstand vom Spiegel. Auf welche Objektentfernung muss er den Apparat scharf einstellen?

(A) 0,5 m
(B) 1,0 m
(C) 1,5 m
(D) 2,5 m
(E) 2,0 m

378 M, P, S. 239ff.

Eine ebene, elektromagnetische Welle trifft schräg auf die Grenzfläche zweier Medien unterschiedlicher Brechzahl. Welche Eigenschaften der Welle ändern sich bei ihrem Übergang vom einen in das andere Medium?

(1) die Ausbreitungsrichtung
(2) die Frequenz
(3) die Wellenlänge
(4) die Ausbreitungsgeschwindigkeit

(A) nur 1 ist richtig
(B) 1 und 2 sind richtig
(C) nur 2 und 3 sind richtig
(D) nur 1, 3 und 4 sind richtig
(E) 1 bis 4 = alle sind richtig

379 M, P, S. 240f.

Die Lichtgeschwindigkeit in Luft beträgt rund 300 000 km/s, in Glas rund 200 000 km/s. Wie groß sind Frequenz und Wellenlänge im Glas ungefähr, wenn sie in Luft $1 \cdot 10^{15}$ Hz und 0,3 μm betragen?

(A) $1 \cdot 10^{15}$ Hz und 0,3 μm
(B) $1 \cdot 10^{15}$ Hz und 0,2 μm
(C) $0{,}67 \cdot 10^{15}$ Hz und 0,3 μm
(D) $0{,}67 \cdot 10^{15}$ Hz und 0,2 μm
(E) $1{,}5 \cdot 10^{15}$ Hz und 0,2 μm

376 (D)
Hier findet das Reflexionsgesetz Anwendung:

Einfallswinkel = Ausfallswinkel

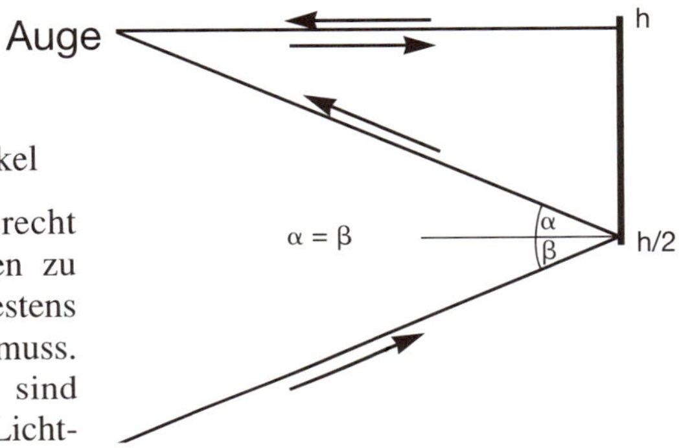

Der Beobachter muss waagerecht blicken, um die eigenen Augen zu sehen, sodass der Spiegel mindestens bis in Augenhöhe h reichen muss. Einfalls- und Ausfallswinkel sind hierbei 0 Grad, der reflektierte Lichtstrahl wird in dieselbe Richtung reflektiert, aus der er gekommen ist.
Die Blickrichtung für die Füße trifft wegen des Reflexionsgesetzes in der Höhe h/2 auf den senkrecht stehenden Spiegel.

377 (D)
Für die Entfernungseinstellung ist der gesamte Lichtweg maßgeblich vom Gegenstand (Amateurfotograf) bis zum Spiegel und von dort bis zur Kamera. Wenn man selber in den Spiegel schaut, erscheint das eigene Spiegelbild stets in doppelter Entfernung wie der Spiegel.

378 (D)
Die Ausbreitungsgeschwindigkeit des Lichtes hängt davon ab, in welchem Medium sich das Licht fortpflanzt. Die Frequenz des Lichtes ist eine konstante Größe.
Nach der Beziehung: Ausbreitungsgeschwindigkeit = Wellenlänge mal Frequenz verhält sich die Wellenlänge proportional zur Ausbreitungsgeschwindigkeit. Nach dem huygensschen Gesetz ergibt sich bei schrägem Auftreffen auf die Grenzfläche zweier Medien mit unterschiedlicher Brechkraft eine veränderte Ausbreitungsrichtung (Brechung).

379 (B)
Die Frequenz ändert sich nicht.
Wie aus der Erläuterung zur vorigen Aufgabe hervorgeht, verhalten sich Wellenlänge und Ausbreitungsgeschwindigkeit proportional zueinander, sodass bei einer um ein Drittel kleineren Lichtgeschwindigkeit auch die Wellenlänge um ein Drittel kleiner wird.

Rechnung:

$$c = \lambda\ \nu$$

$$\lambda = c/\nu = 2 \cdot 10^8\ \mathrm{ms^{-1}}/10^{15}\ \mathrm{Hz} = 2 \cdot 10^{-7}\ \mathrm{m} = 0{,}2\ \mu\mathrm{m}$$

380 M, P, S. 240f.

Welche Aussage über die Brechzahl (Brechungsindex) n eines durchsichtigen Körpers trifft nicht zu?

(A) $n = \frac{\text{Wellenlänge im Vakuum}}{\text{Wellenlänge im Medium}} = \frac{\text{Lichtgeschwindigkeit im Vakuum}}{\text{Lichtgeschwindigkeit im Medium}}$
(B) n kann von der Frequenz des Lichtes abhängen
(C) je größer n, desto kleiner ist die Lichtgeschwindigkeit in dem betreffenden Medium
(D) die Einheit der Brechzahl (Brechungsindex) ist 1 Dioptrie
(E) n ist stets positiv

381 M, S. 240f.

Eine optische Welle läuft schräg gegen eine Grenzfläche Luft-Glas. In den Abbildungen (A) bis (E) ist W_L eine Wellenfront in Luft.
Welche Abbildung gibt die Wellenfront W_G, im Glas richtig wieder?

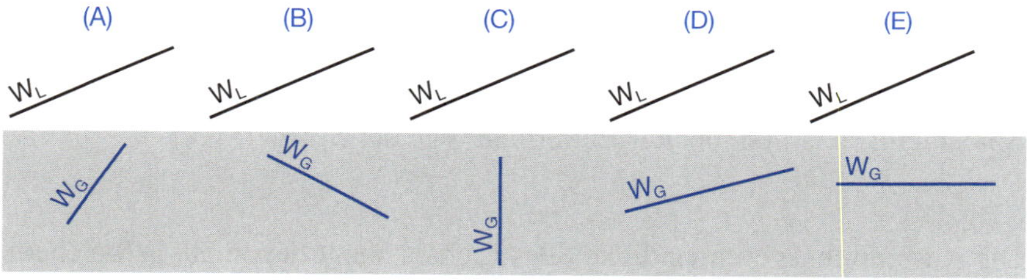

382 M, S. 240f.

Ein einfallender Lichtstrahl trifft (gemäß Abbildung) auf die Grenzfläche zwischen Luft und Wasser.

In welcher Richtung verläuft der Lichtstrahl im Wasser?

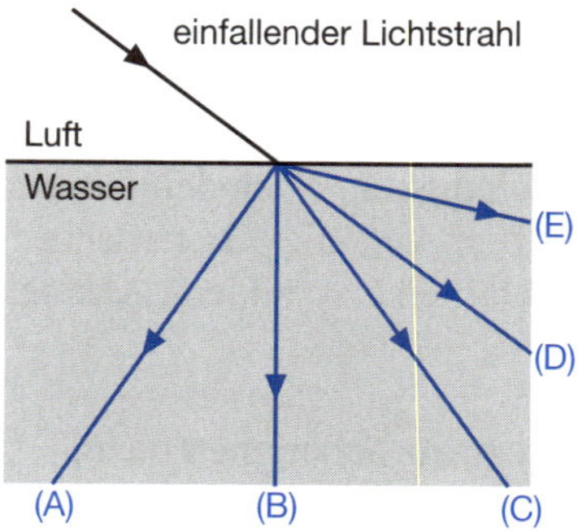

383 M, S. 240f.

Eine Person blickt vom Ufer aus auf die Steine und Pflanzen am Grund eines Teichs. Durch welches Phänomen erscheint ihr der Teich weniger tief als er tatsächlich ist?

(A) Beugung
(B) Brechung
(C) Interferenz
(D) Polarisation
(E) Reflexion

380 (D)

Die Einheit der Brechzahl ist eine dimensionslose Zahl, denn die Einheit der Lichtgeschwindigkeit bzw. Wellenlänge kürzt sich aus Zähler und Nenner heraus.
Dioptrie ist die Einheit der Brechkraft einer Linse.

381 (D)

Beim Übergang vom optisch dünnen zum optisch dichten Medium wird die Wellenfront zum Einfallslot gebrochen. Dies ist zwar in (B) auch der Fall, aber dort ist die Brechung so stark, dass der Ausfallswinkel negativ wird, während bei Lösung (E) der Ausfallswinkel gleich Null ist. In diesen beiden Fällen kann das Brechungsgesetz sin α/sin $\beta = n_2/n_1$ nicht erfüllt werden.

382 (C)

Wasser ist optisch dichter als Luft, d.h. die Lichtgeschwindigkeit im Wasser ist niedriger als in Luft. Beim Übergang vom optisch dünnen ins optisch dichte Medium wird der Lichtstrahl zum Lot (B) hin gebrochen.

Es besteht hier eine Analogie zu einem Auto, welches von der Straße („dünnes Medium“, da hohe Geschwindigkeit) abkommt und auf einen Acker fährt („dichtes Medium“, da niedrige Geschwindigkeit). Auch hier findet eine Richtungsänderung zum Lot hin statt.

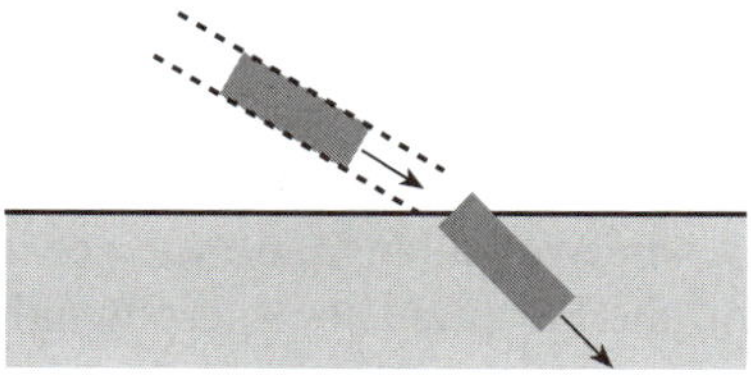

Bei (D) würde keine Richtungsänderung auftreten.
(E) entspricht einer Brechung vom Lot weg, wie sie beim Übergang vom optisch dichten in das optisch dünne Medium auftritt.

383 (B)

Beugung ist die seitliche Ausbreiung von Wellen beim Durchtritt durch einen Spalt oder hinter einem Hindernis. Interferenz ist die Überlagerung kohärenten und meist monofrequenten Lichtes, die zur stellenweisen Auslöschung und Verstärkung führt und dem Nachweis der Wellennatur des Lichtes dient. Polarisation ist die Gleichrichtung der Schwingungsrichtung des Lichtes.

384 M, S. 240ff.

Ein Lichtstrahl trifft, aus dem lichtdurchlässigen Stoff 1 kommend, unter einem bestimmten Einfallswinkel auf die ebene Grenzfläche zu einem lichtdurchlässigen Stoff 2. Die Lichtgeschwindigkeit im Stoff 2 sei kleiner als die Lichtgeschwindigkeit im Stoff 1. Prüfen Sie folgende Aussagen:

(1) Die Lichtwellenlänge im Stoff 2 ist größer als im Stoff 1.
(2) Der Lichtstrahl wird vom Einfallslot weg gebrochen.
(3) Der Lichtstrahl wird total reflektiert.
(4) Der Lichtstrahl dringt zum Teil ein, zum Teil wird er reflektiert.
(5) Die Lichtfrequenz bleibt von den Prozessen an der Grenzfläche unbeeinflusst.

(A) nur 4 ist richtig
(B) nur 1 und 3 sind richtig
(C) nur 4 und 5 sind richtig
(D) nur 1, 3 und 5 sind richtig
(E) nur 1, 2, 4 und 5 sind richtig

385 M, S. 240ff.

Welche Aussage trifft nicht zu?
Medium I ist optisch dichter als Medium II, wenn

(A) das Licht beim Übergang von I nach II vom Einfallslot weggebrochen wird
(B) die Brechzahl von I größer ist als die von II
(C) beim Übergang von I nach II nach Überschreiten eines Grenzwinkels Totalreflexion auftritt
(D) die Wellenlänge in I kleiner ist als in II
(E) die Fortpflanzungsgeschwindigkeit des Lichts in I größer ist als in II

386, S. 242f.

Im Wasser befindet sich eine Lampe, die Licht in alle Richtungen aussendet. In der nebenstehenden Skizze sind die Lichtstrahlen bis zur Grenzfläche zum optisch dünneren Medium dargestellt. Wie verlaufen die Lichtstrahlen weiter?

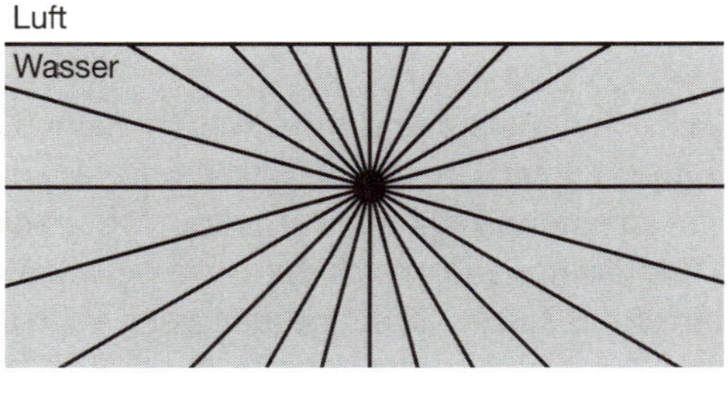

384 (C)

In (1) müsste es heißen „kleiner".
In (2) müsste es heißen „zum Einfallslot hin".
Zu (3) ist anzumerken, dass Totalreflexion nur beim Übergang vom optisch dichten zum optisch dünnen Medium auftreten kann.

385 (E)

Ein optisch dichteres Medium ist dadurch charakterisiert, dass die Lichtgeschwindigkeit kleiner ist als im Vergleichsmedium. Die Lichtgeschwindigkeit ist am größten im Vakuum, dem optisch dünnsten Medium.

386

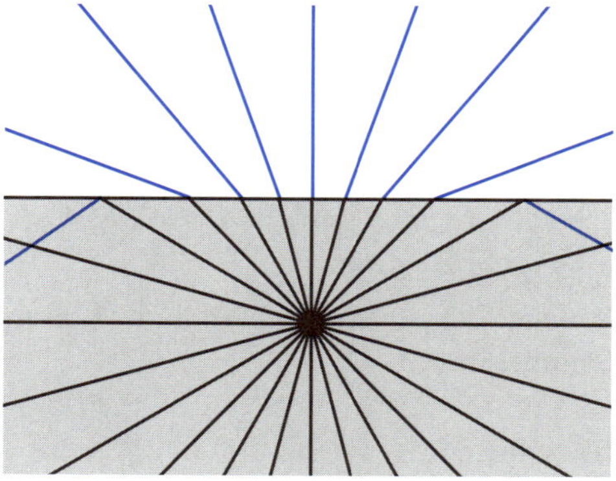

Die Lichtstrahlen werden vom Lot weg gebrochen. Wenn der Einfallswinkel α jedoch so groß ist, dass der Ausfallswinkel β nach dem Brechungsgesetz

$$\sin \alpha / \sin \beta = n$$

größer als 90° sein müsste, kann der Lichtstrahl das Wasser nicht mehr verlassen, es tritt Totalreflexion auf.
Für die Totalreflexion gilt das Reflexionsgesetz:

Einfallswinkel = Ausfallswinkel.

Der Grenzwinkel γ, bei dessen Überschreitung Totalreflexion auftritt, errechnet sich als $\sin \gamma / \sin 90° = n = \sin \gamma$, denn $\sin 90° = 1$.
Die Brechzahl n ergibt sich als

$$n = n_1 \text{ (dünneres Medium)} / n_2 \text{ (dichteres Medium)},$$

also als $n = n_{(Luft)}/n_{(Wasser)} = 1/1{,}33 = 0{,}75$,

sodass $\sin \gamma = 0{,}75$ und $\gamma \approx 49°$.

387 M, S. 242f.

An der Grenze zweier Medien M_1 und M_2 mit den Brechzahlen n_1 und n_2 wird Licht ab einem bestimmten (Grenz-)Winkel total reflektiert, wenn

(A) $n_1 = n_2$
(B) $n_1 < n_2$ und das Licht aus M_1 kommend auftrifft
(C) $n_2 < n_1$ und das Licht aus M_2 kommend auftrifft
(D) die Lichtgeschwindigkeiten in M_1 und M_2 gleich groß sind
(E) die Lichtgeschwindigkeit in M_2 kleiner als die in M_1 ist und das Licht aus M_2 kommend auftrifft

388 M, P, S. 243f.

Welche der folgenden Darstellungen gibt den Durchgang eines Lichtstrahles durch eine planparallele Glasplatte im Vakuum qualitativ richtig wieder?

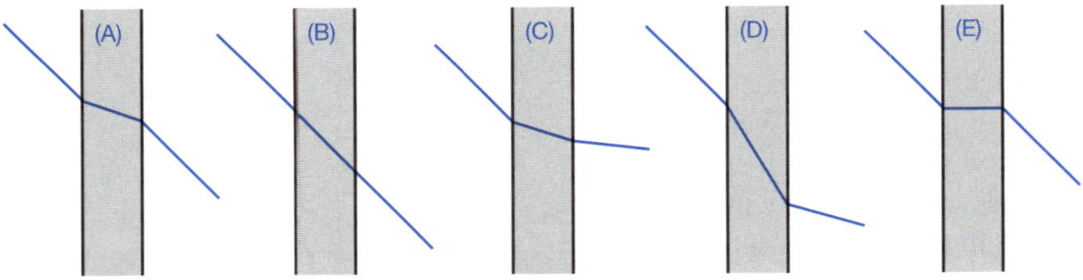

389 M, P, S. 244

Welche der unten aufgeführten Linsen aus Glas wirken in Luft als Sammellinsen?

(A) nur 4
(B) nur 1 und 3
(C) nur 2 und 4
(D) nur 1, 2 und 4
(E) 1 bis 4 (alle)

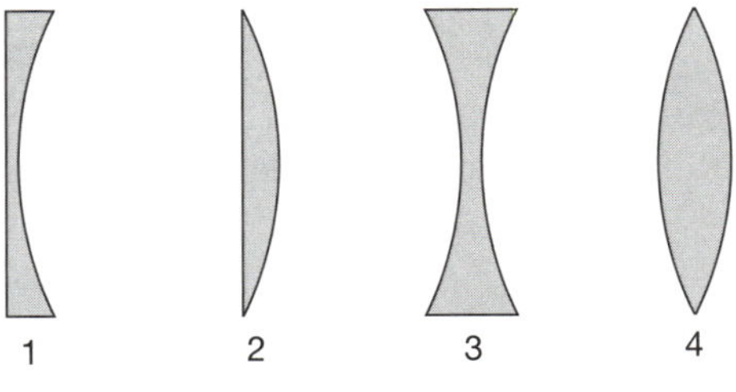

390 M, S. 244ff.

Zwei Sammellinsen stehen auf derselben optischen Achse so hintereinander, dass der hintere Brennpunkt der ersten Linse (F_1) mit dem vorderen Brennpunkt der zweiten Linse (F_2) zusammenfällt (s. Skizze). Dann verläuft ein von links eintretendes achsenparalleles Lichtbündel nach dem Austritt aus der zweiten Linse (bitte umblättern)

387 (E)

Totalreflexion tritt nur auf, wenn das Licht aus dem dichteren Medium in das dünnere Medium übertritt, denn nur in diesem Fall wird das Licht vom Einfallslot weggebrochen und nur dabei kann der Ausfallswinkel größer als 90° werden.
Bei (B) und (C) tritt das Licht vom dünneren Medium in das dichtere Medium. Bei (A) und (D) haben beide Medien dieselbe optische Dichte.

388 (A)

Das Licht wird beim Durchgang durch eine planparallele Glasplatte einer Parallelverschiebung unterworfen. Beim Eintritt in die Glasplatte wird das Licht zum Lot hin gebrochen, beim Austritt um denselben Winkel vom Lot weg gebrochen.
Diese Beschreibung trifft zwar auch auf (E) zu, aber dort verläuft der Strahlengang innerhalb der Scheibe direkt im Lot. Dies kann schon deshalb nicht der Fall sein, weil es dann beim Austritt aus der Scheibe nicht mehr zur Richtungsänderung kommen würde.

389 (C)

Bei (2) handelt es sich um eine Konvex- und bei (4) um eine Bikonvexlinse.
(1) ist eine Konkav- und (3) eine Bikonkavlinse.
(1) und (3) wirken als Zerstreuungslinse.

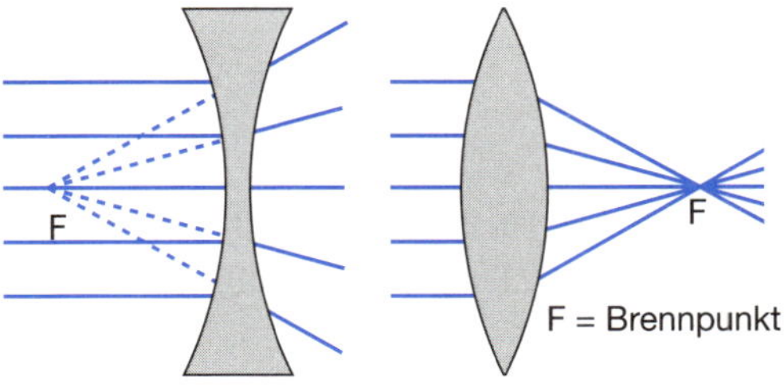

390 (C)

Die achsenparallelen Strahlen werden von der Linse 1 in Richtung auf den gemeinsamen Brennpunkt beider Linsen gebündelt. Vom Brennpunkt

(A) konvergent
(B) divergent
(C) achsenparallel
(D) in sich parallel, aber schräg zur Achse
(E) durch den hinteren Brennpunkt F_2 der zweiten Linse

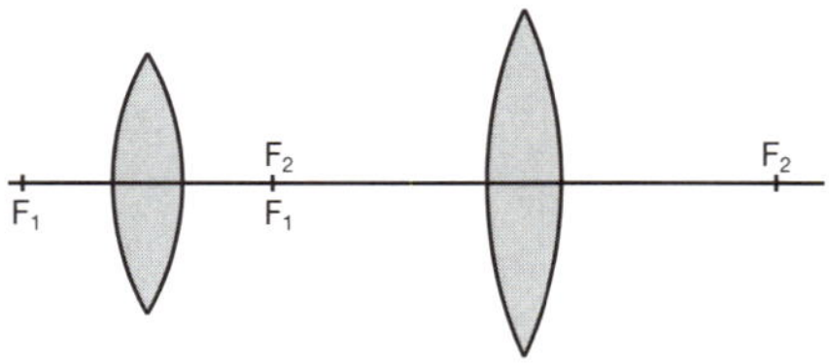

391 P, S. 244ff. und S. 250

Wie erzeugen Sie mit Hilfe einer Sammellinse, einer Lochblende und einer Glühbirne ein möglichst gut paralleles Lichtbündel?

392, 393, 394 P, S. 244f. und S. 250f.

Eine bikonvexe Linse aus Glas mit der Brechzahl (Brechungsindex) n = 1,53 wird in verschiedene Flüssigkeiten (Liste 1) getaucht. Ordnen Sie jedem dieser Fälle die zutreffende Antwort (Liste 2) zu, wie sich die Brechkraft der Linse ändert, verglichen mit ihrer Brechkraft in Luft.

Liste 1

392 Wasser, n = 1,33
393 Benzol, n = 1,53
394 1-Brom-Naphthalin, n = 1,66

Liste

(A) die Brechkraft wird negativ (Zerstreuungslinse)
(B) die Brechkraft verschwindet
(C) die Brechkraft wird kleiner, bleibt aber positiv
(D) die Brechkraft bleibt gleich
(E) die Brechkraft wird größer

395 P, S. 245

Ein paralleles Lichtbündel fällt schief zur optischen Achse auf eine ideale Sammellinse.

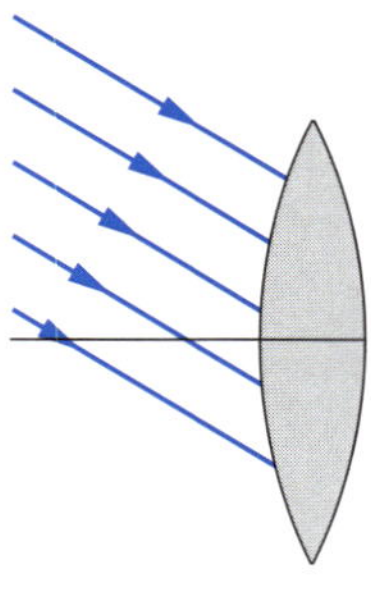

Wie verlaufen die Lichtstrahlen hinter der Linse?

396 M, P, S. 245

Ein Brillenglas bündelt das Licht der Sonne in 50 cm Abstand von der Linse. Wie groß ist die Brechkraft der Linse?

(A) 50 Dioptrien
(B) 20 Dioptrien
(C) 2 Dioptrien
(D) 1/2 Dioptrie
(E) 1/50 Dioptrie

kommend treffen sie auf die zweite Linse, welche von den Lichtstrahlen achsenparallel verlassen wird.

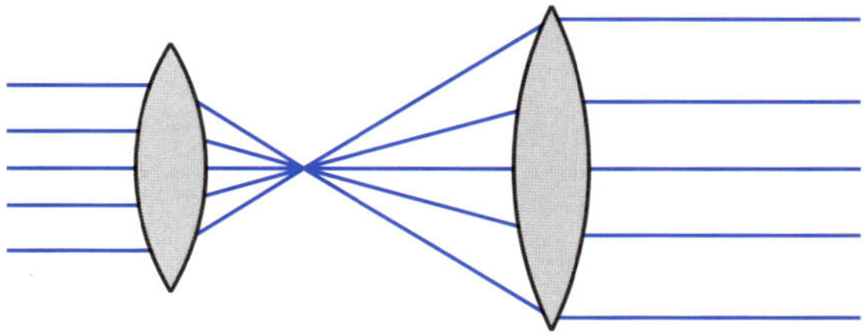

391

Vor die Glühlampe wird die Lochblende gesetzt und vor dieser wird die Linse im Abstand ihrer Brennweite angeordnet, sodass die Lochblende im Brennpunkt der Linse liegt.

392 (C), 393 (B), 394 (A)

Die Lichtbrechung an der Grenzfläche zweier Medien hängt von zwei Bedingungen ab:

1) Vom Verhältnis der Brechzahlen in beiden Medien. Findet der Übergang vom dichteren ins dünnere Medium statt oder umgekehrt?

2) Vom Winkel, in dem das Licht auf die Grenzfläche trifft. Konkave oder bikonkave Linsen wirken als Sammellinsen, sofern sie sich in Luft, also einem optisch dünneren Medium befinden.

Eine Sammellinse aus Glas, die von einer Flüssigkeit umgeben ist, welche eine höhere Brechzahl als das Glas der Linse hat, wirkt – weil Bedingung 1) umgekehrt ist als unter normalen Bedingungen – als Zerstreuungslinse. Wenn die umgebende Flüssigkeit dieselbe Brechzahl wie die Linse hat, findet beim Übergang zwischen den Medien keine Richtungsänderung statt.

395

Das parallele Lichtbündel wird in einem Punkt vereinigt, der sich als Schnittpunkt des Mittelpunktstrahls mit der sog. Brennebene ergibt.

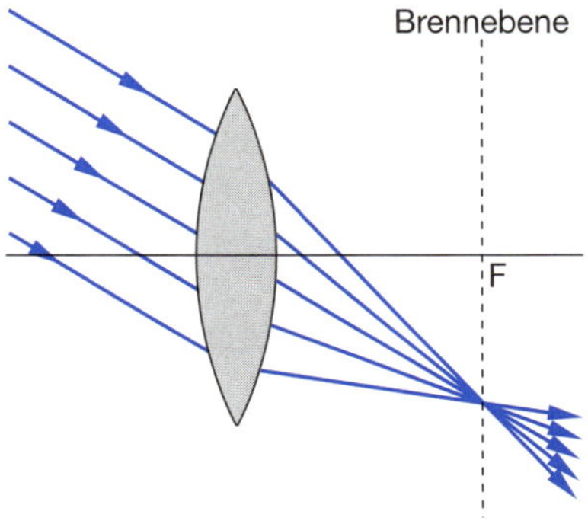

396 (C)

Die Brechkraft gibt an, mit welcher „Kraft“ eine Linse das Licht bricht. Eine große Brechkraft bedeutet deshalb eine kurze Brennweite. Die Brechkraft ist definiert als:

$$\text{Brechkraft} = \frac{1}{\text{Brennweite in Metern}}$$

Fortsetzung S. 225

397 M, P, S. 245

Eine Sammellinse mit der Brechkraft 20 dpt hat eine Brennweite von

(A) 5 mm
(B) 20 mm
(C) 5 cm
(D) 20 cm
(E) keiner der vorgegebenen Werte trifft zu

398 M, S. 245

Welche Brennweite hat ein Brillenglas mit dem Brechwert (Brechkraft) –5 Dioptrien (in Luft)?

(A) –5 cm
(B) –20 cm
(C) –30 cm
(D) –40 cm
(E) –50 cm

399 M, S. 244f.

Bei welchem Strahlenbündel ist es grundsätzlich möglich, dass auf der rechten Seite der dünnen Sammellinse parallele Strahlen entstehen?

(A) bei keinem
(B) nur 1
(C) nur 2
(D) nur 3
(E) nur 1 und 3

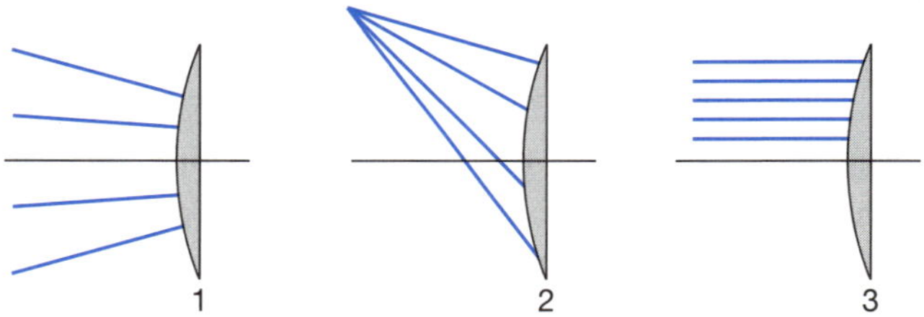

400 M, P, S. 246ff.

Welche Aussage trifft zu? Ein Gegenstand G befindet sich, wie in der Abbildung angedeutet, in einem gewissen Abstand g vor einer Konvexlinse (Sammellinse).

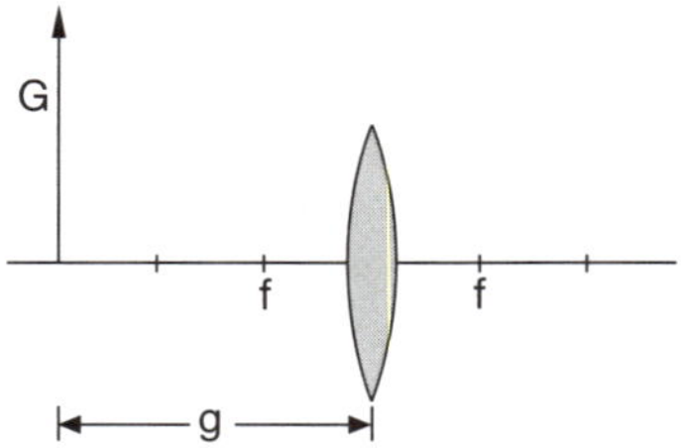

Sein Bild entsteht dann auf der

(A) rechten Seite innerhalb der einfachen Brennweite f
(B) rechten Seite zwischen einfacher und doppelter Brennweite
(C) rechten Seite in der doppelten Brennweite 2 f
(D) rechten Seite außerhalb der doppelten Brennweite 2 f
(E) linken Seite innerhalb der Brennweite f

Die Einheit im SI lautet: Dioptrie (dpt). Bei einer Brennweite von 0,5 m beträgt die Brechkraft nach dieser Formel 1/0,5 m = 2 dpt.

397 (C)

In Umkehrung der Formel für die Brechkraft ergibt sich die Brennweite als:

Brennweite (in m) = l/Brechkraft (in dpt).

In unserer Aufgabe: 1/20 dpt = 0,05 m = 5 cm.

398 (B)

Wie bei der vorigen Aufgabe ergibt sich die Brennweite als

1/–5 dpt = –0,2 m

399 (C)

Sammellinsen haben die Eigenschaft, parallel einfallende Strahlen in einem Punkt in ihrer Brennebene zu bündeln. Der Lichtweg ist grundsätzlich umkehrbar. Dies bedeutet, dass alle Strahlen, die die Sammellinse parallel verlassen, aus der Richtung ihres Brennpunktes in die Linse eingetreten sind. Dies ist nur bei (2) der Fall; die Strahlen verlassen die Linse parallel, aber nicht achsenparallel.

400 (B)

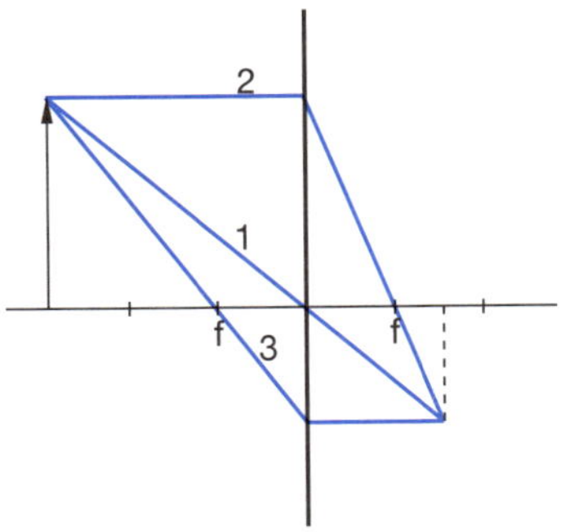

Es gibt drei charakteristische Strahlen, mit deren Hilfe man den Strahlengang konstruieren kann:

1) Den *Mittelpunktstrahl*, er geht geradlinig durch den Mittelpunkt der Linse.
2) Den *Achsenparallelstrahl*, er tritt achsenparallel in die Linse ein und tritt in Richtung auf den Brennpunkt wieder aus.
3) Den *Brennstrahl*, er tritt aus der Richtung des Brennpunktes ein und achsenparallel aus.

In unserer Aufgabe ist die Linse zu klein bzw. der Gegenstand zu groß, um die Strahlen 2) und 3) zur Konstruktion zu benutzen. Wir verlängern die Linse einfach nach oben und unten durch einen geraden Strich, die sog. Hauptebene, und konstruieren dann das Bild mit Hilfe von Achsenparallelstrahl und Brennstrahl, denn auch alle übrigen von der Spitze des Gegenstands ausgehenden Strahlen treffen sich am Schnittpunkt von 1), 2) und 3), sodass es unwesentlich ist, ob 2) und 3) existieren.

401 P, S. 246ff.

Welche Antwort trifft zu? Wie ändert sich in der nachstehenden Abbildung das Bild, wenn sich auf die Stelle der Linse, an der der Parallelstrahl der Bildkonstruktion auftrifft, eine Fliege setzt?

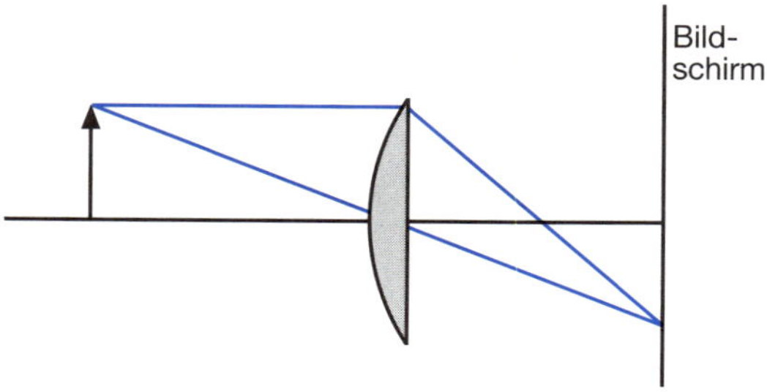

(A) das Bild wird völlig unscharf
(B) die Spitze des Gegenstandes wird nicht mehr abgebildet
(C) das Bild wird etwas lichtschwächer
(D) an Stelle der Spitze des Gegenstandes erscheint auf dem Schirm das Bild der Fliege
(E) man sieht nur noch das unscharfe Bild der Fliege

402 M, S. 246ff.

Steht bei einer Sammellinse der Gegenstand außerhalb der doppelten Brennweite, so ist das Bild

(A) reell, vergrößert und steht außerhalb der doppelten Brennweite
(B) reell, verkleinert und steht außerhalb der doppelten Brennweite
(C) reell, vergrößert und steht innerhalb der doppelten Brennweite
(D) reell, verkleinert und steht innerhalb der doppelten Brennweite
(E) virtuell und vergrößert

403 M, S. 246ff.

Der von der Spitze des Gegenstandes G ausgehende Lichtstrahl verläuft hinter der Sammellinse in Richtung

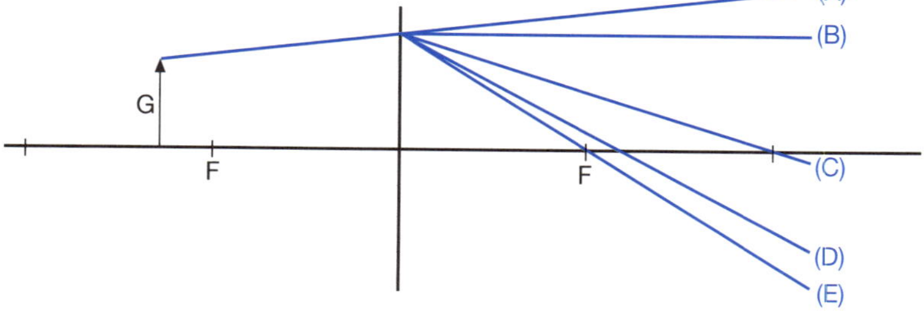

401 (C)
Es gehen von der Spitze des Gegenstandes genügend andere Lichtstrahlen aus, um die Spitze auf dem Bildschirm abzubilden. Es ist jedoch nicht nur die Spitze des Gegenstandes betroffen, sondern auch z.B. die Mitte des Gegenstandes, denn auch von hier gehen Lichtstrahlen in Richtung Fliege, die ohne Fliege von der Linse auf dem Bildschirm (in Gegenstandsmitte) abgebildet würden.
Deshalb wird das gesamte Bild dunkler.

402 (D)
Aus der Zeichnung erkennt man, dass das Bild reell ist, verkleinert ist, umgekehrt ist und innerhalb der doppelten Brennweite liegt. Auch das Bild auf der Netzhaut des menschlichen Auges ist reell, verkleinert, umgekehrt und liegt innerhalb der doppelten Brennweite.

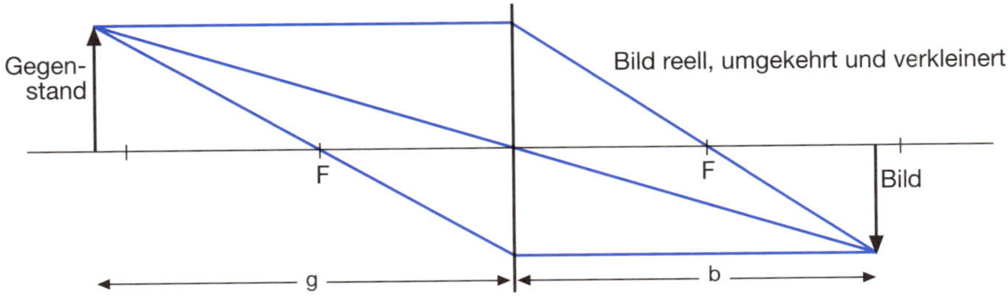

403 (D)
„Ausschlussdiagnose“:
(A) verläuft geradlinig, dies gilt nur für den Mittelpunktstrahl, der aber durch den Mittelpunkt gehen muss.
(B) entspricht dem Brennstrahl, müsste aber auf der linken Seite durch den Brennpunkt gehen.
(C) kommt von einem Punkt, der 2 f vor der Linse auf der optischen Achse liegt, was aber offensichtlich nicht der Fall ist.
(E) entspricht dem Achsenparallelstrahl, aber links verläuft der Strahl nicht parallel zur Achse.

Als möglicher Strahlengang bleibt nur (D) übrig.

404 M, S. 246ff.

Ein Gegenstand wird mit Hilfe einer dünnen (von Luft umgebenen) Sammellinse mit der Brechkraft D = 2,5 dpt, die sich im Abstand g = 60 cm befindet, abgebildet. Sein Bild ist

(A) virtuell und verkleinert
(B) virtuell und vergrößert
(C) reell und verkleinert
(D) reell und vergrößert
(E) reell und gleich groß

405 M, S. 247ff.

Eine Sammellinse mit der Brennweite f = 50 mm bildet einen Gegenstand ab, der sich in 20 cm Abstand von ihrer Hauptebene befindet. Die Bildweite beträgt dann

(A) ungefähr 2,5 cm
(B) ungefähr 5,0 cm
(C) ungefähr 6,6 cm
(D) ungefähr 10 cm
(E) ungefähr 15 cm

406 P, S. 247ff.

Eine Linse entwirft, wie dargestellt, von einem Gegenstand G im Abstand von 3 m ein reelles, umgekehrtes gleich großes Bild B. Wie groß ist die Brennweite der Sammellinse?

(A) f = 0,75 m
(B) f = 1,0 m
(C) f = 1,3 m
(D) f = 1,5 m
(E) f = 3,0 m

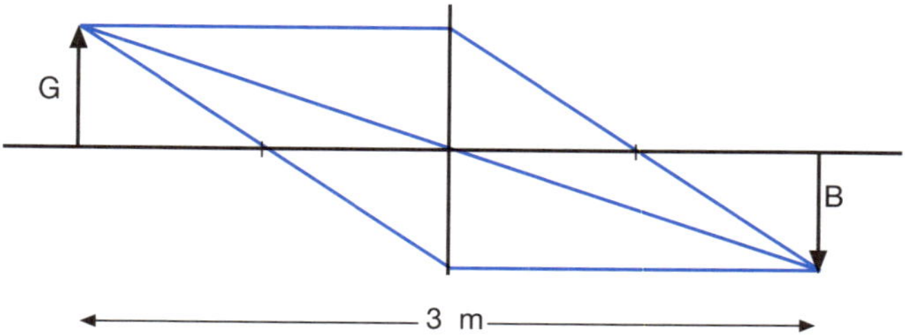

407 M, S. 247ff.

Gegeben sei eine (dünne, von Luft umgebene) Sammellinse mit der Brechkraft 20 dpt. In welcher Entfernung von der Linse muss ein Gegenstand platziert werden, damit das Bild reell und gleich groß wie der Gegenstand wird?

(A) ungefähr 2,5 cm
(B) ungefähr 5,0 cm
(C) ungefähr 6,6 cm
(D) ungefähr 10 cm
(E) ungefähr 15 cm

404 (D)

Bei einer Brechkraft von 2,5 Dioptrien beträgt die Brennweite:

$$1/\text{Brechkraft} = \text{Brennweite}$$
$$1/2{,}5 \text{ dpt} = 0{,}4 \text{ m}$$

Weiterhin wissen wir:

$$1/f = 1/g + 1/b$$
$$1/0{,}4 = 1/0{,}6 + 1/b$$
$$1/b = 1/0{,}4 - 1/0{,}6 = 3/1{,}2 - 2/1{,}2 = 1/1{,}2$$

Die Bildweite beträgt 1,2 Meter. Weil die Bildweite größer ist als die Gegenstandsweite, muss das Bild größer sein als der Gegenstand.
Weil der Gegenstand außerhalb der einfachen Brennweite liegt, ist das Bild reell und umgekehrt. Nur Bilder, deren Gegenstände innerhalb der einfachen Brennweite liegen, sind virtuell und aufrecht.

405 (C)

Brennweite f, Bildweite b und Gegenstandsweite g stehen in einem festen Verhältnis zueinander, welches durch die Abbildungsgleichung

$$\frac{1}{f} = \frac{1}{b} + \frac{1}{g}$$

gegeben wird. Für die Bildweite b gilt in unserer Aufgabe:

$$\frac{1}{b} = \frac{1}{f} - \frac{1}{g} = \frac{1}{0{,}05 \text{ m}} - \frac{1}{0{,}02 \text{ m}} = 20 \text{ dpt} - 5 \text{ dpt} = 15 \text{ dpt}$$

$$b = 1/15 \text{ dpt} = 0{,}066 \text{ m}$$

Wenn sich der Gegenstand - wie in diesem Fall - außerhalb der doppelten Brennweite befindet, liegt das Bild zwischen der einfachen und der doppelten Brennweite.

406 (A)

Wenn das Bild eines Gegenstandes dieselbe Größe wie der Gegenstand hat, befinden sich Bild und Gegenstand jeweils in der doppelten Brennweite von der Linse. Damit entspricht der Abstand Gegenstand–Bild der vierfachen Brennweite.

407 (D)

Ein Gegenstand wird von einer Sammellinse nur dann gleich groß abgebildet, wenn sich Gegenstand und Bild jeweils zwei Brennweiten von der Linse entfernt befinden. Da die Brechkraft mit 20 dpt angegeben ist, beträgt die Brennweite 1 m/20 dpt = 5 cm. Die doppelte Brennweite beträgt 10 cm.

408 M, S. 248

In der Schemazeichnung ist in seitlicher Ansicht eine rotationssymmetrische Glaslinse in Luft dargestellt. Der Absolutbetrag des Brechwertes beträgt 5 Dioptrien. Wie groß ist die Brennweite?

(A) –0,02 m
(B) –0,5 m
(C) –0,2 m
(D) +0,2 m
(E) +0,5 m

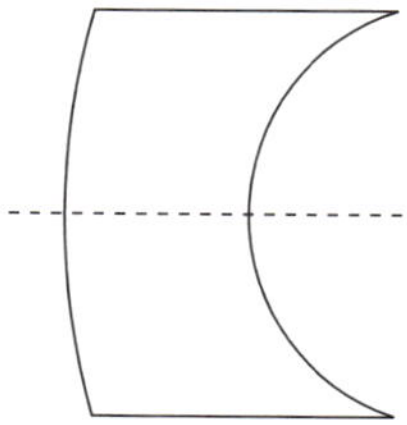

409 M, S. 249

Welchen Aussagen stimmen Sie zu? Wird mit einer Irisblende ein erheblicher Teil eines Strahlenbündels ausgeblendet, so werden bei der Abbildung eines Gegenstandes durch eine Linse stark vermindert:

(1) die chromatische Aberration
(2) die sphärische Aberration
(3) die Bildgröße

(A) nur 1
(B) nur 2
(C) nur 1 und 2
(D) nur 1 und 3
(E) 1, 2 und 3

410 M, P, S. 250f.

Kleinbildkameras haben oft eine Brennweite von 50 mm. Setzt man voraus, dass zu dieser Linse eine Vorsatzlinse mit der Brennweite 50 cm verwendet wird, so resultiert eine Gesamtbrennweite des Objektivs von

(A) 45 mm
(B) 55 mm
(C) 45 cm
(D) 50 cm
(E) 55 cm

408 (C)

Die Linse ist auf einer Seite konkav geformt, auf der anderen Seite konvex. Die konvexe Krümmung ist jedoch deutlich schwächer ausgeprägt als die konkave. Deshalb handelt es sich um eine Zerstreuungslinse, die eine negative Brechkraft besitzt. Wie bei einer Sammellinse errechnet sich die Brennweite als

$$\text{Brennweite} = 1/\text{Brechkraft} = 1/{-5}\text{ dpt} = -0{,}2\text{ m}$$

409 (B)

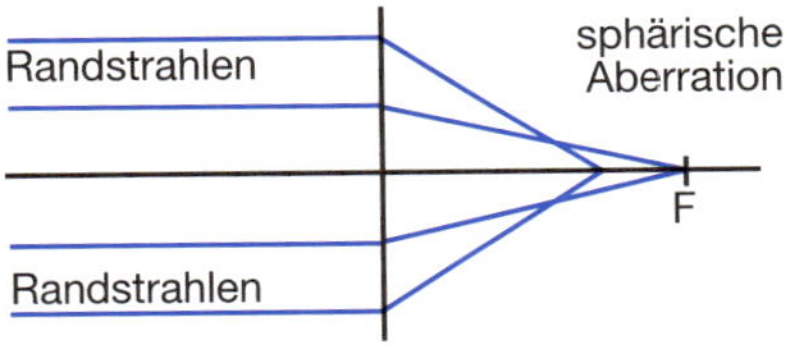

Die sphärische, d.h. räumliche, Aberration tritt besonders am Rand der Linse auf. Wenn durch die Irisblende die Randstrahlen ausgeblendet werden, geht die sphärische Aberration stark zurück.

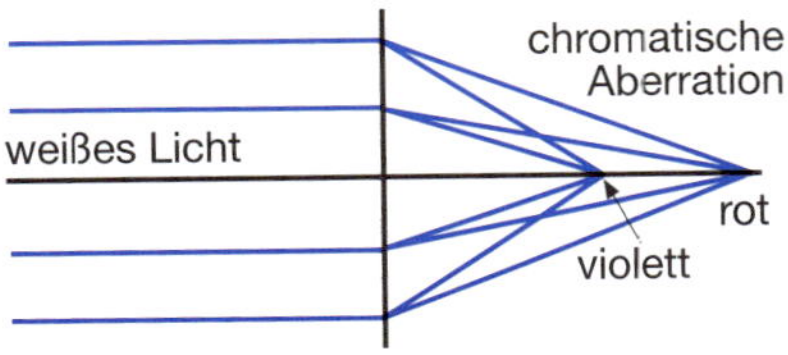

Die chromatische Aberration entsteht im gesamten Bereich der Linse. Sie kommt dadurch zustande, dass für die verschiedenen Frequenzen des Lichtes leicht unterschiedliche Brechzahlen gelten.

Die Bildgröße hängt ab vom Verhältnis der Bildweite b zur Gegenstandsweite g: Wenn z.B. g zwanzigmal so groß ist wie b, so hat auch das Bild nur ein zwanzigstel der Größe des Gegenstandes (Größe bedeutet Länge oder Breite, nicht Fläche). b und g sind durch die Abbildungsgleichung $1/f = 1/g + 1/b$ miteinander verknüpft und von der Blende unabhängig.

410 (A)

Die Gesamtbrechkraft mehrerer dünner Linsen, die in geringem Abstand aneinander gesetzt werden, ergibt sich als Summe der Einzelbrechkräfte:

$$\frac{1}{f_{ges}} = \frac{1}{f_1} + \frac{1}{f_2} + \frac{1}{f_3} + \ldots$$

In unserer Aufgabe: $$\frac{1}{f_{ges}} = \frac{1}{0{,}05\text{ m}} + \frac{1}{0{,}5\text{ m}} = 20\text{ dpt} + 2\text{ dpt} = 22\text{ dpt}$$

$$\frac{1}{f_{ges}} = 1/22\text{ dpt} = 0{,}04545\text{ m}$$

Man kann diese Aufgabe auch ohne lange Rechnerei lösen: Durch den Vorsatz einer Konvexlinse muss die Brechkraft steigen, die Brennweite also kleiner als 50 mm werden. Deshalb kann nur (A) in Frage kommen.

411 M, S. 250f.

Zwei dünne Linsen, von denen jede eine Brechkraft D = 2 dpt besitzt, stehen dicht hintereinander. Die Brennweite des Systems ist

(A) f = 4 cm
(B) f = 25 cm
(C) f = 50 cm
(D) f = 1 m
(E) f = 4 m

412 M, S. 250f.

Eine Sammellinse mit 20 cm Brennweite soll mit einer Linse kombiniert werden, um eine Gesamtbrennweite von 40 cm zu erhalten. (Beide Linsen seien dünn und einander so nah, dass der Abstand ihrer Zentren vernachlässigbar klein ist.) Welche Linse ist erforderlich?

(A) eine Sammellinse der Brennweite 60 cm
(B) eine Sammellinse der Brennweite 40 cm
(C) eine Sammellinse der Brennweite 20 cm
(D) eine Zerstreuungslinse der Brennweite –20 cm
(E) eine Zerstreuungslinse der Brennweite –40 cm

413 M, S. 251ff.

Ein normalsichtiges Auge ist auf die „deutliche Sehweite“ von 25 cm akkommodiert. Welche Eigenschaften hat dann das Bild eines 10 m entfernten Gegenstandes?

(1) es entsteht vor der Netzhaut
(2) es entsteht hinter der Netzhaut
(3) es ist reell
(4) es ist virtuell
(5) es ist umgekehrt
(6) es steht aufrecht

(A) nur 1, 3 und 5 sind richtig
(B) nur 1, 3 und 6 sind richtig
(C) nur 1, 4 und 6 sind richtig
(D) nur 2, 3 und 5 sind richtig
(E) nur 2, 4 und 6 sind richtig

414 M, S. 251f.

Ein emmetropes Auge (Brechkraft bei Akkommodationsruhe 58 dpt) sei auf einen 25 cm entfernten Punkt akkommodiert. Wie groß ist dann seine gesamte Brechkraft?

(A) – 4 dpt
(B) + 4 dpt
(C) 54 dpt
(D) 58,04 dpt
(E) 62 dpt

411 (B)

Bei zusammengesetzten optischen Systemen ergibt sich die Gesamtbrechkraft mehrerer in kurzem Abstand hintereinandergesetzer dünner Linsen als Summe der Einzelbrechkräfte. Die Gesamtbrechkraft beträgt deshalb 4 dpt. Daraus errechnet sich die Gesamtbrennweite als

$$\text{Brennweite} = 1/\text{Brechkraft}.$$

412 (E)

Die Gesamtbrechkraft mehrerer zusammengesetzter Linsen ergibt sich als Summe ihrer Einzelbrechkräfte:

$$1/\,0{,}4\text{ m} = 1/0{,}2\text{ m} + 1/x\text{ m}$$

$$1/x\text{ m} = 1/\,0{,}4\text{ m} - 1/0{,}2\text{ m} = 1/\,0{,}4\text{ m} - 2/0{,}4\text{ m} = 1/{-0{,}4}\text{ m}$$

413 (A)

Alle Bilder im Auge sind umgekehrt und reell, denn die Gegenstandsweite ist stets größer als die Brennweite des Auges (ca. 23 mm). Nach dieser Überlegung kommen nur noch Lösung (A) und (D) in Frage, d.h. man muss klären, ob das Bild vor oder hinter der Netzhaut liegt. Das Bild eines 25 cm entfernten Gegenstandes liegt genau auf der Netzhaut. Generell gilt: Je größer die Gegenstandsweite, desto kleiner die Bildweite und umgekehrt. Das Bild eines 10 m entfernten Gegenstandes liegt deshalb näher an der Linse als das eines 25 cm entfernten Gegenstandes.

414 (E)

Unter einem emmetropen Auge versteht man ein Auge, bei dem beim Blick in die Ferne das Bild genau auf der Netzhaut liegt, sodass man in der Ferne scharf sieht. Wenn die Brechkraft des Auges 58 dpt beträgt, gilt für die Bildweite (also den Abstand Linse–Netzhaut): $58\text{ dpt} = 1/f = 1/g + 1/b$. Die Gegenstandsweite g ist beim Blick in die Ferne unendlich, $1/g$ ist folglich gleich Null, sodass $1/b = 58$ dpt und $b = 0{,}017$ m. Bei $g = 0{,}25$ m ergibt sich: $1/f = 1/g + 1/b = 4\text{ dpt} + 58\text{ dpt} = 62\text{ dpt}$.

Im Gegensatz zum emmetropen Auge gibt es ein hyperopes (weitsichtiges) Auge, bei dem das Auge zu kurz ist, also der Abstand Netzhaut–Linse zu gering ist. Deshalb muss das Auge stärker akkommodieren und der Nahpunkt als nächstliegender Punkt, der noch scharf gesehen werden kann, rückt in die Ferne. Außerdem gibt es das myope (kurzsichtige) Auge, welches zu lang ist, sodass beim Blick in die Ferne das Bild nicht auf die Netzhaut projiziert wird, sondern davor.

415 M, S. 251f.
Wo liegt der Nahpunkt eines emmetropen Auges mit einer Akkommodationsbreite von 2 Dioptrien?

(A) bei 5 cm
(B) bei 20 cm
(C) bei 50 cm
(D) bei 2 m
(E) im Unendlichen

416 M, S. 251f.
Bis auf welche Distanz werden etwa bei einem emmetropen Auge Gegenstände scharf gesehen, wenn die Brechkraft des Auges zwischen 59 dpt und 64 dpt variiert werden kann?

(A) 2 cm
(B) 5 cm
(C) 15 cm
(D) 20 cm
(E) 50 cm

417 M, S. 251f.
Der Fernpunkt eines Auges liege bei 2 m, der Nahpunkt bei 20 cm. Wie groß ist die Akkommodationsbreite?

(A) 1,5 dpt
(B) 2,5 dpt
(C) 3,5 dpt
(D) 4,5 dpt
(E) 5,0 dpt

418, S. 254
Wieso erscheint ein Gegenstand größer, wenn man ihn aus der Nähe betrachtet oder wenn man ein Fernglas, eine Lupe oder ein Mikroskop benutzt?

419 M, P, S. 254ff.
Welchen der folgenden Aussagen über das Lichtmikroskop stimmen Sie zu?

(1) Das Objektiv entwirft vom Gegenstand ein vergrößertes Zwischenbild.
(2) Das Zwischenbild ist reell.
(3) Das Okular wirkt als Lupe, mit der das Auge das Zwischenbild. betrachtet.

(A) nur 1 ist richtig
(B) nur 3 ist richtig
(C) nur 1 und 2 sind richtig
(D) nur 1 und 3 sind richtig
(E) 1 bis 3 = alle sind richtig

415 (C)

Beim emmetropen Auge wird beim Blick in die Ferne (b = ∞) ein scharfes Bild auf die Netzhaut projiziert: $1/f_\infty = 1/b_\infty + 1/g = 1/\infty + 1/g = 1/g$.
Beim Blick in die Nähe (b = nah) erhöht sich die Gesamtbrechkraft des Auges um die Akkommodationsbreite: $1/f_{gesamt} = 1/f_\infty + 1/f_{Akkom.breite}$

Daraus ergibt sich: $1/f_\infty + 1/f_{Akkom.breite} = 1/b_{nah} + 1/g$, sodass

$$1/f_{Akkom.breite} = 1/b_{nah} \quad \text{sodass} \quad 1/f_{Akkom.breite} = 2 \text{ dpt} = 1/0{,}5 \text{ m}.$$

Die Akkommodationsbreite in Dioptrien gibt den Kehrwert des Nahpunktes in Metern an.

416 (D)

Hier beträgt die Akkommodationsbreite 5 dpt. Analog zur vorigen Aufgabe ergibt sich die Gegenstandsweite g des Nahpunktes als:
$g = 1/5 \text{ dpt} = 0{,}2 \text{ m}$

417 (D)

Fernpunkt: 1/2 m = 0,5 dpt
Nahpunkt: 1/0,2 m = 5 dpt
Die Brechkraft der Linse kann um insgesamt 4,5 dpt variiert werden. Bei einer normalen Bildweite von 17 mm kann die Gesamtbrechkraft

$$1/f = 1/g + 1/b$$

zwischen 58,5 dpt und 63 dpt variiert werden. Hier liegt ein myopes (kurzsichtiges) Auge vor, welches etwas zu lang ist. Bei einer Bildweite von beispielsweise 18 mm variiert die Gesamtbrechkraft zwischen 56 dpt und 60,5 dpt.

418

Die Größe, mit der wir einen Gegenstand wahrnehmen, hängt davon ab, wie groß das auf die Netzhaut projizierte Bild ist. Dessen Größe wiederum ist proportional dem Sehwinkel, unter dem der Gegenstand erscheint. Durch die genannten optischen Instrumente bzw. durch das bloße Nähertreten wird der Sehwinkel vergrößert.

419 (E)

Die drei Aussagen (1) bis (3) beschreiben die Wirkungsweise des Mikroskops zutreffend. Die Gesamtvergrößerung ergibt sich als Produkt der Vergrößerung des Objektivs mit der Vergrößerung des Okulars.

420 M, P, S. 254f.
Am Lichtmikroskop kann man den kleinsten noch auflösbaren Abstand zweier Objektpunkte verkleinern, indem man

(1) die Wellenlänge des zur Objektabbildung benutzten Lichtes verkleinert
(2) den Aperturwinkel verkleinert
(3) den Brechungsindex (Brechzahl) des Immersionsmediums zwischen Objekt und Objektiv verkleinert
(4) bei gleich bleibendem Aperturwinkel ein stärker vergrößerndes Objektiv wählt
(5) ein stärker vergrößerndes Okular wählt

(A) nur 1 ist richtig
(B) nur 2 und 3 sind richtig
(C) nur 4 und 5 sind richtig
(D) nur 1, 2 und 3 sind richtig
(E) 1 bis 5 = alle sind richtig

421 M, S. 254f.
Der kleinste mit einem Lichtmikroskop noch auflösbare Abstand beträgt größenordnungsmäßig für sichtbares Licht

(A) 5 nm
(B) 50 nm
(C) 500 nm
(D) 5 µm
(E) 50 µm

422 M, S. 254ff.
Welche Aussage trifft nicht zu? Beim Mikroskopieren

(A) wird auf der Netzhaut ein reelles vergrößertes Bild des Objekts entworfen
(B) wird auf der Netzhaut ein umgekehrtes Bild des Objekts erzeugt
(C) beobachtet der Geübte mit auf die Ferne akkommodiertem Auge
(D) wird gegenüber der Beobachtung mit dem unbewaffneten Auge (ohne Mikroskop) der Sehwinkel vergrößert
(E) wird durch Verwendung einer Immersionsflüssigkeit der kleinste auflösbare Abstand zweier Objektpunkte verkleinert

423 M, S. 254ff.
Das vom Okular eines Lichtmikroskopes erzeugte Zwischenbild ist

(A) vergrößert, reell, umgekehrt
(B) vergrößert, virtuell, umgekehrt
(C) vergrößert, virtuell, aufrecht
(D) verkleinert, reell, umgekehrt
(E) verkleinert, virtuell, umgekehrt

420 (A)

Nach der Abbildungstheorie von Ernst Abbé beträgt der kleinste auflösbare Abstand d zweier Punkte bei Verwendung parallelen Lichtes $d = \lambda / n \sin \alpha$. Hierbei ist der Nenner $n \sin \alpha$ die so genannte numerische Apertur.
n ist die Brechzahl des Immersionsmediums zwischen Objekt und Objektiv und α ist der Aperturwinkel. Demnach wird die numerische Apertur durch Maßnahme (2) und (3) verkleinert, wodurch d größer wird.
(4) und (5) sind auch falsch, denn die Auflösung des Mikroskops wird nicht durch die Vergrößerung begrenzt, sondern durch die vom Linsenrand ausgehenden Beugungsfiguren. Die Größe dieser Beugungsfiguren hängt von der numerischen Apertur ab.

421 (C)

Der kleinste mit einem Lichtmikroskop noch auflösbare Abstand liegt in der Größenordnung der Wellenlänge des sichtbaren Lichts. Violettes Licht weist eine Wellenlänge von 400 nm auf, rotes von 750 nm.

422 (B)

Das beim Mikroskopieren im Auge entworfene Bild steht aufrecht, weil das vom Objektiv erzeugte Zwischenbild umgekehrt ist.
Dieses Zwischenbild wird als vergrößertes virtuelles ebenfalls umgekehrt orientiertes Bild gesehen. Der optische Apparat des Auges dreht das umgekehrte Zwischenbild um, sodass auf der Netzhaut ein aufrechtes Bild entsteht.
Weil generell im Auge ein umgekehrtes Bild der Außenwelt entsteht, besitzt das aufrecht stehende Bild beim Mikroskopieren die falsche Orientierung, d.h. man muss den Objektträger in die andere Richtung verschieben, als man intuitiv denkt.

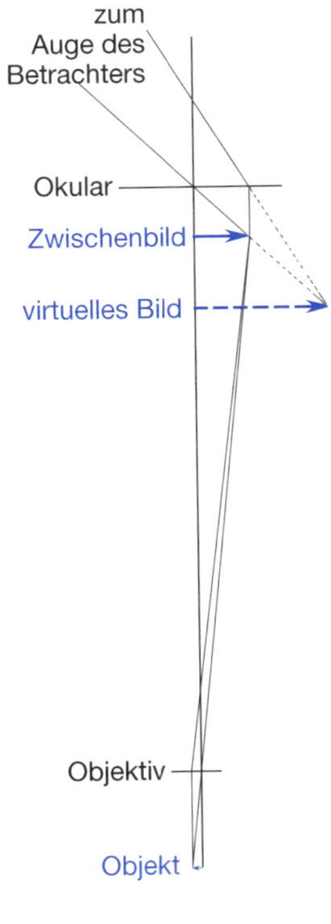

423 (A)

Das Zwischenbild ist reell, denn nur ein reelles Bild kann weiter vergrößert werden.
Das Zwischenbild ist bereits vergrößert, andernfalls würde man kein Objektiv benötigen und könnte das Objekt direkt mit dem Okular betrachten, welches als Lupe wirkt.

424 M, S. 254ff. und S. 246

Ein pfeilförmiges Objekt ist im Gesichtsfeld eines Mikroskopes parallel zur optischen Achse orientiert.

Wie bildet das Objektiv in den Abbildungen (A) bis (E) dieses Objekt ab? (Die Pfeilspitze ist korrekt abgebildet.)

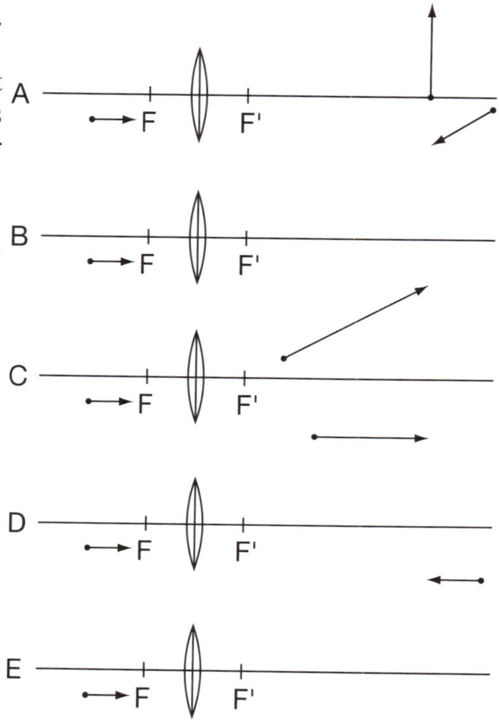

425 M, S. 254ff.

Ein Mikroskop hat eine Vergrößerung $V_1 = 180$. Etwa welche Vergrößerung V_2 erhält man, wenn sowohl das Objektiv gegen ein anderes mit doppelter Brennweite als auch das Okular gegen ein anderes mit doppelter Brennweite ausgetauscht wird?

(A) $V_2 = 45$
(B) $V_2 = 90$
(C) $V_2 = 120$
(D) $V_2 = 240$
(E) $V_2 = 360$

426 M, S. 258

Wie ist mit A als Kugelteilfläche und mit r als Radius der Raumwinkel Ω definiert?

(A) $\Omega = A^2 \cdot r$
(B) $\Omega = A \cdot r^2$
(C) $\Omega = A / r$
(D) $\Omega = A / r^2$
(E) $\Omega = A^2 / r$

424 (C)

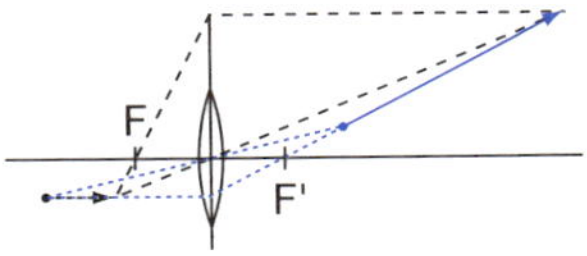

Man überprüft die fünf Lösungsvorschläge anhand des Brennstrahls, des Achsenparallelstrahls und des Mittelpunktstrahls.
Am einfachsten ist die Überprüfung in Bezug auf den Mittelpunktstrahl, der ohne Richtungsänderung durch den Mittelpunkt der Linse verläuft. Durch das Anlegen eines Lineals stellt man fest, dass der Mittelpunktstrahl nur in (C) von Pfeilbasis zu Pfeilbasis bzw. von Pfeilspitze zu Pfeilspitze verläuft. Zur Kontrolle konstruiert man in (C) auch den Brennstrahl und Achsenparallelstrahl, die ebenfalls ihr jeweiliges Ziel finden.
In dieser Aufgabe wird ein dreidimensionales Objekt abgebildet, während üblicherweise ein zweidimensionaler Pfeil abgebildet wird, der in einer Ebene liegt, die mit der optischen Achse einen rechten Winkel bildet. Deshalb genügt normalerweise die Konstruktion der Pfeilspitze, denn die Pfeilbasis liegt sowohl beim Gegenstand als auch beim Bild auf der optischen Achse. In dieser Aufgabe muss jedoch sowohl die Basis als auch die Spitze des Pfeils konstruiert werden.
Anhand dieser Aufgabe wird deutlich, dass ein Mikroskop nur eine geringe Tiefenschärfe besitzt, denn der Pfeil wird stark verzerrt abgebildet.

425 (A)

Die Gesamtvergrößerung eines Mikroskopes errechnet sich als Produkt der Vergrößerungen von Objektiv und Okular. Die Vergrößerung von Objektiv bzw. Okular verhält sich jeweils umgekehrt proportional zur Brennweite.
Wenn die Brennweite verdoppelt wird, liefern Objektiv und Okular jeweils nur noch die halbe Vergrößerung.
Wenn die Brennweite von beiden Linsen verdoppelt wird, wird die Gesamtvergrößerung von 180 um den Faktor vier auf 45 vermindert.

426 (D)

Der Raumwinkel beschreibt die Öffnung eines Strahlenkegels. Wenn der Strahlenkegel in der Mitte einer Kugel seinen Ausgangspunkt hat, ist er duch die Teilfläche A der Kugeloberfläche definiert, die vom Strahlenkegel durchsetzt wird.
Bei gleichem Strahlenkegel steigt die Teilfläche A mit dem Quadrat des Kugelradius r an. Deshalb ist der Quotient aus A und r^2 bei einem gegebenen Strahlenkegel bzw. Raumwinkel konstant und kann als Maß für die Größe des Raumwinkels verwendet werden.

427, S. 259
Warum wird in einem Prisma weißes Licht in seine Spektralfarben zerlegt?

428 M, P, S. 259
Welcher der Lichtstrahlen stellt rotes und welcher stellt violettes Licht dar?

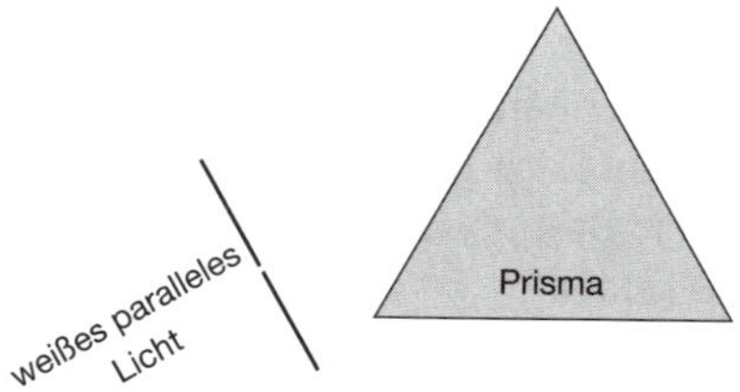

429 M, S. 259
Welche Aussage trifft nicht zu? Sichtbares Licht

(A) besitzt Wellenlängen zwischen 450 µm und 750 µm
(B) ändert seine Geschwindigkeit, wenn sich die Brechzahl des Mediums ändert
(C) hat eine von der Frequenz abhängige Photonenenergie
(D) wird beim Übergang in ein Medium mit größerer Brechzahl zum Einfallslot hin gebrochen
(E) kann bei der Anregung von Atomen emittiert werden

430 M, S. 259
Welche Aussage trifft zu? Die elektromagnetische Strahlung folgender Wellenlänge wird vom Auge als grünes Licht wahrgenommen:

(A) 5 500 pm
(B) 550 nm
(C) 550 µm
(D) 550 mm
(E) 5 500 nm

431 P, S. 259
Welche Aussage trifft zu? In ein ursprünglich weißes Lichtbündel stellt man hintereinander je eine Küvette mit einer nur blaues Licht durchlassenden und einer nur rotes Licht durchlassenden Flüssigkeit. Hinter der zweiten Küvette beobachtet man:

(A) dunkel
(B) violett
(C) grün
(D) rot
(E) weiß

427
Für die verschiedenen Wellenlängen bzw. Frequenzen des Lichtes gelten unterschiedliche Brechzahlen. Die Brechzahl steigt im Normalfall mit zunehmender Frequenz, violettes Licht wird also stärker gebrochen als rotes.

428

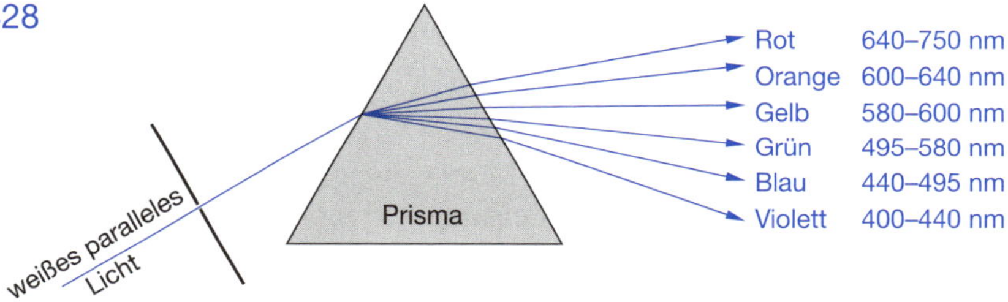

429 (A)
Die Wellenlängen sichtbaren Lichtes liegen zwischen 400 und 750 nm (Nanometern).

430 (B)
Siehe Strahlengang beim Prisma bei Frage 428. Alle anderen Wellenlängen außer (D) sind nicht sichtbar.

431 (A)
Das Licht, welches von der ersten Küvette durchgelassen wird, wird von der zweiten Küvette verschluckt. Das Licht, welches die zweite Küvette durchlassen würde, ist bereits vorher in der ersten Küvette absorbiert worden.

432 M, S. 260f.

Welche Aussage trifft zu? Wenn bei einer Farbstofflösung mit einem Fotometer eine Transmission $I/I_0 = 0{,}1$ gemessen wird, beträgt die Extinktion E dieser Lösung

(A) $E = 10^{-2}$
(B) $E = 0{,}1$
(C) $E = 1$
(D) $E = 10$
(E) $E = 100$

433 P, S. 260f.

Bei fester Zellenlänge lässt die Test-Lösung einer farbigen Substanz mit der Konzentration 1 mol/l 50 % der Leistung von monochromatischem Licht durch. Eine zu untersuchende Lösung der gleichen Substanz lässt nur 12,5 % durch. Wie groß ist deren Konzentration (Gültigkeit des lambert-beerschen Gesetzes sei vorausgesetzt)?

(A) 0,25 mol/1
(B) 1,75 mol/1
(C) 3 mol/1
(D) 4 mol/1
(E) 8 mol/1

434 M, S. 260f.

Das nebenstehende Diagramm zeigt die Schwächungskurve einer γ-Strahlung für Pb. Etwa welche Schichtdicke reduziert die γ-Strahlung auf den Wert $I = 0{,}05\ I_0$?

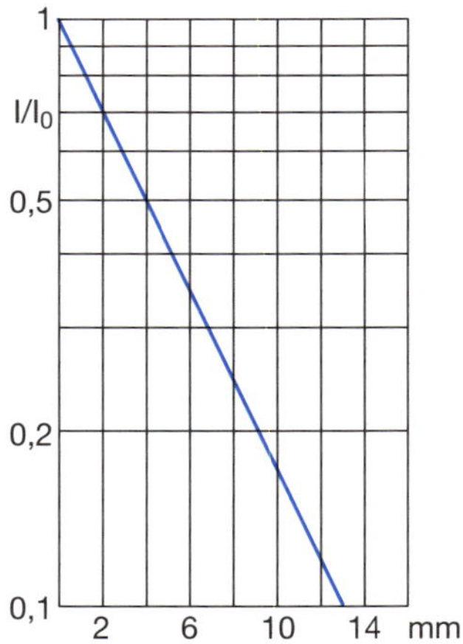

(A) 4 mm
(B) 11 mm
(C) 14 mm
(D) 17 mm
(E) Die Schichtdicke kann auch durch Extrapolation nicht bestimmt werden.

435 P, S. 262f.

Welche Aussage trifft zu? Die Polarisierung von Licht mit Hilfe dichroitischer Folien beruht hauptsächlich darauf, dass folgende Größe von der Lage der Schwingungsebene abhängt:

(A) Absorption
(B) Brechung
(C) Doppelbrechung
(D) Reflexion
(E) Streuung

432 (C)

Die Transmission I/I_0 gibt die Lichtdurchlässigkeit der Farbstofflösung an. Die Extinktion E bezieht sich auf die Schwächung des Lichtes und wird meist als dekadischer (gel. auch als natürlicher) Logarithmus des Quotienten I_0/I angegeben:

$$E = \lg I_0/I$$

In unserer Aufgabe ist $I/I_0 = 0{,}1$ sodass $I_0/I = 10$:

$$E = \lg 10 = 1$$

Das lambert-beersche Gesetz lautet: $E = \varepsilon\, c\, d$

wobei d = Schichtdicke, c = molare Konzentration und ε = molarer dekadischer Extinktionskoeffizient der Substanz sind.
Die Extinktion E ist sowohl der Schichtdicke d als auch der Konzentration c proportional.

433 (C)

Bei der 1-molaren Lösung beträgt die Extinktion

$$E_1 = \lg I_0/I = \lg I_0/(I_0 \cdot 50\ \%) = \lg 2 = 0{,}301$$

Bei der Lösung mit unbekannter Konzentration beträgt die Extinktion

$$E_x = \lg I_0/I = \lg I_0/(I_0 \cdot 12{,}5\ \%) = \lg 8 = 0{,}903$$

Demnach gilt: $E_x = 3 \cdot E_1$, sodass bei d = const die unbekannte Konzentration dreimal so hoch ist wie die 1-molare Vergleichslösung mit E_1.
Die Situation ist ähnlich wie bei der Halbwertsdicke: Eine Konzentration von 1 Mol halbiert das Licht. Erhöht sich die Konzentration um ein weiteres Mol, wird das Licht erneut halbiert usw. Bei einer 3-molaren Konzentration wird das Licht insgesamt dreimal halbiert und sinkt auf 2^{-3} = 12,5 % des Ausgangswertes.

434 (D)

Auch bei dieser Aufgabe gilt das lambert-beersche-Gesetz. Man kann die Frage jedoch auch ohne Kenntnis dieses Gesetzes beantworten, indem man das Diagramm extrapoliert: Die Intensität halbiert sich jeweils bei Zunahme der Schichtdicke um 4 mm. Eine weitere Halbierung von 0,1 auf 0,05 tritt deshalb bei Erhöhung der Schichtdicke von 13 auf 17 mm auf.

435 (A) (Fortsetzung S. 245)

Die Lichtdurchlässigkeit einer dichroitischen Polarisationsfolie hängt von der Schwingungsebene des Lichtes ab. Es werden nur die Vektor-

436 M, S. 262f.

Licht kann polarisiert werden

(1) durch Streuung an kleinen Teilchen
(2) durch Reflexion an einer Glasoberfläche
(3) beim Durchgang durch einen dichroitischen Kristall

(A) nur 1 ist richtig
(B) nur 2 ist richtig
(C) nur 3 ist richtig
(D) nur 2 und 3 sind richtig
(E) 1 bis 3 = alle sind richtig

437 P, S. 262f.

In dem schematisch skizzierten Aufbau eines Polarimeters zur Untersuchung optisch aktiver Substanzen fehlt welcher Gegenstand?

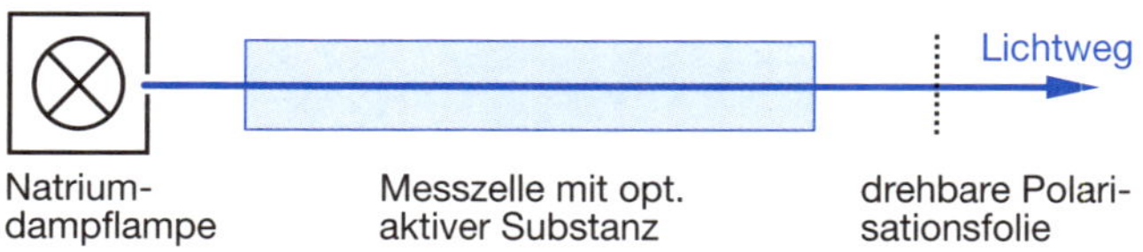

438 P, S. 264f.

Mit welcher der folgenden Anordnungen lässt sich grundsätzlich die Beugung/Interferenz von Licht beobachten?

(1) Durchgang des Lichtes durch einen Spalt
(2) Durchgang des Lichtes durch ein Gitter
(3) Übergang des Lichtes von Luft in Wasser

(A) nur 1
(B) nur 2
(C) nur 1 und 2
(D) nur 2 und 3
(E) 1 bis 3 (alle)

439 P, S. 264f.

Bei welcher Phasendifferenz zwischen zwei interferenzfähigen Wellenzügen kann völlige Auslöschung eintreten?

(A) 0
(B) $\pi/2$
(C) π
(D) $2\,\pi$
(E) nicht angebbar, solange nur die Phasendifferenz und nicht der Gangunterschied bekannt ist

komponenten des elektromagnetischen Feldes durchgelassen, die eine bestimmte Richtung aufweisen.
Natürliches Licht besteht aus Transversalwellen, deren Schwingungsebenen ungefähr gleichmäßig in alle Richtungen zeigen (aber stets senkrecht zur Ausbreitungsrichtung!). In der Polarisationsfolie werden in Durchlassrichtung schwingende Wellen ungehindert durchgelassen und Wellen, die quer zur Durchlassrichtung stehen, völlig absorbiert. Von den Wellen, die weder genau in Durchlassrichtung schwingen noch genau quer dazu, werden die Vektorkomponenten durchgelassen, die in Durchlassrichtung schwingen.

436 (E)

Alle Möglichkeiten sind zutreffend.

437

Es fehlt ein Polarisator zwischen Lampe und Messzelle.

438 (C)

Beim Übergang des Lichtes von Luft in Wasser tritt Brechung und nicht Beugung auf. Die Interferenz kann durch die stellenweise gegenseitige Auslöschung zweier Wellen beobachtet werden.

439 (C)

Auslöschung tritt auf, wenn das Maximum der einen Welle mit dem Minimum der anderen Welle zusammentrifft. In diesem Fall liegt eine Phasendifferenz oder ein Gangunterschied (was dasselbe ist) von einer halben Wellenlänge, also von π, vor.
Voraussetzung für die völlige Auslöschung ist zusätzlich, dass die Amplituden beider Wellen gleich sind.

Kybernetik

440 M, S. 267ff.

Welche Aussage trifft zu? Unter negativer Rückkopplung versteht man bei einem biologischen Regelkreis

(A) eine der Störgröße entgegengesetzt wirkende Reaktion über die Stellglieder
(B) die negative Abweichung der Regelgröße vom Sollwert
(C) das Bestehen einer Abweichung der geregelten Größe vom Sollwert
(D) das bei längerem Bestehen einer Abweichung der Regelgröße von ihrem Sollwert auftretende Versagen des Reglers
(E) keines der genannten Phänomene

441 M, S. 267ff.

Auf welches der nachfolgenden Phänomene trifft die Bezeichnung „negative Rückkopplung" im regeltechnischen Sinne am ehesten zu?

(A) die Adrenalin-Umkehr nach Blockade der α-Rezeptoren
(B) die Abnahme der Herzfrequenz bei künstlicher Vagusreizung
(C) die Zunahme der Wärmebildung bei Abnahme der Körpertemperatur
(D) die HCl-Sekretion des Magens während der zephalen Phase
(E) die Pupillenerweiterung durch parasympathikolytische Pharmaka

440 (A)
Bei negativer Rückkopplung – auch Gegenkoppelung genannt – wirkt eine Stellgröße so auf die Regelstrecke (Größe, die konstant gehalten werden soll) ein, dass sich die Regelstrecke wieder ihrem Sollwert nähert.
Ein Beispiel hierfür ist die Pupillenreaktion: Die Regelstrecke ist eine konstante Beleuchtungsstärke auf der Netzhaut. Stellgröße ist die Pupille, die sich bei stärkerem Lichteinfall verengt und bei Verdunkelung erweitert.

441 (C)
Durch die vermehrte Wärmebildung wird die Körpertemperatur wieder angehoben. Die vermehrte Wärmebildung kann durch Muskelzittern – im Extremfall durch Schüttelfrost – erfolgen.

Fehlerrechnung

442 M, S. 277ff. und S. 75

Der Strömungswiderstand einer Kapillare soll (als Ordinate) gegen den Kapillaren-Radius (als Abszisse) grafisch dargestellt werden; der resultierende Graph soll eine Gerade sein. Dann muss man Koordinatenpapier mit folgender Koordinateneinteilung wählen:

(A) Ordinate: logarithmisch, Abszisse: logarithmisch
(B) Ordinate: linear, Abszisse: linear
(C) Ordinate: linear, Abszisse: quadratisch
(D) Ordinate: linear, Abszisse: logarithmisch
(E) Ordinate: logarithmisch, Abszisse: linear

443 M, S. 277ff. und S. 87f.

Welche Aussage trifft zu? Die gesamte Temperaturstrahlungsleistung P, die von einem Körper im Idealfall ausgeht, soll gegen dessen Temperatur T in einem Diagramm so aufgetragen werden, dass die Abhängigkeit eine Gerade ergibt. Dies ist bei folgender Teilung der Koordinatenachsen möglich:

(A) P und T linear
(B) P linear und T logarithmisch
(C) T linear und P logarithmisch
(D) P und T logarithmisch
(E) Es ist überhaupt nicht möglich

444 M, P, S. 279f.

Bei einer Stromstärkemessung wurde folgendes Ergebnis angegeben:
I = (4,00 ± 0,12) A. Die relative Messunsicherheit (relativer Fehler) der Messung beträgt

(A) ± 24 %
(B) ± 12 %
(C) ± 3 %
(D) ± 1/3 %
(E) ± 0,12 %

445 M, P, S. 279f.

In dem dargestellten Abschnitt aus einem Weg-Zeit-Diagramm betragen die relativen Unsicherheiten (Fehlergrenzen) der Einzelmessungen etwa

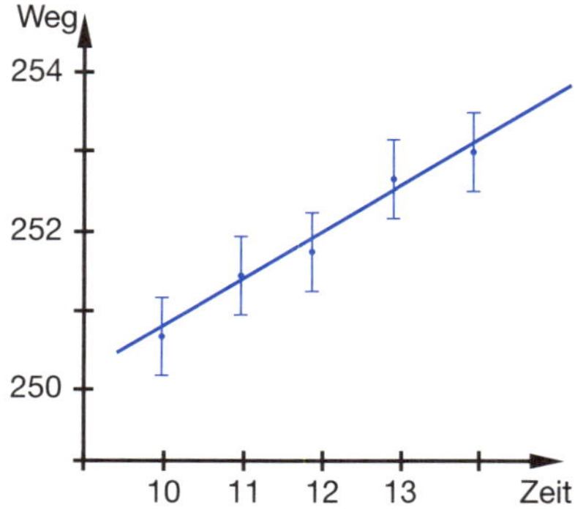

(A) ± 1 ‰
(B) ± 2 ‰
(C) + 4 ‰
(D) ± 2,5 %
(E) ± 4 %

442 (A)
Die Beziehung zwischen dem Radius r und dem Widerstand R

$$R \sim r^{-4}$$

soll grafisch so dargestellt werden, dass sich eine Gerade ergibt. Durch Logarithmieren beider Seiten der Gleichung erhält man

$$\log R \sim \log r^{-4}$$

Nach den Gesetzen der Logarithmenrechnung kann man die Hochzahl als Faktor vor den Logarithmus ziehen, wodurch sich

$$\log R \sim -4 \log r$$

ergibt. Aus der Steigung der Geraden kann man geometrisch ablesen, die wievielte Potenz vorliegt.
Häufig werden Messergebnisse durch geeignete Transformationen geometrisch so aufgetragen, dass sich eine Gerade ergibt. Es ist relativ einfach, nach Augenmaß zu entscheiden, ob die Messpunkte tatsächlich in etwa auf einer Geraden liegen, während es unmöglich ist, nach Augenmaß zu entscheiden, welcher nichtlinearen Beziehung (z.B. e^x oder x^y) die Messpunkte entsprechen könnten.

443 (D)
Die Abhängigkeit zwischen P und T lautet:

$$P \sim T^4$$

Wenn man beide Seiten der Gleichung logarithmiert, erhält man

$$\log P \sim \log T^4 = 4 \log T$$

Die Hochzahl 4 aus dem Ausdruck T^4 ist geometrisch als Steigung der Geraden ablesbar.

444 (C)
Pro Ampere liegt eine Messunsicherheit von 0,03 A vor, das sind 3 % von 1 A.

445 (B)
Der Weg ist auf etwa ± 0,5 mm genau vermessen. Dies entspricht ca. 2 Promille, denn 250 mm · 0,002 = 0,5 mm.

446 M, P, S. 279f.

Die Kantenlänge a eines Würfels und ihre abgeschätzte Unsicherheit betragen (10 ± 0,1) cm.

Dann ergibt sich das Volumen V des Würfels und dessen Unsicherheit als:

(A) $V = (100 \pm 1)\ cm^3$
(B) $V = (100 \pm 3)\ cm^3$
(C) $V = (1000 \pm 3)\ cm^3$
(D) $V = (1000 \pm 30)\ cm^3$
(E) $V = (1000 \pm 300)\ cm^3$

447 M, S. 279f.

Eine Quarzstoppuhr gehe in einem Monat 24 s nach. Wie groß ist etwa der relative Fehler?

(A) $1 \cdot 10^{-5}$
(B) $1 \cdot 10^{-4}$
(C) $1 \cdot 10^{-3}$
(D) $3 \cdot 10^{-3}$
(E) $1 \cdot 10^{-2}$

448 M, S. 279f. und S.118

Etwa wie groß ist die maximale relative Unsicherheit für den Wert der in einem (als rein ohmscher Widerstand wirkenden) Heizgerät umgesetzten elektrischen Leistung, wenn die maximale relative Messunsicherheit der elektrischen Spannung ± 4% und die der elektrischen Stromstärke ± 3% beträgt?

(A) ± 1%
(B) ± 5%
(C) ± 6%
(D) ± 7%
(E) ± 12%

449 M, S. 279f. und S.120

Bei der Ermittlung des Wertes eines ohmschen Widerstandes ergibt die Messung und Abschätzung der Unsicherheit für die elektrische Stromstärke 3 A ± 30 mA und für die elektrische Spannung 10 V ± 0,5 V.
Etwa wie groß ist die maximale relative Unsicherheit für den Wert des Widerstandes? (Antwortalternativen siehe Frage 448)

450 M, S. 279f.

Wie groß ist die maximale relative Unsicherheit für den Wert der elektrischen Energie $E = 0{,}5\ Q^2/C$ eines geladenen Kondensators, dessen Kapazität C und dessen Ladung Q auf je ± 2% genau bekannt sind? (Antwortalternativen siehe Frage 448)

446 (D)

Das Volumen eines Würfels von 10 cm Kantenlänge ist gleich 10^3 cm^3 = 1000 cm^3. Das Volumen eines Würfels von 10,1 cm Kantenlänge ist gleich $10{,}1^3$ cm^3 = 1030 cm^3.

Im Kopf bietet sich auch folgender Lösungsweg an: Eine Schicht von 100 cm^2 Fläche und 1 mm Dicke hat das Volumen von 100 cm^2 · 0,1 cm = 10 cm^3.

Wenn alle drei Kanten einen Millimeter zu lang (zu kurz) gemessen sind, entspricht dies an jeder der drei Stirnflächen einer Schicht mit einem Volumen jeweils 10 cm^3, zusammen also einem Volumen von 30 cm^3.

447 (A)

Ein Monat hat 30 · 24 · 60 · 60 Sekunden. Wenn die Uhr pro Monat 24 s nachgeht, so geht sie alle 30 · 60 · 60 = 108 000 Sekunden eine Sekunde nach. Der relative Fehler beträgt etwa 1/100 000 = $1/10^5 = 10^{-5}$.

448 (D)

Die elektrische Leistung ergibt sich als Produkt aus Stromstärke und Spannung. Wenn man das Produkt zweier fehlerbehafteter Größen bildet, addieren sich im ungünstigen Fall die relativen Messfehler, mit denen die Größen behaftet sind: 3% + 4% = 7%

Genau genommen ist noch ein kleiner Aufschlag ab- oder zuzurechnen, der dem „Zinseszinseffekt“ entspricht: Wenn beispielsweise die Größe A als 10 ± 10% bestimmt worden ist, so liegt A^2 in den Grenzen von 9^2 = 81 = 100 – 19% und 11^2 = 121 = 100 + 21%, statt in den Grenzen 100 ± 20%.

449 (C)

Der elektrische Widerstand R errechnet sich als Quotient aus Spannung U und Stromstärke I:

$$R = U/I$$

Die Spannung ist mit einer Unsicherheit von 5% bestimmt worden und die Stromstärke mit einer Unsicherheit von 1% (30 mA von 3000 mA). Auch bei der Division addieren sich die relativen Fehler, sodass sich für den Widerstand eine Messunsicherheit von 5% + 1% = 6% ergibt.

450 (C)

Die mit einem zweiprozentigen Fehler behaftete Ladung Q wird quadriert, wodurch der relative Fehler auf 4% steigt. Die Division durch die Kapazität C, die ebenfalls mit einem zweiprozentigen Fehler behaftet ist, lässt den Fehler auf 6% steigen.

451 M, S. 280ff.

Welche der folgenden Aussagen ist (sind) richtig?

(1) Wenn der absolute Fehler einer Messung mit einer Einheit angegeben ist, weist der relative Fehler die gleiche Einheit auf.
(2) Erfassbare systematische Fehler können korrigiert werden und haben dann auf die Angabe der Messunsicherheit keinen Einfluss mehr.
(3) Systematische Fehler können durch Vergrößerung der Anzahl der Messungen unter gleichen Bedingungen verkleinert werden.
(4) Wenn die Einzelmessung einer Größe unter gleichen Bedingungen wiederholt wird und ein anderes Resultat ergibt, liegt ein systematischer Fehler vor.

(A) nur 1 ist richtig
(B) nur 2 ist richtig
(C) nur 1 und 3 sind richtig
(D) nur 1, 2 und 3 sind richtig
(E) 1 bis 4 = alle sind richtig

452 M, S. 280ff.

Der Mittelwert des Durchmessers von 100 Erythrozyten sei $\bar{x} = 8{,}0$ µm. Nachträglich stellt sich heraus, dass sich unter den Messwerten ein sehr großer Wert (sogenannter Ausreißer) mit einem Durchmesser von 30 µm befindet. Wie groß ist der Mittelwert der 99 Erythrozyten ohne den Ausreißer?

(A) 7,9 µm
(B) 7,8 µm
(C) 7,5 µm
(D) 7,3 µm
(E) 7,0 µm

453 M, S. 283f.

Wie groß ist nach der folgenden Abbildung der Betrag des resultierenden Geschwindigkeitsvektors, wenn die Beträge der beiden Geschwindigkeitsvektoren v_1 und v_2 jeweils 1 m/s sind?

(A) 0,5 m/s
(B) 1,0 m/s
(C) 1,4 m/s
(D) 2 m/s
(E) 3 m/s

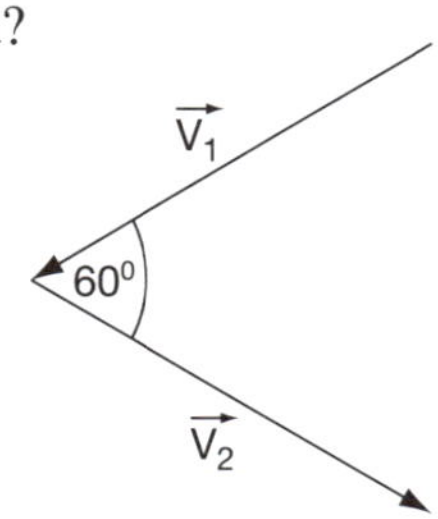

454 M, S. 283f.

Zwei aufeinander senkrecht stehende Geschwindigkeitsvektoren der Beträge 0,6 m/s und 0,8 m/s addieren sich zu einem Geschwindigkeitsvektor des Betrags (Antwortalternativen siehe Frage 453)

451 (B)

Am ehesten ist die etwas verklausulierte Aussage (2) zutreffend, wenn man sie so verstehen will: „Ein Fehler hat, nachdem er korrigiert worden ist, keinen Einfluss mehr." Dieses ist natürlich eine sehr banale Aussage, aber die einzige, die man als richtig gelten lassen könnte. Alleine dadurch, dass man weiß, dass ein systematischer Fehler vorliegt und dass man versucht, ihn zu korrigieren, ist er noch nicht ausgeschaltet.
Zu (1): Ein relativer Fehler hat in der Regel die dimensionslose Einheit Prozent oder Promille.
(3) gilt nur für zufällige Messfehler.
Bei (4) kann man darauf schließen, dass ein zufälliger Messfehler vorliegt, ein systematischer Fehler würde sich in beiden Messungen in gleicher Weise ausgewirkt haben.

452 (B)

Die Summe der Durchmesser der 100 Erythrozyten beträgt 800 μm. Zieht man den Ausreißer mit 30 μm ab, verbleiben 99 Erythrozyten mit einem Gesamtdurchmesser von 770 μm. Der Mittelwert ergibt sich als

$$770\ \mu m/99 = 7{,}777\ \mu m.$$

453 (B)

Die beiden Vektoren v_1 und v_2 sind gleich lang und bilden einen Winkel von 60°. Zusammen mit dem resultierenden Vektor bilden sie ein gleichseitiges Dreieck. Deshalb hat auch der resultierende Vektor den Absolutbetrag 1 m/s.

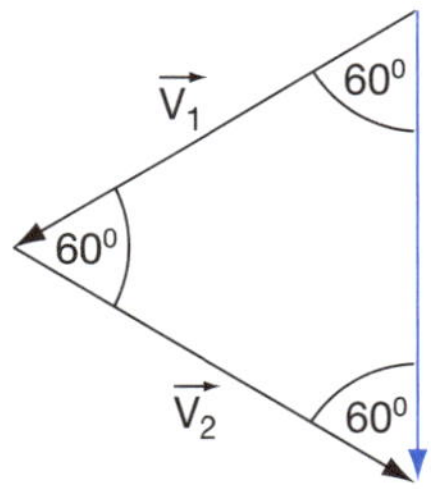

454 (B)

Die beiden Ausgangsvektoren bilden einen rechten Winkel zueinander. Deshalb gilt hier der Satz des Pythagoras:

$$a^2 + b^2 = c^2$$

$$v_1^{\,2} + v_2^{\,2} = v_{result.}$$

$$(0{,}6\ m/s)^2 + (0{,}8\ m/s)^2 = 0{,}36\ m^2/s^2 + 0{,}64\ m^2/s^2 = 1\ m^2/s^2 = v_{result.}$$

$$v_{result.} = 1\ m/s$$

Zusammenstellung wichtiger physikalischer Größen

Grundgrößen und Basiseinheiten des SI sind fett gedruckt.

Masse m (kg) Kilogramm

Länge s (m) Meter

Zeit t (s) Sekunde

Stromstärke I (A) Ampere

Lichtstärke (cd) Candela

Temperatur T (K) Kelvin

Stoffmenge (mol) Mol

Geschwindigkeit
$\vec{v} = \vec{s}/t$ (m/s)

Beschleunigung
$\vec{a} = \vec{v}/t$ (m/s^2)

Kraft
$\vec{F} = m\,\vec{a}$ ($kg\,m/s^2 = N$) Newton

Ladung
$Q = I\,t$ (A s) Coulomb

elektrische Feldstärke
$\vec{E} = \vec{F}/Q$ (N/C)

elektrostatische Kraft
$\vec{F} = Q_1 Q_2 / 4\pi\varepsilon\varepsilon_0 r^2$ (N) Newton

Spannung
$U = E_{elektr.}/Q = \vec{E} \cdot \vec{s}$ (V) Volt

Kapazität
$C = Q/U$ (F) Farad

Widerstand
$R = U/I$ (Ω) Ohm

kinetische Energie
$E_{kin} = m\,v^2/2$ ($kg\,m^2/s^2$)

potenzielle Energie
$E_{pot} = \vec{F} \cdot \vec{s}$ ($kg\,m^2/s^2 = Nm$) Newtonmeter

elektrische Energie
$E_{elektr.} = Q\,U = I\,t\,U$ (Ws) Wattsekunde

mechanische Leistung
$P = E_{mech}/t$ ($kg\,m^2/s^3 = W$) Watt

elektrische Leistung
$P = U\,Q/t = U\,I$ (W) Watt

1 Newtonmeter = 1 Wattsekunde = 1 Joule

Leserumfrage

Wollen Sie zur weiteren Verbesserung dieses Buches beitragen und damit den späteren Lesern das Studium der Physik erleichtern?
Falls ja, schicken Sie bitte dieses Blatt oder eine E-Mail an:

Harms Verlag
In't Holt 37
24214 Lindhöft
E-Mail: info@harms-verlag.de

Qualität des Inhalts

1) Für welche Prüfung haben Sie sich mit diesem Buch vorbereitet?

2) Haben Sie alle Fragen durchgearbeitet?
Falls nein, welche haben Sie ausgelassen und warum?

3) Bei welchen Fragen waren die Antworten schwer zu verstehen?

4) Nach welchen Büchern haben Sie gelernt?

5) Wie viele Stunden haben Sie zur Lektüre des gesamten Buches ungefähr benötigt?

6) Wie schätzen Sie Ihre Vorkenntnisse ein?

7) Hat Ihnen die Lektüre Spaß gemacht?

8) Haben Sie Druck- oder Sachfehler gefunden? Welche?

Qualität der Ausstattung	sehr gut	gut	genügend	ungenügend
Druck				
Papier				
Abbildungen				
Gliederung				
Einband				

Der Preis des Buches ist ❑ zu hoch ❑ angemessen ❑ günstig

Bemerkungen:

Name, Vorname ______________________________

Adresse ______________________________

Beruf (Studienfachrichtung) ______________________________

Semesterzahl ______________________________